方邦江治疗脑病学术经验集

主审　沈宝藩

主编　方邦江　周　爽　陆逸莹　凌　丽

科学出版社

北京

内 容 简 介

方邦江教授从医四十年，先后师从于国医大师朱良春、晁恩祥、沈宝藩、陈绍宏，尤其深得沈宝藩、陈绍宏国医大师治疗脑病亲传。在中医、中西医结合治疗脑病临床与基础研究方面学识深厚，形成了独具特色的学术思想。本书共分为七章，内容涉及耕耘之路、学术特色、临证验案、经验药对、常用验方、科学研究、薪火传承，全方位地介绍了方邦江教授治疗脑病的学术脉络、临证诊治思路、独特的用药经验以及在脑病方面的科研思路和成果。本书具有现实的临床意义与参考价值，对后学者有一定的引领和启迪作用。

本书适用于中医临床和科研工作者阅读使用，也可供中医爱好者参考。

图书在版编目（CIP）数据

方邦江治疗脑病学术经验集 / 方邦江等主编. 北京 : 科学出版社, 2024. 8.
-- ISBN 978-7-03-079213-6

Ⅰ. R277.72

中国国家版本馆 CIP 数据核字第 2024UQ5886 号

责任编辑：刘 亚 / 责任校对：刘 芳
责任印制：徐晓晨 / 封面设计：陈 敬

科学出版社 出版
北京东黄城根北街 16 号
邮政编码：100717
http：//www.sciencep.com

北京华宇信诺印刷有限公司印刷
科学出版社发行 各地新华书店经销
*

2024 年 8 月第 一 版 开本：787×1092 1/16
2024 年 8 月第一次印刷 印张：10
字数：237 000

定价：68.00 元

（如有印装质量问题，我社负责调换）

编　委　会

沈　序

伟大领袖毛主席指出："中国医药学是一个伟大的宝库，应当努力发掘，加以提高。"

2020年6月2日，习近平总书记主持召开专家学者座谈会并发表重要讲话，强调"中西医结合、中西药并用，是这次疫情防控的一大特点，也是中医药传承精华、守正创新的生动实践"。要加强古典医籍精华的梳理和挖掘，建设一批科研支撑平台，改革完善中药审评审批机制，促进中药新药研发和产业发展。要加强中医药服务体系建设，提高中医院应急和救治能力。要强化中医药特色人才建设，打造一支高水平的国家中医疫病防治队伍。要加强对中医药工作的组织领导，推动中西医药相互补充、协调发展。

吾之得意学生方邦江是海内外享有盛誉的著名中医、中西医急症脑病专家，潜心从事中医、中西医结合治疗急危重症脑病四十载，积累了丰富的临床经验。在其组织下，由其团队编撰的《方邦江治疗脑病学术经验集》，就是继承、发展中医药，推进中医药现代化的重大举措。综观此书，资料丰富，论点明确，论据精当，尤为可贵的是创新颇多。如倡"急性虚证"学说指导治疗急危重症脑病；创新提出"早期截断、扭转"的治疗急危重症脑病病程进展学术观点，用于防治急危重症脑病疾病效果显著，无不展现出其丰富的中医治疗脑病学术经验和闪烁智慧光芒的创新思想。

该书理论联系实际，辨病、辨证和辨体质相结合，具有显著的中西医结合特点，继承中创新，是一部对临床、教学、科研都很有参考价值的杰作。

吾耄耋之年，得见此上乘佳作，不敢懈怠，谨志数言，表达颂贺之忱。

国医大师　沈宝藩

2023年11月

编写说明

脑病是严重影响人类健康的重大疾病，尤其是重症脑病因其致死、致残率高，一直是世界医学研究的热点和难点。

方邦江教授从医四十年矣，在中医、中西医结合治疗脑病临床与基础研究方面学识深厚，尤其擅长重症脑血管病、重症颅脑损伤、重症颅内感染等疑难、重症脑病临床诊治。方邦江教授先后师从于国医大师朱良春、晁恩祥、沈宝藩、陈绍宏，尤其深得沈宝藩、陈绍宏国医大师治疗脑病亲传，在师承前贤学术经验基础上，他创新性提出中风病"元气虚损为根本，痰瘀互结、脑窍闭阻、神灵失用"的核心病机，构建"复元醒脑""荣脑醒神""序贯疗法"治疗脑病的诊疗体系，率先在全国开展中医药治疗糖尿病脑梗死及其胰岛素抵抗机制研究，自主研制治疗脑梗死中药验方"复元醒脑汤"，在中医药治疗脑病领域，尤其是疑难、重症脑病救治方面取得显著临床效果，其学术思想和技术方法纳入国家高等中医药院校规划教材（行业教材）《急救医学》、《中西医结合急救医学》、《中医及重症学》、《中国急性缺血性脑卒中急诊诊治专家共识》、《中国急性缺血性脑卒中中西医急诊诊治专家共识（2018）》、《中国急诊高血压诊疗专家共识（2017修订版）》，学术成果先后获得上海市科学技术进步奖、中华中医药学会科技进步奖、中国针灸学会科学技术进步奖，培养出一大批中西医结合脑病专业人才。这些成就无不体现方邦江教授勇于传承创新、坚韧不拔的敬业精神，为后学树立了典范。

为了更好地应用与推广方邦江教授治疗疑难与重症脑病学术经验，在方邦江上海市名中医工作室、方邦江上海市劳模创新工作室组织下，周爽教授携吾等门生系统整理了恩师方邦江教授四十载诊治疑难与重症脑病的宝贵经验，汇集成本书——《方邦江治疗脑病学术经验集》。本书共分为七章，从耕耘之路、学术特色、临证验案、经验药对、常用验方、科学研究、薪火传承等方面系统总结了方邦江教授治疗脑病学术思想和临床经验。国医大师沈宝藩教授在百忙之中为本书作序。本书在编写过程中得到了同门大力支持和鼓励，博士后姜超教授、廖成荣主任、陈淼主任等参加了本书整理和校对工作，谨在此一并致谢。

编委会

2023年12月

目　录

第一章　耕耘之路

方邦江教授出生在20世纪60年代的湖北省西北农村，母亲因为生病和家庭困难很早去世，这促使他从小立志学医。方邦江教授的家乡紧邻河南南阳中医“医圣”张仲景故里，中医氛围浓厚，家乡的人有病都喜欢看中医，中医的“简、便、效、廉”对他影响很大。大学毕业后他被分配到基层——湖北省老河口市孟楼卫生院，当时西医检查和治疗手段非常有限，他就努力学习并探索尝试应用中医方法治疗疑难病，包括很多感染性疾病、心脑血管疾病，同时他还每天利用休息时间深入患者家中走访。如此数年，在大量的临床实践过程中，方邦江教授中医临床能力得到了极大的提高，年纪轻轻就获得了患者的普遍尊重与信任。时隔30多年，当时湖北省老河口市供电局病友马云华在网络留言时忆起当年看病的情形，他深情地写道：“我脑血栓住院后仍头晕无力，方邦江大夫为我诊治，我服用3剂中药后病情顿感减轻，连服一个月后，最终治好了疾病，后来他去读博士，回到老河口又为我开方，使我有了战胜疾病的信心。如今，我已过古稀之年，仍然健康地生活，我永远感谢方邦江大夫!”

1990年方邦江教授跟师现国医大师，四川省首届十大名中医，著名中医急诊、中医脑病大家陈绍宏教授学习。陈绍宏教授擅用中医经典名方治疗脑病，尤其是擅用“三生饮”这首经典名方治疗脑出血的成功案例，深深影响着方邦江教授治疗重症脑病，为其后来构建重症脑病“痰瘀互结”治疗体系奠定了临床基础。

在完成硕士、博士研究生教育后，方邦江教授来到素有“中医殿堂”之称的国家四大中医临床基地之一的上海中医药大学附属龙华医院博士后流动站进行博士后研究工作，博士后出站后一直从事中西医结合脑病等急危重症临床与基础研究工作。上海市中西医结合脑血管病脑病急救医疗协作中心顾问、龙华医院著名中医脑病专家胡建华教授，上海市中医药学会急诊分会主任委员王左教授是上海市知名中医脑病专家，在中医、中西医结合治疗脑病方面积累了丰富的临床经验。例如王左教授提出中风病“其标在肝，其本在肾”的病机理论，拟定“滋补元阴、育阴潜阳”的治疗思想；胡建华教授提出“精神系统疾病从心论治”“神经系统疾病从肝论治”的学术思想等。方邦江教授在汲取学习海派中医治疗脑病的学术思想基础上，逐步形成了自己治疗脑病的学术观点，他创新性提出了中风病“元气虚损为根本，痰瘀互结、脑窍闭阻、神灵失用”的核心病机，构建了“复元醒脑”等治疗方法。

糖尿病并发脑梗死是糖尿病最严重且常见的血管并发症，致残、致死率高，与非糖尿病性脑血管病相比，糖尿病脑梗死发病及死亡率均是非糖尿病性脑血管病的2～4倍。随着老龄化社会进程加快和生活模式的改变，糖尿病患者日益增多，无论在发达国家还是发展中国家，糖尿病脑梗死发病的绝对人数还将不断增加，已成为严重威胁人类健康的杀手和高额医疗费用支出的重要原因。有鉴于此，方邦江教授率先在全国开展了中医药治疗消渴病中风研究，开中医治疗糖尿病脑梗死之先河。

糖尿病并发脑梗死，中医称为“消渴病中风”，其理论渊源最早可追溯到《黄帝内经》，关于糖尿病脑梗死的中医病机一般认为气阴两虚、瘀阻脉络居多，并与风、火、痰、虚密切相关。方邦江教授在长期临床中发现，糖尿病脑梗死的发病主要以元气虚损为根本，痰瘀互结、痰热生风为病机核心。

糖尿病脑梗死患者大多为中老年人，正如元代沈金鳌提出“元气虚为中风之根也”。糖尿病脑梗死患者病程一般较长，元气亏虚，阴阳相失，精气不交，气脱血败。若阳明之气脱，则口开不合；若太阴脏气之脱，则口角流涎；若肝脾之气败，则四肢瘫痪；若神败于心，精败于肾，则昏倦无知，语言不出。痰、瘀为气血津液不能正常运化所致，既为病理产物，也是导致中风的病因。痰瘀互阻，气血痹阻或者瘀久化热生风，风火相煽，遂发“中风”。因此，方教授认为元气不足，痰瘀胶结，实为贯穿糖尿病脑梗死始终的病机。

据此，方邦江教授首先提出扶持元气为主，佐以逐瘀化痰、泄热息风、通络等促进醒脑开窍之法，创新性研制验方“复元醒脑汤”，取得显著临床疗效，其学术理论体系连续四次获得国家自然科学基金项目资助，研究成果获得上海市科学技术奖、中华中医药学会科技进步奖等多项科学奖励。

朱良春教授是人力资源和社会保障部、卫生部和国家中医药管理局授予的首届国医大师，享有盛名，从医 70 余载，在治疗中风病、脑炎救治和虫类药物临床应用等方面具有丰富的临床经验。朱老认为：“在中风病急性期，主要有两种类型：一是肝阳上亢，内风肆扰；二是痰热壅盛，蒙窍阻络。蒙蔽清窍，则昏仆不知人事；横窜经络，则㖞僻不遂，肢体偏瘫；内风肆扰，则抽搐瘛疭。凡面赤目红，口干烦躁，喉际痰鸣，口有秽味，大便秘结，舌红苔黄腻，脉弦滑者，是内有痰热，应通腑泄热，化痰通络。”倡导以大黄、胆南星豁痰通腑清热。乙型脑炎属于中医“暑温”“暑痉”范畴，其病来势凶险，传变迅速，若治不及时或治不如法，易昏痉致变。临床所见，乙脑极期，由于邪毒炽盛，痰浊阻滞，于是清窍被蒙，高热神昏，喉间痰如拽锯，惊厥频作。往往出现心力衰竭和呼吸道的窒息，内闭外脱而突变。在乙脑极期，从“热”“痰”“风”的临床表现来看，以“痰”为矛盾的主要方面。盖热踞痰壅为凶险，痰热交蒸，则风动痰厥矣。是以“风”则多变，“痰”则最险，痰阻则窍闭，闭不开则蜕变。朱良春先生治此病，以涤痰泄热为主要手段，以清心开闭为目标，采用验方夺痰定惊散，获得速效。

方邦江教授在汲取朱良春教授治疗中风急性期、脑炎经验的基础上，系统总结重症脑血管病、重症颅内感染发病机制，创造性提出了重症颅内感染“痰热互结、风动窍闭”的病理机制，重症脑血管病“元气大亏、痰瘀互结”本虚标实的病理实质，为中医药治疗重症颅内感染、重症脑血管病开辟了一条新路。

广东患者谢某，于 2023 年 1 月 8 日无明显诱因出现肢体抽搐，起于左侧肢体，继而双侧肢体抽搐、意识丧失，持续 10 余分钟醒转，有牙关紧闭，无明确双眼凝视、口吐白沫或二便失禁，此后表现为左侧肢体乏力、麻木。遂至广州市某三级甲等西医院就诊，查颅脑 MRI 示右侧顶叶病灶，性质不明（脓肿？肿瘤？梗死？）。肺 CT 纹理稍增粗，未见占位性病变。予抗癫痫（丙戊酸钠）、抗感染（万古霉素 + 头孢曲松）、脱水降颅压（甘露醇）等治疗。经复查颅脑 MRI 及 PET-CT，考虑诊断脑脓肿，并先后在湖南长沙、上海市等三级西医医院寻求治疗未果，因患者脓肿部位在功能区，手术等有创治疗手段会引起偏瘫等严重功能障碍，患者及其家属拒绝手术治疗，后慕名前往上海中医药大学附属龙华医院方邦江教授处就诊。方邦江教授抓住患者毒闭清窍、痰瘀互结、正虚风动的病机，果断应用豁痰、逐瘀、复元、息风，诸法并举，取得显著效果，治疗半个月，并停用抗生素，包裹性脓肿从 3cm 缩小至 1.8cm，1 个月后停用抗癫痫药物，包裹性脓肿缩小至 1.1cm，治疗 3 个月，病情基本痊愈。

沈宝藩教授是享誉全国的国医大师，1960 年沈师毕业于上海医学院临床医学专业（现复旦大学上海医学院），即被分配去卫生部组织的北京中医学院全国第二期西医离职学习班学习中医，后响应国家号召去到新疆医科大学附属中医医院，曾担任新疆医科大学附属中医医院首席专家，新疆医科大学附属中医医院副院长。在长达半个多世纪的中西医结合临床实践中，沈老擅长中西医结合治疗危急重症，尤其是中西医结合治疗心脑血管等危急重症，率先在全国提出了“老年心血管疾病的治疗应将痰瘀同治法贯穿治程的始终”等创新学术思想。沈老认为，老年心脑血管疾病往往表现为虚实夹杂。实者均有不同程度的夹痰夹瘀，而脏腑虚衰是老年人发病的重要因素。方邦江教授在继承沈老“痰瘀同治”学术思想基础上，认为中风病（包括脑出血）大多是中老年人，普遍存在肾元不足，以痰、瘀、虚为特征的虚实夹杂的病理机制，其核心病机以元气虚损为根本，常伴有痰瘀互结、痰热生风等病机，临床擅用大量黄芪、人参（脑梗死以益气活血，脑出血以益气摄血），用于临床救治重症脑血管病、重症颅脑损伤，取得良效。

2017 年山西省白求恩医院一重度颅脑损伤患者，意识深度昏迷、肋骨骨折伴血气胸、消化道出血，西医救治困难，特邀方邦江教授赴山西省太原市以中医会诊。方邦江教授重用人参、大黄、胆南星，并配合安宫牛黄丸、羚羊角粉*等中药治疗。患者半月即苏醒，并逐步痊愈。

2011 年一位汤姓女性患者，因外院手术中突发心搏骤停，经心肺复苏后恢复心跳，但意识丧失，深度昏迷。转送至龙华医院急诊科时，患者已持续昏迷 10 天，出现神昏，高热，气促，咳黄痰等，当时患者处于呼吸机辅助通气中，必须争分夺秒进行促醒治疗，否则很可能进入植物人状态。方邦江教授大胆摒弃传统中医学“醒脑开窍”之法，独辟蹊径，开创性地提出以大剂量人参为主的“复元醒神”法，1 周后患者恢复自主呼吸，后配合高压氧治疗月余，患者渐渐恢复正常体征，并可行走和进食，现追踪至今，患者完全康复。

在继承创新之路上，方邦江教授坚持不懈地努力，功夫不负有心人，方邦江教授取得了令人瞩目的学术成就。学术成果以第一完成人先后获得上海市科学技术进步奖一等奖、上海市科学技术普及奖一等奖、教育部科学技术进步奖二等奖、上海市科学技术进步奖二等奖、中华中医药学会科技进步奖、中国针灸学会科学技术进步奖等科研奖励 10 余项。方邦江教授治疗脑病学术体系先后纳入国家高等中医药院校规划教材（行业教材）《急救医学》、《中西医结合急救医学》、《中医及重症学》、《中国急性缺血性脑卒中急诊诊治专家共

---

* 羚羊为濒危保护动物，临床上该药已少用，可用羊角或其他功效相近的药物替代。

识》、《中国急性缺血性脑卒中中西医急诊诊治专家共识（2018）》、《中国急诊高血压诊疗专家共识（2017 修订版）》等。方邦江教授身为学术带头人、学科负责人，带领学科取得跨越式发展，学科建设成为全国知名的国家中医高水平重点学科、国家区域诊疗中心、国家重点临床专科、国家中医药管理局重点学科、国家中医紧急救援基地、上海市重要薄弱学科、上海市重点临床专科，得到业界同人的广泛认同和赞誉。

第二章 学术特色

第一节 “急性虚证”理论在脑病急性期的运用

中医学没有“急性虚证”这个概念，但是在《黄帝内经》中有类似的“急虚”记载。如《素问·玉机真脏论》记载：“急虚身中卒至，五脏绝闭，脉道不通，气不往来，譬如堕溺，不可为期。其脉绝不来，若人一息五六至，其形肉不脱，真脏虽不见，犹死也。”

方邦江教授在梳理、总结前人有关“急性虚证”的历史文献基础上，结合40年的临床经验，创新性提出了“急者也可治其本”的急性虚证理论，广泛应用于急性脑血管病、重症颅脑损伤、颅内感染等脑病治疗中。他认为急症病虽为外感六淫、七情内伤、疫疠、中毒、外伤等急性的、严重的各种实邪所引发，但外邪作用于人体的结果是人体正气迅速耗伤。即邪气过盛，超越人体的抗病能力，造成人体气血、津液、阴阳迅速耗损、耗散甚至耗竭。加上还有各类失血、失液等导致机体急速损伤的病因，正气亏虚才是临床各种急危重症容易产生严重后果的根本机制。正气虚于一时，是临床急危重症中最严重的一种正邪交争的病理形式，在急危重症的抢救当中具有重要的地位。

方邦江教授认为“急性虚证”有别于一般的虚证。一般虚证是对人体正气虚弱各种临床表现的病理概括，其病因多为先天不足、后天失养和疾病耗损等多种原因。方邦江教授首次界定了“急性虚证”是指突感疫疠等急性的、严重的病理因素导致人体正气迅速耗伤的一种病理状态的新概念，首次建立了“急性虚证”的治疗系统理论体系，认为急性脑血管病、急性颅脑损伤、急性颅内感染等均存在“正气虚损”的病理状态，急性脑血管病大多发生在中老年人而具有肾元虚损的病理实质；急性颅脑损伤有元气、脑髓受损的急性虚证；“正气存内，邪不可干”，病菌尤其是具有传染性病菌通过不同传播途径伤及人体正气，使人体正气急性受损，不能御邪，进而导致颅内感染的情况。

“急性虚证”是猝感各类严重的致病因素导致的机体短时间内出现阴阳、气血、脏腑功能迅速虚衰甚至耗竭的证候。而“急性虚证”兼具急、重、虚的特征，更甚于一般虚证。

急性缺血性脑卒中属于中医学“中风”“大厥”等病症范畴。古籍中有许多学术观点值得借鉴，如《素问·调经论》记载：“血之与气，并走于上，则为大厥。”《灵枢·海论》记载：“下虚则厥，上虚则眩。”《灵枢·刺节真邪》记载：“虚邪偏客于身半，其入深，内居营卫，营卫稍衰，则真气去，邪气独留，发为偏枯。”清代王清任提出“中风是元气既虚，必不能达于血管，血管无气，必停留而瘀”的观点。《素问·评热病论》记载：“邪之所凑，其气必虚。”《景岳全书》记载：“气虚卒倒者，必其形气索然，色清白，身微冷，脉微弱，此气脱证也……血脱者，如大崩、大吐或产血尽脱，则气亦随之而脱，故致卒仆暴死。”元代医家沈金鳌提出“元气虚为中风之根也”。由此可见，中风的发生，与人体气血阴阳失调关系密切，急性虚证可视发病个体呈现阴虚、血虚、气虚和阳虚等不同中医证候。

在急性脑血管病“急性虚证”常见证型中，气虚、气脱与“急性虚证”之间的联系尤为重要。中医认为，气能行血，若正气持续耗损，气虚则血瘀，邪血相结，内扰神明。方邦江教授认为，实邪突然侵入，致机体急剧衰微，气血阴阳俱虚，这正是“急性虚证”产生的关键。“因虚致瘀”是急性脑血管病在急性期的重要病理基础。若津血失常，津液凝炼成痰，痰瘀互结致脑脉闭阻，故发为重病。急性脑血管病的突发恰逢机体正虚，风、火、痰、毒侵入机体诱发疾病，故可认为急性脑血管病属于“急性虚证”范畴，进一步印证了急性脑血管病“急性虚证”理论的可靠性。

中医“急性虚证”常见的致病因素繁多，包括气血、津液严重耗伤，甚则出现阴阳离决之势。起病急、变化快，气血津液大量耗损，机体迅速衰竭，病情危重，甚则死亡。肺为生气之主，肾为生气之根。若气生成不足或消耗太过，则导致气虚，甚则出现气机失调的病理状态。气为血之帅，血为气之母。气能行血，血能载气，气虚则无力运血，甚则导致血瘀。在“急性虚证”的致病因素中，气虚与“急性虚证”的联系尤为紧密。气不内守而失散，导致正气衰微，瘀血留滞。基于“急性虚证”之气虚病机，补益之法治疗疾病的思路尤为重要。益气则血行通畅，进而延缓“急性虚证”的病情发展。《素问·五常政大论》曰：“虚则补之。”即提出补益之法。针对人体气血阴阳俱虚和脏腑功能衰竭，方邦江教授认为分而补益是“急性虚证”的重要治疗方法。急性脑血管病大多起病急，变化快，病情危重，反复多变，属于中医危重症领域中难治性疾病，其发病后短时间内迅速出现气血阴阳俱损、脏腑功能虚衰的证候。急性脑血管病“急性虚证”的主要病因病机为先实后虚，气血阴阳衰败导致阴阳离决之势以及阳气欲脱危候，故见半身不遂、口眼㖞斜、不省人事、手撒肢冷、二便失禁等。急性脑血管病多因外感实邪，脉络闭阻，痰瘀互结，气血衰微而致血液运行不畅，瘀血阻滞于脑窍诱发。方邦江教授认为，急性脑血管病“急性虚证”应立足于重剂补虚益气，常用大剂生黄芪（120～150g）以益气活血，重用人参复元醒神，在临床上取得良好的疗效。

清代医家王清任创立的补阳还五汤是治疗脑血管病气虚血瘀证的有效代表方剂。方邦江教授认为，该方就是治疗中风病“急性虚证”的具体体现。基于脑血管病“急性虚证”的病理机制认识，方邦江教授创立“复元醒脑”法，拟定“复元醒脑汤”治疗急性脑血管病；方邦江教授带领的学术团队在方邦江“急性虚证”治疗脑病学术思想指导下，进一步传承创新，在“复元醒脑”法治疗急性脑血管病基础上，拟定了“益气活血方”，研究团队发现该方对急性脑梗死的防治有着重要的作用。方中重用生黄芪为君药，大补脾胃之气以资化源，气旺则血行通畅；臣药以当归补血活血，配伍赤芍、川芎、桃仁、红花四味药协同当归以活血化瘀；地龙通经活络，周行全身；同时加丹参、鸡血藤、桂枝三味药，引药上行，温通经络，活血化瘀。国医大师张学文有言：“丹参配黄芪，益气又救急。”黄芪性温味甘，丹参性微寒味苦，二者配伍是补气活血法的重要体现，治疗效果显著；丹参配桂枝，行血又可通阳，二者同用相得益彰；鸡血藤是补血活血的佳品，与桂枝同用相辅相成。诸药合用，既可攻补兼施，标本兼顾，又可益气活血，祛瘀通络，补气而不壅滞，活血而不伤正。临床研究结果表明，血液凝块、动脉粥样硬化斑块颗粒、脂肪等微栓子可以诱发脑血管病，微栓子信号的减少或消失可以作为有效抗血小板聚集治疗的标志。基于脑血管病诊治指南联合益气活血方治疗后，脑血管病患者颅内的微栓子显著下降，同时中风中医证候积分及中风生存质量量表评分均明显下降。上述情况表明，益气活血方可以有效减少脑血管患者颅内微栓子，延缓疾病发展，改善临床症状，有效防治急性脑血管病。此外，动物实验证明，益气活血方预处理组小鼠的主动脉内膜增厚、脑组织结构紊乱等均缓解。以上表明益气活血方可以激活微栓子外渗机制，改善血管内皮功能，恢复小鼠脑细胞活力和脑内环境稳定，减轻脑缺氧所致的皮质神经核固缩、水肿、液化和坏死。课题组前期研究已为“急性虚证”理论的益气活血方防治脑血管病的机制提供了科学证据，且佐证了该理论的临床价值。

第二节 “复元醒脑”在治疗急性脑血管病上的应用

“脑为元神之府”的提出首见于明代李时珍《本草纲目·辛夷》，其言：“鼻气通于天，天者，头也，肺也，肺开窍于鼻，而阳明脉环鼻上行。”脑为元神之府，而鼻为命门之窍。人之中气不足，清阳不升，则头为之倾，九窍为之不利。

脑本特殊，无五行配属，无在体、在志、在窍、在液，无相表里之腑，脑为清窍忌满塞，不似脏，脑为髓海忌空虚不似腑，属于奇恒之腑，又是精髓和神明汇聚与发出之处。“元神”藏于脑中，属禀受于先天，脑中“元神”通过经络“内属于脏腑，外络于肢节”，发挥操控肢体运动并使内脏活动按固有形式运行的作用。《冯氏锦囊秘录》记载：“脑为元神之府，主持五神，以调节脏腑阴阳，四肢百骸之用。”神需精血滋养，因此脑与五脏六腑关系密切，相互为用。《素问·宣明五气》记载：“心藏神，肺藏魄，肝藏魂，脾藏意，肾藏志。”虽然五脏有专属所藏之神，但是魂魄志意实乃脑神在各脏腑的具体表现形式。因此，方邦江教授认为诸神统归于脑，二者属于整体与局部、上下层次的范畴。如“大脑举纲，脏腑张目，躯体为用”正说明了精神活动有赖于大脑与脏腑、躯体配合共同完成。

元神专指脑藏之神，此神与生俱来，为诸神之源，为诸神之中最大、最尊贵者，主宰着生命。所谓“元”者，乃起始而混然未分之谓也，《尔雅·释诂》云：“元，始也。”人体初生之神则曰“元神”，即“先天之神”，先天主生不主用。《云笈七签·太上老君内观经》云：“太一帝君在头，曰泥丸君，总众神也。照生识神，人之魂也……照诸百节，生百神也，所以周身，神不空也。”元神始起，即人体生命活动开始与发展变化。东汉张仲景《金匮玉函经·卷一·证神之义》曰：“头者，身之元首，人神所注。”指出头是人体最重要的器官，是神汇注之处。

《本草纲目》记载：“脑为元神之府。”元神，指高级中枢神经功能活动。府，指所在之处。“脑为元神之府”说明了脑是主管高级中枢神经功能活动的场所。脑为神明之府库，从另外一个角度看，脑为“元神之府”，其中关注的重点也可以落在“府”字，中医里面多用“府”及“脏腑”“玄府”等词，多有府库、场所之意。“元神”所居之“府库”即为脑，里面充满的脑髓为人体的生命活动提供充足的给养和后续力量。基于脑中元神至真至灵，初无思维意识活动之用，在后天条件作用下，遂化生识神，开始人之思维意识活动而为“后天之神”，并照诸百节，使人体各部化生后天之神以为用，以发挥各部正常功能活动。如中风病等肢体不用，尤其是精细动作、知觉常难以恢复正常。即张锡纯在《医学衷中参西录》中说：“人之脑髓空者……甚或猝然昏厥，知觉运动俱废，因脑髓之质，原为神经之本源也。”提出脑之元神对运动调节的显著作用，属于较早阐述脑之元神未复，神无所用，脑对肢体的运动有更加精细的调节作用者。

从《黄帝内经》时代直至清代，古人论中风不管是内风抑或外风，皆认为病位在六经，属中经络的有半身不遂、麻木等症，属中脏腑的会出现神志障碍等表现。然民国以来认为“六经是标不是本，而中风的真正病位是脑”，新中国成立至今，学术争鸣，最终确定“脑”为中风之病位所在。当下中医急症脑病组专家定义中风，明确论述本病为多种原因使“脑脉痹阻或血溢脑脉以外”所致，标志着人们对中风病因病机的研究达到了新的高度。因此，方邦江教授认为中风病乃脑府为病，治疗当从治脑府出发，调神治脑。

府以通为用。府，府舍，意为“居处”。元神之府可以理解成脑神居住、所藏的场所。脑为元神之府，又属于清灵空窍。如若受热、瘀、痰等邪气侵袭，则清窍失灵，疾病产生。“通”的基本思想源自《黄帝内经》，“通法”是在张仲景“五脏元真通畅，人即安和”思想指导下建立起来的一种治疗大法。

“府以通为用”可以解释为脑窍气血流通，阴阳平调，才能发挥司元神，主持四肢百骸正常活动的功能。故脑为元神之府，仍需遵从“通”法要则，必通补兼施，补即是通。在临床上采用使脏腑经络气血通畅调达而达到治疗疾病的方法，即“以通为用”，故通补法可广泛应用于气血病，调和气血，使之畅通，环周无阻。通补的含义是气血流通，以“气血流通即是补”为理论，指导临床。以通补为法，借内治或外治或内外合治，以达调畅气血、扶正祛邪。

“通”法可分为通补法、通腑法、祛风通络法、疏通气血法、豁痰开窍法等。叶天士“凡病宜通”的学术思想，指出“大凡经脉六腑之病，总以宣通为是”“六气客邪，可通可泄”，认为能够祛除病邪，改善气血津液运行阻滞，调整脏腑功能的途径都属广义通法范围。因而“通”法在中风病的治疗中得到了广泛运用，以脑腑以通为用指导中风病的临床治疗。

方邦江教授认为中风病急性期的核心病机是脑府不通，元神不使。临床流行病学表明，脑梗死患者大多为中老年人，《素问·上古天真论》云“女子七七”，“男子八八”，“天癸竭”，肾元亏虚，形神俱伤，可为中风的发病基础，正如元代沈金鳌提出“元气虚为中风之根也”，急性脑梗死脏腑功能减退，生化衰败，无以奉养，元气衰甚。痰、瘀为元气虚所导致的中间病理产物，并且糖尿病患者肥胖者众，病延日久，“胖人多痰”“久病必瘀”，进一步促使了痰、瘀的产生，痰瘀胶结，实为贯穿糖尿病脑梗死始终的病机。痰瘀互阻，气血痹阻或者日久化火生风，风火相煽，遂发“中风”。

据此，方邦江教授首先提出扶持元气为主，佐以逐瘀化痰、泄热息风、通络等促进醒脑开窍之法，并创新性研制出验方“复元醒脑汤”。全方以通为法，脑府通，元神使，中风病得治。方中君药人参大补元气；生天南星、石菖蒲豁痰泻浊开窍，人参安五脏、定精神、收魂魄、补气回阳，可以从气血关系探讨补气药也有活血作用。三七、益母草、水蛭活血逐瘀；大黄通腑泄热、凉血以息风；天南星治痰，《本经逢原》曰“南星专走经络”，故中风、麻痹以之为向导；而天南星与石菖蒲联用，功善化痰开窍，息风定惊；人参则补气健脾渗湿，使脾健而痰无所生，故而从活血、逐瘀、通腑、化痰、通络、开窍等多途径治疗中风。传统上治疗中风急性期，中脏腑闭证，通腑泄热，顺降气血，可用于中风急性期痰热腑实之证。其证痰浊偏盛，上壅清窍，内蒙心神，神机闭塞，属痰浊瘀闭证，治宜化痰息风，宣瘀开窍。该方中人参大补元气，固脱复脉，以补为通，三七、益母草、水蛭活血利水、化瘀通经，大黄泻下热毒，逐瘀通腑，石菖蒲、天南星化痰熄风，醒神通窍。全方以通法治疗中风急性期，蕴含以补为通、以泻为通、活血行气为通、化痰开窍醒神为通等，巧妙地将多种治法组合，多种功效药物配伍，在治疗中风病中发挥通脑腑、复元神、醒脑窍的良好疗效。

缺血半暗带区血管新生与功能重建，可有效防止神经元损伤，阻止梗死面积进一步扩大，同时亦能为神经元重构提供关键的神经血管底物，在脑缺血神经保护和神经修复过程中发挥重要作用。方邦江教授学术团队在国家自然科学基金等科研项目的资助下的研究结果表明，复元醒脑汤在急性脑梗死血管重构中发挥了重要的作用。

脑梗死后血管新生与重构需要多种因子协同作用。VEGFA、VEGFR1 是常见的血管内皮生长因子，具有促进血管新生作用。方邦江教授学术团队前期基础研究结果显示，假手术组脑组织中的 VEGFA、VEGFR1 表达量低，模型组大鼠脑缺血半暗带区皮质 VEGFA、VEGFR1 蛋白表达量明显多于假手术组，提示脑梗死后机体发生代偿性血管内皮生长因子增生；与模型组相比，复元醒脑汤干预后 VEGFA、VEGFR1 的蛋白表达量明显上升，提示复元醒脑汤可以促进脑缺血半暗带区皮质中 VEGFA、VEGFR1 蛋白的表达，以促进侧支循环形成，血管新生。

Ki67 是细胞增殖的内源性标志物。方邦江教授学术团队研究利用免疫荧光检测缺血半暗带区皮质 Ki67 的含量，结果显示：假手术组中有少量 Ki67 表达，模型组大鼠大脑缺血半暗带皮质 Ki67 的表达量增加，提示脑缺血后机体可发生代偿性细胞增殖，经复元醒脑汤干预后，缺血侧大脑皮质 Ki67 的表达明显高于模型组，提示复元醒脑汤具有促进细胞增殖的作用。脑源性神经生长因子（BDNF）是脑损伤后神经发生的关键神经营养因子。BDNF 可通过与酪氨酸激酶受体结合，维持突触可塑性和促进神经元增殖，刺激中风后神经发生，促进中风后神经功能的恢复。BDNF 与 VEGF 关系密切，BDNF 可以改善血管内皮的功能，促进脑组织 VEGF 的表达，进而促进血管新生，发挥脑保护作用。方邦江教授学术团队研究发现，大脑中动脉栓塞（MCAO）模型术后大鼠脑缺血半暗带区皮质 BDNF 表达量下降，而经复元醒脑汤干预后，大鼠脑缺血半暗带区皮质 BDNF 表达量明显升高，提示复元醒脑汤可以促进 MCAO 模型术后大鼠 BDNF 表达，刺激中风后神经发生。

第三节 “复元醒脑开清窍”学说及其在重症脑病中的实践

重症脑病包括心肺复苏后缺氧缺血性脑病、重症颅脑损伤、重症脑血管病、重症颅内感染等，一般而言，重症脑病分为抢救、促醒与康复三个阶段，尤其是心脏停搏（cardiac arrest，CA）后脑复苏的抢救与促醒阶段，诊疗是否及时，方案是否有效，对患者预后意义重大。

心脏停搏是指各种原因引起的心脏突然停止跳动，有效泵血功能消失，引起全身严重缺氧、缺血，临床表现为扪不到大动脉搏动和心音消失；继之意识丧失，呼吸停止，瞳孔散大，若不及时抢救可引起死亡。心搏停止超过 5min 常可造成大脑严重损伤或死亡，即使复跳也往往会遗留不同程度的后遗症。因此，心脏停搏是临床上最危重的急症，必须争分夺秒积极抢救。迅速采取一切恢复循环和呼吸功能的抢救措施，否则脑复苏希望渺茫。据报道全球每年发生超过 300 万例心源性猝死，生存率低于 8%。中国每年发生约 54 万例心源性猝死，其生存率低于 1%。心肺复苏后患者的恢复情况直接取决于循环恢复时间。其中危害最大的是循环中断造成的缺氧缺血性脑损伤（hypoxic-ischemic brain injure，HIBI）。HIBI 是指由多种原因引起的脑缺血缺氧最终导致脑神经系统损伤的一种疾病。据研究报道，心肺复苏后死亡的患者中，68%死于 HIBI，而幸存者中有高达 80%的患者心肺复苏后处于植物状态，神经功能受损。心肺复苏后恢复较好的患者也遗留不同程度的神经功能障碍，认知障碍与记忆缺陷，且治疗方法有限。

祖国医学在这方面有着自己独到的见解，并有望成为治疗此类疾病的新希望。方邦江教授认为，阴阳离决是心搏、呼吸骤停的根本原因，而阴阳离决则是正气亏虚的极端表现。猝死患者经抢救虽然暂时恢复了心率，但虚脱的正气尚未复原，因此心肺复苏后的脑复苏，一定要益养元气。

方邦江教授认为，重症脑病在内外致病因素的作用下，或呈急性虚证，或病后元气渐损，致“元气亏虚、痰瘀互阻、风火相煽”的病理状态，可视为该病的核心病机。治拟固本复元为主，佐以逐瘀化痰、泻热息风、通络开窍之法，自拟复元醒脑汤治疗重症脑病，体现了中医中药治疗脑损伤的精髓，临床通过江浙沪多家中、西医院数百例病患者的临床观察，疗效确切，该理论体系先后获得了国家自然基金委、上海市多项科学基金资助，有关成功病例先后被《解放日报》等多家知名媒体报道。

复元醒脑汤由人参 30～60g、三七粉 10g、大黄粉 30～60g、天南星（猪胆汁制）45～60g、石菖蒲 24g、水蛭粉 6g 等药组成。人参大补元气，补肺健脾。脾气健运，肺气宣畅，则痰浊无化生之源；气为血之帅，气行则血行，瘀血不生，则可达扶正祛邪之目的，乃治本之药；三七粉止血不留瘀，针对出血性中风不仅可以止血，并且可以达到化瘀的目的；生天南星，化痰息风，性凉兼有清热之功，在本方中主要针对“痰热生风，风火相煽”病机；水蛭粉破血通经；大黄粉清热解毒，通腑泻下，兼具祛痰化瘀之功，兼顾痰、瘀。与三七合用，一通一涩，止血而不留瘀；石菖蒲化浊祛痰、芳香开窍；羚羊角粉入心、肝二经，气血两清，有清热泻火解毒之效，善治热病神昏，壮热，躁狂，抽搐等症，与重症脑病临床上意识障碍、高热、抽搐非常契合，实为治疗重症脑病的良药，对此，方师深有感触，赞许有加。全方组方严谨、临床依据充分、实验证据确凿，不失为治疗重症脑病的一剂良方，对各类急性脑损伤均有显著保护脑功能的作用。

方邦江教授还善于总结前人的治疗重症脑病的经验，在先师朱良春国医大师治疗乙脑极期验方夺痰定惊散[其方为：炙全蝎 15 只，巴豆霜 0.25g，犀黄 3.5g，硼砂 1g，飞朱砂 1.5g，飞雄黄 1.2g，陈胆星 3g，川贝、天竺黄各 1.5g，麝香 0.15g（后入）。共研极细末，密贮，每服 0.7g，幼儿 0.4g，每日 1～2 次，一般鼻饲后 3～4 小时，排出黑色而杂有黄白色黏液的大便，即痰消神苏，未排便者，可续服一次]基础上，将其创新用于心肺复苏后脑复苏治疗，尤其是重症脑病合并呼吸衰竭，疗效确切。尤其是颅内感染或心肺复苏后缺氧缺血性脑病、颅脑损伤合并脓毒症者，由于邪毒炽盛，痰浊阻滞，清窍被蒙，高热神昏，喉间痰如拽锯，惊厥频作，往往出现心力衰竭和窒息，内闭外脱而突变。该阶段从“热、痰、风”的临床表现来看，以“痰”为矛盾的主要方面。盖热踞痰壅极为凶险，痰热交蒸，则风动痰厥矣。是以“风”则多变，“痰”则最险，痰阻则窍闭，闭不开则脱变。方师治疗脑病神昏者，以涤痰泄热为主要手段，以清心开闭为目标。方中之全蝎，不仅有祛风定惊之功，并可涤痰、开瘀、解毒，张山雷认为蝎尾有“开痰降逆”之功，由于此物开痰解毒、息风定惊功著，故用为主药；巴豆霜之应用，是受到《外台秘要》桔梗白散（桔梗、川贝、巴豆）的启示，取其迅扫膈上之痰涎，下胃肠之壅滞，开气道之闭塞；更以胆星祛风痰；川贝、天竺黄、硼砂清痰热；雄黄、朱砂解毒坠痰；犀黄镇惊、解毒、化痰；麝香开窍慧神。全方共奏化痰开闭、通腑泄浊、息风定惊之功。

方邦江教授在临床治疗重症脑病，尤其是心脏停搏、重症脑血管病、重症颅脑损伤引起的缺氧缺血性脑病，善于使用安宫牛黄丸，方师认为安宫牛黄丸是目前包括西药在内的最有效的醒神开窍药物，几百年来，延续至今，安全性好，疗效确切，在救治危急重症中发挥了重要作用。方邦江教授习惯使用享有盛誉的老字号药厂杭州胡庆余堂、北京同仁堂生产的药物，他认为药物的产地非常重要，同一种治疗方法和药物，临床效果差异关键在于是否是道地药材，并且药物的剂量非常重要，方师使用安宫牛黄丸根据患者的病情轻重和体质状况，一般每日 1～4 丸，对于重症脑病往往每日 4～6 丸，取得了出乎意料的临床效果。

患者汤某，女，44 岁。因“心搏骤停心肺复苏术后 10 天”于 2011 年 5 月 20 日收治入院。患者平素身体康健。5 月 11 日行痔疮切除术，术后突发心脏停搏，经心肺复苏后自主心律恢复，仍意识丧失，无自主呼吸，以呼吸机辅助呼吸，伴有肢体抽搐。于 5 月 12 日转入上海长征医院急救科治疗。当时患者高热，神志不清，自主呼吸微弱，神不清，昏迷，压眶反射迟钝，双瞳孔等大等圆，对光反射存在，球结膜水肿。两肺均闻及湿啰音，腹软。病理征未引出。当时予冰毯、冰帽物理降温，甘露醇、七叶皂苷钠、白蛋白脱水降颅压，美罗培南、卡泊芬净抗感染，乌司他丁、甲泼尼龙抗炎，胞二磷胆碱、纳洛酮保护脑细胞，地西泮、丙戊酸钠抗癫痫，氨溴索化痰，奥美拉唑预防应激性溃疡，复合辅酶保肝，并行呼吸机辅助呼吸和血液净化治疗。5 月 17 日行气管切开术。患者仍然呈深度昏迷，无自主呼吸，持续高热、肢体抽搐。鉴于患者病情危重，西医治疗疗效不满意，医院希望采用中西医结合治疗，邀请方邦江教授会诊，经医院和家属要求于 5 月 18 日转入上海中医药大学附属龙华医院急诊科。入院诊断：中医诊断：脱证（痰蒙清窍，元神虚脱）；西医诊断：①心肺复苏后综合征（肺、心、脑、肝）；②重度脓毒症，重症肺炎（呼吸机相关性肺炎）；③继发性癫痫。中医辨证当属痰蒙元神，急以复元醒神予安宫牛黄丸（每次 1 粒，每日 3 次）和中药自拟复元醒脑汤（人参 60g，胆南星 40g，大黄 30g 等）；对高热和癫痫，采用中药羚羊角粉，每日 9g，分 3 次胃管灌服；中医药治疗呼吸衰竭，尤其是呼吸肌疲劳引起的呼吸衰竭，可以按照“治痿独取阳明”“脾主肌肉”的中医理论，选用阳明经穴位足三里、阴陵泉、血海、腹哀、大包电针治疗（每日 2 次），并配合膻中穴粗刺治疗，每日 2 次。1 周后患者恢复自主呼吸，后配合高压氧治疗月余，患者渐渐恢复正常体征，并可行走和进食，现追踪至今，患者完全康复。

第四节　构建了糖尿病脑梗死的理论体系，创新发展中医脑血管病的理论与实践

糖尿病脑梗死指在糖尿病的基础上并发的缺血性脑血管疾病，是糖尿病常见而严重的并发症。在糖尿病众多的慢性并发症中，糖尿病并发脑血管病变的致残、致死率居首位，其中又以糖尿病脑梗死为主，占糖尿病并发脑血管病变的88%以上；另外，糖尿病也成为脑梗死的重要独立危险因素，糖尿病患者脑梗死发病率比普通人群高2～6倍。两者相互影响，严重危害人类身体健康。

方邦江教授通过对临床糖尿病脑梗死的流行病学的调查研究，率先在全国开展了糖尿病脑梗死的中医药临床与基础研究。

中医学中，糖尿病脑梗死属于“消渴中风病”的范畴。历代医家归纳消渴的病机，总结为阴虚为本，燥热为标，日久则变证乃出；将中风的病机归纳为虚、火、风、痰、气、血，但以肝肾阴虚为其根本。两者同具脏腑阴虚的发病因素，由此，消渴并发中风是因阴虚燥热内炽，炼液成痰，痰阻经络，蒙蔽心窍而成，总以消渴的病机为病理基础，中风的发生为转归。

东汉末年张仲景的《金匮要略》对消渴及中风有了较全面的认识。对于消渴，《金匮要略》记载：“寸口脉浮而迟，浮即为虚，迟即为劳；虚则卫气不足；劳则荣气竭。趺阳脉浮而数，浮即为气，数即消谷而大坚，气盛则溲数，溲数即坚，坚数相搏，即为消渴”“男子消渴，小便反多，以饮一斗，小便一斗，肾气丸主之”。这些指出消渴病因病机包括了胃热、肾虚、肺胃津伤的病理变化。使用白虎加人参汤、肾气丸，通过益气，合并清热生津或阴阳并补的方法来治疗。张仲景认为中风是因“内虚邪中”所致，如《金匮要略·中风历节病脉证并治》记载：“寸口脉浮而紧，紧则为寒，浮则为虚，寒虚相搏，邪在皮肤，浮者血虚，络脉空虚，贼邪不泻，或左或右，邪气反缓，正气即急，正气引邪，㖞僻不遂。”明确提出正气亏虚，外感风寒导致中风的发生，并采用侯氏黑散、风引汤、防己地黄汤，主要通过补益正气，兼疏散风寒的方法达到治疗目的。由此可以看出，消渴、中风不仅病机有相通之处，在治疗方面也有共同之处。

糖尿病脑梗死多发于中老年人，《素问·上古天真论》所言“女子七七”，“男子八八”，“天癸竭”，肾气衰，冲任气脱，形神俱败，可视为脑梗死的元气虚衰的发病基础，李东垣、王清任非常重视元气虚衰在中风病急性阶段的核心地位，元代沈金鳌更是直接提出了“元气虚为中风之根也”，方邦江教授在系统梳理、总结消渴中风病历代文献基础上，结合数十年临床经验，创新性地提出了糖尿病脑梗死“元气虚损为本，痰瘀互结、阴虚生风为标”的脑梗死病机核心，建立了以扶持元气为主，佐以逐瘀化痰、滋阴息风的“复元醒脑法”治疗糖尿病脑梗死的防治新策略，并根据病机理论创新性地提出了糖尿病脑梗死“复元醒脑法”的治疗原则。

在国家“十一五”科技支撑计划、国家自然科学基金、国家临床重点专科、上海市新三年行动计划、教育部博士点资助项目、上海市教委重点项目等科技项目资助下，学术团队对复元醒脑汤治疗糖尿病脑梗死进行了系列临床与基础研究，临床研究表明：①复元醒脑汤治疗糖尿病脑梗死的总有效率为 92.86%，明显高于单用西药组的 76.78%；②复元醒脑汤能够改善糖尿病脑梗死患者神经功能，改善糖尿病脑梗死患者的病情，提高患者日常生活能力；③糖尿病脑梗死患者空腹血糖（FPG）、空腹胰岛素指数（FINS）、胰岛素敏感指数（ISI）均明显升高，复元醒脑汤显著改善患者胰岛素抵抗（FPG、FINS、ISI 均显著改善）；④复元醒脑汤显著升高糖尿病脑梗死患者血栓弹力图 R 值、K 值，显著降低急性脑梗死患者血栓弹力图 Angle 值、MA 值；⑤复元醒脑汤能够显著降低急性脑梗死患者炎性介质；⑥复元醒脑法能够明显改善糖尿病脑梗死患者凝血因子、纤维蛋白原和血小板功能，降低 D-二聚体的含量，从而改善患者高凝状态，平衡凝血纤溶系统功能。

基础研究表明，血管内皮不仅是血液与血管壁之间的屏障，而且许多血管活性物质对血管的作用都依赖于血管内皮细胞的存在。内皮细胞功能的异常与人类心脑血管、肿瘤、免疫性疾病等密切相关。研究显示，内皮功能障碍在动脉粥样硬化早期就存在，对动脉粥样硬化的发生发展有始动和促进作用，并贯穿整个疾病的始终。而动脉粥样硬化是导致脑梗死的基础病理因素，因此深入研究血管内皮损伤机制、保护和修复内皮细胞功能成为治疗糖尿病脑梗死的重点。

经查阅文献发现，内源性内皮祖细胞具有修复缺血性脑损伤的能力，而基质细胞衍生因子-1（SDF-1）及其高度特异性受体 CXCR4、血管内皮生长因子（VEGF）等外源性细胞因子能够促进内源性内皮祖细胞的募集和动员，从而促进缺血脑组织恢复以及血管新生。由于内源性内皮祖细胞具有修复缺血性脑损伤的能力，SDF-1、CXCR4 在脑缺血损伤后内源性内皮祖细胞的归巢中起着重要的调节作用，而损伤局部 VEGF 的表达也对内源性内皮祖细胞的归巢起到相应的调节作用，从而增强缺血局部的神经和血管再生。前期研究发现，糖尿病脑梗死大鼠灌注复元醒脑汤后，脑组织 SDF-1、CXCR4、VEGF 蛋白明显提高，说明复元醒脑汤可促进局部血管和神经的再生，加快神经功能的恢复，进而改善受损血管内皮功能以治疗糖尿病脑梗死。

糖尿病脑梗死缺血损伤区血运重建，对缺血区神经功能修复具有重要作用。Rab1 可调节血管内皮细胞等组织细胞、血管紧张素Ⅱ1 型受体（AT1R）从内质网经高尔基体到细胞表面的顺向运输。血管紧张素Ⅱ不但能增加内源性内皮祖细胞的数量，而且能改善其增生、迁移、黏附和体外血管生成能力，血管紧张素Ⅱ（AngⅡ）通过 AT1R 介导上调内源性内皮祖细胞的 VEGF 等多种促血管新生的细胞因子的表达，促进血管再生。Rab1 蛋白介导 AT1R 囊泡运输在复元醒脑汤治疗糖尿病脑梗死的作用机制中可能是其关键点。方邦江教授学术团队前期研究成果从不同机制方面证实了缺血区域的血管新生对预后产生显著疗效。基于 Rab1 蛋白介导的 AT1R 的囊泡运转在血管新生中的作用，可初步认为复元醒脑汤干预脑皮质微血管内皮细胞和糖尿病脑梗死大鼠梗死部位缺血脑组织中 Rab1 的表达及其介导的 AT1R 在囊泡的运输变化。已知 VEGF 短暂的表达可保护血管系统避免缺血损伤，持续表达则促进血管的生成，从而起到缺血缺氧脑保护作用。研究显示，经复元醒脑汤治疗后 VEGF 蛋白表达上调，与模型组比较差异有统计学意义，提示复元醒脑汤可能通过调节

VEGF 表达来发挥血管调节及脑保护作用。结合前期研究成果可推测复元醒脑汤可激活内源性的血管新生，可能有助于实现适量的调控，发挥较佳的血管效应，产生促进缺血脑组织血管新生与修复的功能。前期研究还揭示了复元醒脑汤发挥治疗糖尿病脑梗死的疗效与促进血管与神经新生和修复机制相关。

胰岛素抵抗是高血压、脑梗死的危险因素，在老年缺血性脑血管病的发病中起着重要作用，并可能是一个独立的危险因素，脑动脉硬化程度与胰岛素抵抗程度有平行关系。胰岛素抵抗可导致不同程度的脂质代谢紊乱、血液流变学改变以及血脂、血糖、血黏度升高，加重动脉粥样硬化，进而导致脑梗死的发生。临床研究显示，复元醒脑汤可以显著改善患者胰岛素敏感指数，提示复元醒脑汤对糖尿病并发急性脑梗死的胰岛素抵抗具有显著的改善作用。基础研究证实，经复元醒脑汤治疗后，糖尿病脑梗死大鼠的胰岛素敏感指数及稳态葡萄糖输注率都明显回升，表明复元醒脑汤对脑梗死的治疗作用体现在降低胰岛素抵抗程度，从而促进梗死区的血管功能恢复，达到治疗糖尿病脑梗死的目的。由此可见，通过临床和基础实验研究结果，可推断复元醒脑汤对胰岛素抵抗的改善作用可能是其治疗糖尿病脑梗死的重要机制之一。

糖尿病脑梗死产生的神经系统的症状与闭塞血管供血区域的脑组织及邻近受累脑组织的功能有关，常合并动脉硬化、高血压、高脂血症等危险因素。神经功能缺损评分是一种被广泛应用的脑缺血模型评价方法。脑卒中引起的脑损伤通常与运动、感觉和认知功能受损等相关，很多实验室的研究集中于评估与动物模型的脑缺血相关的认知和行为学改变。到目前为止，没有单一的一种评价标准被普遍承认，大多数研究室都采用多种不同的评价标准来评价缺血效果。多种神经行为学评分系统被用于评价神经功能障碍的严重程度。方邦江教授学术团队通过对 192 例患者进行临床观察，发现采用复元醒脑法组患者神经功能缺损评分（NIHSS 评分）、日常生活活动能力（BI 指数）治疗后均较治疗前明显改善，试验组较对照组改善明显。两组患者还做了有关凝血相关性研究，对凝血酶原时间（PT）、活化部分凝血活酶时间（APTT）、纤维蛋白原（FIB）、D-二聚体等常见反映凝血功能指标进行了对比研究，治疗前两组患者 PT、APTT 总体低于正常范围，D-二聚体、FIB 明显超出正常范围，表明急性脑梗死患者凝血功能异常，处于高凝状态。试验组经治疗后 PT、APTT 较对照组明显升高，D-二聚体、FIB 较对照组明显降低，表明复元醒脑汤能够改善患者高凝状态。目前，D-二聚体是用来测定人体处于高凝状态和继发纤溶系统亢进的一个敏感性指标。早期检测 D-二聚体有助于对脑梗死患者的早期诊断。临床研究发现，复元醒脑汤联合西医常规治疗与单纯西医常规治疗相比，能够更好地改善急性脑梗死（风痰瘀阻证）患者凝血因子、纤维蛋白原和血小板功能，降低 D-二聚体的含量，从而改善患者高凝状态，平衡凝血-纤溶系统功能，改善脑梗死患者神经功能，改善脑梗死患者病情。因此认为其机制可能与复元醒脑汤具有抗血小板聚集、平衡凝血-纤溶系统功能有关。

血脑屏障位于血液与脑、脊髓的神经细胞之间，由脑血管内皮细胞、基膜和神经胶质膜构成。脑的毛细血管属于连续型，毛细血管内皮细胞之间以紧密连接封闭，内皮外有基板、周细胞及星形胶质细胞突起的脚板围绕。脑和脊髓在血脑屏障的保护下能免受内、外环境各种物理、化学因素的影响，而维持相对稳定的状态。在血脑屏障损伤（如炎症、外伤、血管病）时，血脑屏障通透性发生改变，导致脑水肿、脑出血等严重后果，相关研究证实脑组织含水量的变化与血脑屏障通透性呈正相关。研究证实，糖尿病脑梗死模型组大鼠出现术后活动能力明显减退，血脑屏障的通透性显著升高，脑组织含水量明显增加，表明脑水肿在脑梗死发生及病情发展过程中扮演着重要角色，而且脑水肿的发生、发展与血脑屏障通透性的升高密切相关。实验结果显示复元醒脑汤可以有效保护血脑屏障，减少再灌注损伤对其造成的二次破坏，降低血脑屏障通透性，降低糖尿病脑梗死大鼠脑组织含水量，减轻脑水肿对大鼠术后恢复的不良影响。表明复元醒脑汤对脑水肿的治疗机制源于可以降低血脑屏障通透性这一中间环节，由此减轻脑水肿进展程度，从而达到治疗糖尿病脑梗死的目的。

方邦江教授团队前期采用糖尿病大鼠制作自体血栓性脑梗死模型，评价复元醒脑汤对脑梗死体积的干预作用，造模结束后每组进行 2, 3, 5-氯化三苯基四氮唑（TTC）染色测定出梗死体积，发现治疗组的坏死范围较模型组改善，且治疗组的脑梗死体积显著小于模型组，证明复元醒脑汤可缩小糖尿病脑梗死大鼠脑组织的梗死体积。经诸多研究证实，复元醒脑汤可减轻脑水肿程度，改善缺血脑组织的炎性浸润、凋亡、坏死等病理情况。

炎症反应在糖尿病脑梗死的发生发展中具有重要作用。目前研究发现，脑梗死的发病与病情的严重程度均与机体白细胞介素-6（IL-6）和肿瘤坏死因子-α（TNF-α）水平具有明显相关性，二者是参与脑梗死发生的主要炎症递质。前期研究显示，观察组总有效率明显高于对照组；经治疗后两组 NIHSS 评分、颈动脉内膜中层厚度（IMT）及血清 IL-6、TNF-α 和一氧化氮（NO）水平均较治疗前明显降低，BI 指数较治疗前明显升高；且观察组改变更明显。提示复元醒脑汤能够减轻神经功能损伤程度，提高日常生活活动能力，改善大血管壁的顺应性，提高血管弹性，抑制机体炎症反应，减轻 NO 对神经细胞的毒性作用。推测其机制可能与抑制机体炎症递质的释放有关。相关研究结果显示，复元醒脑汤可显著改善脑梗死面积、脑微循环动态变化、大鼠脑血流量变化、神经行为学体征、稳态葡萄糖输注率、缺血组织血管形态学、缺血区域新生血管密度，并提升缺血脑组织中 SDF-1、CXCR4、VEGF 基因和蛋白表达，使内皮祖细胞增殖能力、迁移能力、黏附能力增强，改善血脑屏障通透性，减轻脑组织水肿，缓解炎症细胞浸润。

复元醒脑法治疗急性脑梗死的中医药防治体系，在全国十一个省市三级医院进行推广与应用，理论体系纳入 2 个专家共识和 6 部国家规划教材，学术成果获得 3 项国家专利和上海市科学技术进步奖、中华中医药学会科学技术奖、上海市中医药科学技术进步奖。

第五节　“序贯疗法”防治中风病

中风病是临床最常见的疑难危急重症，为中医四大难证之首，涵盖了现代医学的短暂性脑缺血发作、脑梗死、脑出血等脑血管病，以突然昏仆、口眼歪斜、半身不遂为主要临床表现。脑血管病因高发病率、高致残率、高死亡率及高复发率给人类的健康造成极大的威胁。根据世界卫生组织的数据，全球每年新发病例约 1500 万人，17%～35%的患者因此失去生命，存活的患者中又有 3%～6%的人留下心身残疾，约有 25%～75%的脑梗死在 2～5 年内复发，因此对脑梗死的防治日益受到重视。

方邦江教授擅长治疗中风等脑血管病疑难重症，主张中风病“未病先防、既病防变、防治并重”的学术理念，不拘出血性或缺血性中风，谨守病机、辨证施治，采用序贯防治法，形成了一套独特的、行之有效的“序贯疗法”学术思想与临床经验。

一、未病先防，“平”为期

中风病的危险因素包括高血压、糖尿病、血脂异常、高同型半胱氨酸血症、吸烟、酗酒、肥胖等，其中尤以控制高血压和糖尿病为预防中风发生的重要环节。糖尿病比非糖尿病患者脑梗死的发病率高出2～6倍，而Kannel等在美国的弗莱明翰（Framingham）研究对高血压患者随访18年，发现血压超过160/95mmHg的患者发生脑卒中的概率是正常血压者的7倍。故方邦江教授非常重视中风病的危险因素，强调未病先防的治未病学术思想，谨察危险因素，辨别阴阳，结合长期的临床实践，提出了“以平为期”的学术理论。

1. 高血压

高血压属中医“眩晕”“头痛”等范畴，“阳亢血瘀”为其发病的重要病理环节。高血压患者或禀性易怒、易激动者，肝失疏泄，郁而化热，久之内耗肝阴，阴不制阳而致肝阳上亢；或年事渐高，肝阴虚损，日久及肾，肝肾阴虚，水不涵木，则风气内动；肝气郁结，气病及血，气滞血瘀，或肝肾阴虚则血涩生瘀，或嗜食肥甘厚味，脾失健运而内生痰湿阻碍气机，血行迟滞而为瘀，终致阳亢血瘀之证。另外，痰瘀化火又暗耗阴精，久则阴亏风动，肝阳偏亢，恶性循环，阴阳失调，气血逆乱，极易发为中风。

方邦江教授依据主要病机，运用活血潜阳法，药用益母草、川芎、羚羊角粉、杜仲等，药证相对，故获显效。实验研究显示活血潜阳颗粒可能通过降低外周阻力发挥降压作用，能改善血液流变学、抗血小板聚集及体外血栓形成，作用温和而持久。临床研究表明活血潜阳法可降低血瘀阳亢型高血压患者的血压，改善血栓前状态，并能有效控制中风先兆的复发，从而降低脑梗死的发病率，其作用机制可能与降低血浆血栓素B_2（TXB_2）水平有关。方邦江教授认为益母草主要适用于肝阳偏亢之高血压，绝非泛泛使用。朱良春教授指出：“益母草有显著的清肝降逆作用，但用量必须增至60g，药效始宏。”方邦江教授在临床工作中依据患者血压水平，常用至90～120g，每获良效。

2. 糖尿病

糖尿病属中医“消渴”范畴，缺血性中风是消渴病的并发症之一，而且多发生于消渴的后期，可能与糖尿病代谢紊乱、血液高凝状态、微血管病变等因素有关。消渴的病机以阴虚为本，燥热为标。而消渴后期，则以肝肾阴虚为主，阴虚内热，耗津灼液，津凝为痰，血涩为瘀；另外日久伤正，气虚则帅血无力，血液瘀滞，加之消渴患者饮食不节，过食肥甘、醇酒厚味，损伤脾胃，脾失健运，气不化津，聚湿生痰，痰浊积聚，致郁久化热，痰热互结，痰瘀阻滞脑窍之脉络，发为糖尿病并发脑梗死。

方邦江教授在滋补肝肾之阴的同时常配伍逐瘀化痰泄热祛湿之品，如僵蚕、鬼箭羽、胆南星、石菖蒲、生大黄、泽兰、泽泻、苍术等。现代药理学研究证实：僵蚕对糖尿病及高脂血症有治疗作用，能抑制体内胆固醇合成、促进胆固醇的排泄。鬼箭羽在降低血糖的同时，对2型糖尿病血瘀证大鼠的血瘀证亦具有一定的改善作用。石菖蒲挥发油的主要成

分 β-细辛醚可改善血小板的黏附聚集性，减轻血管内皮细胞损伤，发挥防治血栓性脑血管病的作用。早期使用大黄酸可以明显改善 db/db 小鼠的早期相胰岛素分泌，抑制胰岛细胞的炎症破坏及氧化应激损伤，保护胰岛功能，且大黄能降低血黏度，改善微循环，抗动脉粥样硬化及稳定血小板，降低脑梗死再发生的概率。

二、复元醒神，拯危急

脑血管病急性期病势暴急，方邦江教授认为中风病患者以中老年人居多，其病因主要以元气虚损为根本，痰瘀互结、痰热生风为病机核心。《素问·上古天真论》记载“女子七七”，“男子八八”，“天癸竭”，肾元亏虚，形神俱伤，可为中风的发病基础，正如元代沈金鳌提出“元气虚为中风之根也”，痰、瘀为元气亏虚导致的中间病理产物，一旦生成，又成为新的病理过程启动之因，是贯穿中风始终的病机特点。痰瘀互阻，化风生热，风火相煽，乃发“中风”。

据此，方邦江教授提出了以扶持元气为主，佐以逐瘀化痰、泄热息风、通络为辅的复元醒神法，并自拟复元醒脑汤（人参、生天南星、石菖蒲、三七、水蛭、益母草、大黄）治疗中风病取得良好临床疗效。方中人参大补元气，补脾益肺，脾气健运，肺气宣畅，则痰浊自消，气为血帅，气盛血行，瘀血自消，可达扶正祛邪之目的，为治本之药；三七止血不留瘀，并且可以达到化瘀目的；大黄通腑泻下，清热解毒，兼具活血化瘀之功，与三七合用一通一涩，止血不留瘀，且能通过通腑达到涤痰泻浊之功，使痰、瘀、热等浊邪得除，气血调达，经络通畅；石菖蒲功擅治痰，为开窍要药，痰浊去，气血通，神明自复；生天南星清热化痰，息风定惊，与石菖蒲合用可治疗痰湿与风邪交阻脑窍之症；水蛭活血化瘀、消癥破结，近人张锡纯认为本品“破瘀血而不伤新血，专入血分而不损气分”，为化瘀峻品；益母草尤善解郁平肝、活血祛风，诸药合用，方小力专，起“复元醒脑、逐瘀化痰、泄热息风”之功，药后诸症缓解、症趋平稳。实验研究显示复元醒脑汤可以有效保护血脑屏障，减少再灌注损伤对其造成的二次破坏，降低血脑屏障通透性，减轻脑水肿进展程度，并可以减轻皮质神经细胞肿胀程度、炎症细胞浸润和微血管内皮细胞的损伤，进而改善神经缺损行为，促进局部神经与血管的再生和侧支循环的建立，在脑梗死中亦可显著改善胰岛素敏感指数，对胰岛素抵抗具有明显的干预作用，这可能是复元醒脑汤治疗脑梗死的重要机制之一。

三、防治并重，调后期

中风经过救治，多留有后遗症，如半身不遂、言语不利、口眼㖞斜等，此期的治疗方邦江教授主张重视防治并重，即在治疗后遗症的同时，采取积极措施防止再次发生中风。

1. 久病必虚

中风病的发生多以气虚为先，方邦江教授认为气为血之帅，气行则血行，气虚则血行迟滞而为瘀，水液不化聚而生痰，气不摄血，血溢脉外亦成瘀血，由此，气虚而痰瘀阻滞为中风恢复期及后遗症期的主要病机。清代医家王清任在《医林改错》中指出：“中风半身不遂、偏身麻木，是由于气虚血瘀而成。”方邦江教授十分推崇王清任及其创立的补阳还五汤，并参补阳还五汤重用黄芪，常用至150g，甚或更大剂量，对于气虚者，若煎水代茶，疗效亦佳。黄芪具有双向调节血压的作用，临床用量小时作用为升血压，重用黄芪则降血压，故方邦江教授指出不必拘于血压高低，辨证为气虚者，大剂量用之，必获良效。中风后遗症期多见肢体痿废不用，长此以往大肉削脱，属中医“痿证”范畴，脾主运化，脾主肌肉，黄芪入脾经、补脾气，运用大剂量黄芪配伍补脾益胃之白术，共奏益气健脾之效，正所谓“留得一分胃气，便得一分生机”，亦是“治痿独取阳明”的体现。

2. 久病入络

方邦江教授认为中风虽然起病急骤，但发病之前，脑络之病变却由经年累月，久病入络而成，反映了中风“久病入络、病邪深痼”的病机特点。方邦江教授非常推崇并继承了清代著名医家叶天士创立的“久病入络”学说，对中风病后遗症的治疗每每伍以活血通络药，尤善用虫类药，如水蛭、全蝎、地龙、蜈蚣、乌梢蛇等。虫类药乃血肉之品，有情之物，性喜攻逐走窜，通经达络，搜剔疏利，无处不至。同时又与人类体质比较接近，容易吸收利用，故其效用比较佳良而可靠，起到挽澜作用。

全蝎长于息风平肝，解痉定痛，并可涤痰、开瘀解毒；蜈蚣既能息风定痉，搜风通络，又能开瘀解毒，伴有头痛者，方邦江教授喜用全蝎配伍蜈蚣，可使头痛明显减轻或消失，研末吞服效果更佳，其中全蝎以定惊、缓抽搦见长；蜈蚣则以开瘀解毒之功为著。地龙对中风偏瘫疗效较好，方邦江教授常用活血逐瘀之土鳖虫与其配伍，一化痰，一活血，且皆能通利经络，正合中风痰瘀交阻之证。在临床实践中方邦江教授每于平肝潜阳剂中加广地龙，可使血压明显下降，头胀头痛、烦躁诸症消除。僵蚕僵而不腐，得清化之气，又名“天虫”，有化顽痰之功，对于长年痼疾，夹有痰瘀者甚效，方邦江教授用僵蚕配伍化痰通络之地龙，对风痰阻络之口眼㖞斜、肢体麻木、头痛亦效。伴有肢体痿软、抽搐痉挛等症者，配伍应用乌梢蛇，内走脏腑，外彻皮肤，透骨搜风，入血散风，截惊定搐，每获良效。

方邦江教授指出虫类药虽可起沉疴，效果明显，但虫类药均属破气耗血伤阴之品，不可过量久服，应以小剂量为主，并喜用地黄、当归、鸡血藤等滋阴养血活血之品伍之以制偏胜。同时方邦江教授倡导虫类药物研粉、生用为佳，不宜久煎，在使用时要注意有无过敏反应。

3. 久病成痹

方邦江教授认为中风病后遗症期正气亏虚，卫外不固，脉络空虚，风寒湿热之邪易侵入机体，痹阻关节肌肉筋络，导致气血闭阻不通，筋脉关节失于濡养而发为痹证。方邦江教授从关节疼痛、肿胀、拘挛僵直三大主症入手，辨证施治，巧用虫药与他药相伍治疗痹证，亦是其匠心的体现。疼痛是中风病后遗症期痹证的主要症状之一，方邦江教授依据风痛、寒痛、湿痛、热痛、瘀痛的不同，辨证施治，在益气活血的基础上灵活选择应用独活、海风藤、蕲蛇、威灵仙、钻地风、青风藤、川乌、草乌、附子、地龙、乳香、没药等，收效颇佳。拘挛僵直乃痹证晚期之征象，方邦江教授称之为“顽痹”，治疗上强调整体施治，细辨其阴阳、气血、虚实、寒热之偏颇，而施以相应之方药。其中尤以蕲蛇透骨搜风之力最强，乃“截风要药”，不仅“通关透节，泄湿祛风”，而且“内走脏腑，外彻皮肤，无处不到也”，对肢体关节疼痛、拘急、挛缩等症均有佳效。

4. 防止再中

中风的复发率极高，1 年复发率为 30%，5 年内复发率则高达 41%，故方邦江教授十分重视中风病的二级预防，并提出要明辨病机，分而治之。中风病迁延时日，久病及肾，多表现为肾阴亏虚，水不涵木，易致风气内动，气血逆乱，再发中风；痰浊为元气亏虚导致的中间病理产物，一旦生成，又成为新的病理因素，痰浊郁而化热生风，风火相煽，再发中风。因此方邦江教授认为阴虚与痰浊为再中的危险因素，在遣药组方时谨察病机，伍以枸杞、黄精、乌梅等育阴潜阳之品或薏苡仁、怀山药、茯苓、白术等健脾祛湿化痰之品。

方邦江教授常用乌梅酸敛真阴，颇能提高疗效。《本草经疏》："乌梅味酸，能敛浮热，能吸气归元……其主肢体痛，偏枯不仁者，盖因湿气浸于经络，则筋脉弛纵，或疼痛不仁；肝主筋，酸入肝而养筋，肝得所养，则骨正筋柔，机关通利而前证除矣。"方邦江教授指出肝病宜敛不宜散，宜补不宜伐，乌梅敛肝之效用于中风病，以酸敛真阴而防其阴虚风动，屡获良效。对于高血压的老年患者来说，便秘是诱发中风的危险"杀手"之一，方邦江教授常重用生白术，轻则 30～60g，重则用至 90g 以上，不但能通便，还能健脾化湿，实为治本之图。

第六节　"痰瘀同治"在脑病中的应用

一、"痰瘀同治"的历史源流

痰瘀相关的理法方药见于历代医药文献和方书中。《伤寒杂病论》首先提出了"瘀血""痰饮"的病名，且对此类病证和治法作了详细的论述，对痰瘀相关学说做出了可贵的贡献。《灵枢·百病始生》记载："凝血蕴里而不散，津液涩渗，着而不去，而积皆成矣""肠胃之络伤，则血溢于肠外，肠外有寒，汁沫与血相搏，则合并凝聚不得散，而积成矣"。说明了痰饮与瘀血在病理上的相关性。《诸病源候论》在"诸痰候"中记载："诸痰者，此由血脉壅塞，饮水积聚而不消散，故成痰也。或冷，或热，或结实，或食不消，或胸腹痞满，或短气好眠，诸候非一，故云诸痰。"论证了痰瘀相关。

《金匮要略》涉及痰瘀同病的病种有三分之一以上，如中风、胸痹、肺痈、肝着等，同时记载了诸多痰瘀同治方剂如苇茎汤、当归芍药散、桂枝茯苓丸等，为临床广泛应用。元代朱丹溪在所著的多部书籍中，对痰瘀同治多种病证作了精辟论述，同时强调痰瘀同病需痰瘀同治方能取效，《丹溪心法·论中风》记载："中风大率主血虚有痰，治痰为先，次养血治血。""若不先顺气化痰……又不活血……吾未见能治也。"明清时期，痰瘀相关学说更是广泛地应用于临床各科常见病及疑难杂病。清代名医叶天士《临证指南医案》更是将痰瘀同治之法广泛地应用于痛证、郁证、眩晕及多种妇科病证。唐容川撰写的《血论证》对痰瘀相关的病证作了完善的论述。

历代名家医籍记载的痰瘀同治方剂更是比比皆是。如《华佗神方》所载治痴呆方（以当归、郁金活血，半夏、石菖蒲、南星化痰开窍通络）、治头痛方（以川芎和酒活络，半夏、细辛化痰祛饮），北周姚僧垣《集验方》所载治心病方（以赤芍等活血，桔梗、杏仁化痰），

《太平惠民和剂局方》有治一切痛风专用的活络丹（以地龙、南星化痰，乳香、没药祛瘀通络）。这些组方均配伍精当，效验亦佳。

现代医家关幼波对痰瘀为患的论治也颇有心得，提出“痰与血同属阴，易于交结凝固”“治痰要治血，血行则痰化”。王永炎对中风急性期患者也采用痰瘀同治法，当腑气不通时取化痰通腑饮（全瓜蒌、胆南星、生大黄、芒硝），腑气通后再用清热化痰通络汤。在老年病研究方面，张跃华指出：“痰瘀互结是造成老年病反复发作、缠绵难愈、虚实夹杂、多脏腑同病的重要因素。”提出在临床治疗中当审病施治，攻补兼施，化痰活血，持续用药的观点。近年来，沈宝藩教授带领其学术继承人、学生应用痰瘀同治方法进行了多项临床和实验研究，结果令人满意。沈宝藩教授在诊治心脑血管疾病的临床实践中不断探索，先后创制了体现痰瘀同治功效、治疗多种病证的验方和制剂，如益智治呆方、定痫汤、降脂方等。

二、“痰瘀互结”的常见脑病与“痰瘀同治”的应用

方邦江教授认为，脑病患者常见痰瘀同病证候，尤其是老年脑病患者。方邦江教授指出痰、瘀为脏腑功能失调而致的病理产物，人体五脏的功能直接或间接地都与气血津液的生成、输布、调节有着密切关系。脏腑功能失调，或老年人五脏渐渐虚衰，致气血津液的化生和血行的调节、水液的输布功能也日益衰减，气血运行失畅常致血瘀病证，水液输布失调易引发痰湿病证。痰瘀一旦生成，又成为新的病理过程启动之因。痰瘀致病往往互为因果，如痰浊滞经可使血行不畅致瘀，瘀血停积阻滞脉道影响津液输布聚为痰湿，可见瘀血一旦发生，也是痰浊形成的过程，而痰凝不散也可继发血瘀病证。痰瘀互结，内扰五脏六腑，外窜皮肉筋脉、四肢百骸，无处不到，所致病证症状多样，变化多端。

方邦江教授秉承继承与创新原则，在前人及同行对“痰瘀同病”的认识基础上，结合多年丰富的临床经验，总结出脑病虽表现为肢体运动不遂、震颤、眩晕、疼痛、痴呆等不同证候，但痰瘀交阻是其共同的发病机制，在临床应用中充分发挥痰瘀同治的优势，取得了很好的疗效。

1. 中风

方邦江教授认为中风患者以中老年人居多，其病因主要以元气虚损为根本，痰瘀互结、痰热生风为病机核心。痰、瘀是贯穿中风始终的病机特点。急性发作期发病常因阴阳失调，气血逆乱而生痰、生火、生风，风火痰相合，内燔上冲，横窜经络，脉络不畅则半身不遂，口舌㖞斜，上冲巅顶则中风痉厥，舌质暗红或暗淡，苔腻厚或腻浊或黄燥，舌体胖大或瘦小偏斜或颤动，脉象弦滑或洪数、细数。在恢复期风火之症有减轻或消除，痰瘀交阻滞留，主要表现为眩晕，头昏蒙或头重，胸闷，肢体困重等症。

据此，方邦江教授提出了以扶持元气为主，佐以逐瘀化痰、泄热息风、通络为辅的复元醒神法，并自拟复元醒脑汤（人参、生天南星、石菖蒲、三七、水蛭、益母草、大黄）。方中人参大补元气，为治本之药；三七止血不留瘀，并且可以达到化瘀目的；与大黄合用一通一涩，止血不留瘀，且能通过通腑达到涤痰泻浊之功，使痰、瘀、热等浊邪得除，气血调达，经络通畅；石菖蒲功擅治痰，为开窍要药，生天南星清热化痰，息风定惊，与石

菖蒲合用可治疗痰湿与风邪交阻脑窍之症；水蛭活血化瘀、消癥破结，为化瘀峻品；益母草尤善解郁平肝、活血祛风，诸药合用，方小力专，起“复元醒脑、逐瘀化痰、泄热息风”之功，治疗中风病取得良好临床疗效。

2. 眩晕

方邦江教授认为眩晕的病性以虚者居多，故张景岳谓“虚者居其八九”。患者因年事渐高，肝阴虚损，日久及肾，肝肾阴虚，水不涵木，则风气内动；或禀性易怒、易激动者，肝失疏泄，久之内耗肝阴，阴不制阳而致肝阳上亢；气病及血，气滞血瘀，或肝肾阴虚、血涩生瘀；或人过半百，脾气自半，膏粱厚味不得化生为精微，则内生痰湿阻碍气机，血行迟滞而为瘀，终致阳亢、痰浊、血瘀之证。肝阳上亢，痰瘀上扰为标，肝脾肾亏虚为本，两者相合导致痰浊内阻、瘀血停着，痹阻清窍，风、痰、瘀、虚交杂发为眩晕。

风火痰瘀为常见的标象，故方邦江教授常用天麻、钩藤、桑叶、菊花等平肝清晕；栀子、黄芩等苦寒药物清热泻火；石决明、珍珠母等金石类药物重镇潜阳；胆南星、竹茹、天竺黄等化痰降火；赤芍、川芎、桃仁、红花等活血消瘀；肝脾肾三脏的亏虚是眩晕的根本，常用枸杞、茯苓、白术、杜仲、生地等药物调补。标盛则先治其标，不宜使用过于滋腻的药物。对于眩晕日久，瘀阻较盛者可加用蜈蚣、全蝎、僵蚕等虫类药物除痰通络以增疗效。方教授认为理气必然耗气，活血必然耗血，故常寓益气养血之法于理气化痰活血治疗中，加用当归补血汤。

3. 头痛

中医将头痛称为“首风”“脑风”或者“头风”。本病可单独出现，亦可出现于多种急慢性疾病之中，如高血压、颈椎病、血管性头痛、脑炎后遗症、脑震荡后遗症等，头痛有时也是某些相关疾病加重或恶化的先兆。方邦江教授认为，头痛的临床表现虽复杂，病因虽多，但不外乎外感、内伤两大类，往往是虚实夹杂，痰瘀互见，临证时必须权衡主次，审证求因，辨证论治，才能获得预期效果。外感头痛可运用川芎茶调散类方药，内伤头痛则多因肝郁、肝风、痰浊、瘀血等因素引起，气、血、痰、热、瘀阻滞脑络是头痛的病机重点，应辨证遣方用药。

方邦江教授常在半夏白术天麻汤、温胆汤基础上辨证加减，并适当加入养血活血通络之品。血瘀重偏寒者，加红花、川芎、当归，并加大生姜用量；偏热者加赤芍、丹皮、丹参、郁金等。川芎为治头痛之要药，李东垣言“头痛必用川芎”，张元素称川芎“上行头目，下行血海，能散肝经之风，治少阳厥阴经头痛，及血虚头痛之圣药也”，其上行头目，辛温升散，祛风止痛。若头痛日久缠绵，病程较长，可从虚、瘀论治，叶天士所谓“久痛入络”“久病多虚”。虫类药属血肉有情之品，多具搜风通络、解痉息风之功，直趋高巅之位，久病入络者用之，可获良效。另外，由于社会的高速发展，工作与生活节奏加快，很多人长期处于精神紧张、压力大、情绪波动、失眠的状态，头痛的治疗往往需要重视情志致病的可能，丹栀逍遥散、越鞠丸、黄连温胆汤、龙胆泻肝汤等可选择加减使用。

4. 癫痫

癫痫属于中医“痫病”范畴，由先天或后天因素，使脏腑受伤，神机受损，元神失控所导致的，以突然意识丧失，发则仆倒，不省人事，两目上视，口吐涎沫，四肢抽搐，或口中怪叫，移时苏醒，醒后一如常人为主要临床表现的一种发作性疾病。方邦江教授认为，痫病多与精神、饮食以及先天等因素有关，外感热病、内科重症、外伤疾病患者亦可继发此病。常由气郁生痰，或是脏气失调，痰浊内生，因痰聚而气逆不顺，从而导致气郁化火，火升风动，夹痰上蒙清窍，横窜经络，内扰神明，以致痫病发作。

癫痫治疗上应以豁痰开窍，息风定痫为主，根据患者五脏虚实情况，给予育阴、益气、养血等治本之法。治疗痫病，方师喜用石菖蒲配郁金，石菖蒲豁痰、开窍、安神；郁金既入气分能解郁行气，又入血分能散瘀凉血，两者相配，气血同治，寒温并用，共奏行气化浊、解郁散瘀开窍之功。癫痫为顽疾，其病程多冗长，反复发作，日久不愈。然而，"久病必瘀""久病入络"。如叶天士指出："经年累月，外邪留着，气血皆伤，其化为败瘀凝痰，混处经络。"方邦江教授在辨证选方基础上，常常配伍全蝎、蜈蚣、僵蚕等药，达到搜剔经络，气行血畅，提高疗效的目的。

5. 癫狂

"癫狂"见于王清任《医林改错》："癫狂一症，哭笑不休，詈骂歌唱，不避亲疏，许多恶态，乃气血凝滞脑气，与脏腑气不接，如同作梦一样。"方师长期临证发现，神志类疾病多由气郁而起，气血同源，气行则血行，气滞则血阻；正所谓"血不利则为水"，血行不利，水液代谢失常聚湿成痰，痰浊阻滞可进一步加重气血运行不畅，从而痰瘀凝滞脑气，蒙蔽心神，出现各种精神情绪障碍，痰、气、瘀三者互为因果，交结致病。痰迷心窍、血脉损伤则见精神抑郁、表情淡漠、少动不语、呆若木鸡，或喜怒无常、语言错乱、骂詈毁物、不避亲疏，舌质常暗或有瘀点瘀斑，舌苔白厚腻或黄腻，脉常见弦、弦滑。

在治疗上，方邦江教授参癫狂梦醒汤之意，处方用桃仁、赤芍、大腹皮、陈皮、青皮、香附活血理气，紫苏子、柴胡、半夏、石菖蒲、远志化痰开郁。临床中焦虑、抑郁、失眠、老年性痴呆等伴有精神情绪异常的特点，辨证属于痰瘀互结者，亦可参照治之。

6. 痴呆

痴呆通常包括阿尔茨海默病、血管性痴呆及混合性痴呆、脑叶萎缩症等，以阿尔茨海默病和血管性痴呆最常见。本病通常归属于中医的"呆证""善忘""郁证""癫证"等范畴。阿尔茨海默病是一种中枢神经系统原发性退行性疾病。中医认为本病与肾气虚衰有密切关系，早期以虚证为主，年老肾气衰，天癸竭，气血不足，髓海失充，脑失其养。随着病情发展，由虚致实，气虚运化无力，痰浊血瘀痹阻脑窍，元神损伤，导致遇事善忘，精神懈怠，神情呆钝，言语謇涩或错乱等痴呆病证发生。血管性痴呆起病与中风有关，病久入络，脑络瘀阻，气滞血瘀，水湿内停，痰瘀交结，痹阻脑窍，阻蔽神明，日久由实致虚，气血暗耗，真阴真阳不能上承充于元神而导致痴呆。

阿尔茨海默病和血管性痴呆证候演变规律虽有所不同，但其病因病机有共同点，病位均在脑，其病因不外虚、瘀、痰三方面，其病理性质是本虚标实，肾虚为本，痰浊血瘀为标。所以痴呆的治疗当注意痰瘀同治，即使在病程中见到明显的肾虚诸证，也应在补虚为主的同时，注意痰瘀为患的病理因素，适当配用祛除痰浊和活血通络的药物。

方邦江教授常配用党参、白术、半夏、橘红、厚朴、制南星等健脾、理气、化痰；配用桃仁、红花、丹参、赤芍、地龙等养血活血通络；痰化瘀消，血行通畅，清窍得气血之荣，脑髓渐充，痴呆诸症渐见改善。痴呆病痰瘀阻于脑窍，虚损日久，补益虚损当取血肉有情之品，充其脑髓。痰瘀深留脑脉，非一般祛痰通络之品能达病之所在，方邦江教授常用水蛭、地龙、僵蚕等虫类药，结合补虚之品用之。对于痴呆并有精神神志改变者，方师常以石菖蒲配郁金治之。石菖蒲具有化痰透气、启闭开窍醒神之效，痴呆病痰浊瘀阻，导致耳目不聪，非此清利不能宣通；郁金具有行气祛瘀、清气化痰解郁之效；二者配伍，为痰瘀并祛之剂，用之多有效。另外，痴呆病机复杂，病程又久，在综合治疗的同时还当注意调护，尤其注意调节患者情志，这样患者、家属、医护人员积极配合，方能提高疗效。

三、痰瘀同治法应用中应注意的问题

1. 痰瘀必须同治

由于痰瘀凝滞，胶结难化，互相影响，仅祛其一，病难根除，故痰瘀必须同治，即治痰必治瘀，瘀去则痰易化，治瘀必治痰，痰化则瘀易除。在治痰治瘀的同时，也要针对相关病因进行治疗，如治痰必治气，气顺则痰消，治瘀要治气，气畅瘀也去等。

2. 辨清痰瘀轻重

每个病证的痰湿或血瘀的证候有轻有重，临证中当辨清痰和瘀孰轻孰重。临证之时按证情所示严谨配伍祛瘀药或化痰药之比重。当痰证为主或甚急时，治痰为主兼治瘀；当瘀证为主或甚急时，治瘀为主兼治痰。

3. 分清标本寒热虚实

病症发展至痰瘀互结，往往病程较长，正气已伤，一般为本虚标实证。急性期一般均呈现痰瘀互结证候，治疗时当采用痰瘀同治法，但该法属消法范畴，在急性期应用时应注意攻邪不伤正，中病即止，在标实之症缓解时配用扶正固本之品。当病久呈现虚证为甚时应扶正为主，可选取益气养血通络、健脾化痰之品。活血药有凉血祛瘀、破血消瘀、温经活血、益气通络、养血活血等药；祛痰药有涤痰开窍、清化热痰、温化寒痰、润燥化痰、健脾化痰等药。临证时必须分清寒热虚实，辨证使用。

4. 注意配伍理气药

痰瘀同治佐以理气，调畅气机有利于祛痰和化瘀。气为血之帅，气行血行，活血化瘀药配伍理气药，可加强血液的流通作用而有助于瘀散血行。同样，为了加强祛痰药的功效也应配伍理气药，正如名家所说：“善治痰者，不治痰而治气，气顺则一身之津液亦随气而顺矣。”“治痰不治气非其治也。”

5. 饮食禁忌

治疗中患者应忌辛辣生冷、膏粱厚味等助湿生痰、碍气留瘀类食物。

第七节 “荣神醒脑”针法在脑病中的应用

一、“荣神醒脑”的思想溯源

《素问·五常政大论》记载：“根于中者，命曰神机，神去则机息。”神调控与主宰着人体的生命活动。李时珍在《本草纲目·辛夷·发明》中明确指出："脑为元神之府。"王清任也在《医林改错》中写道："灵机记性不在心在脑……脑髓中一时无气，不但无灵机，必死一时；一刻无气，必死一刻。"西医解剖学、病理生理学的发展，进一步证实了脑主神明、脑藏神这一理论。

根据中医传统基础理论，方邦江教授及其学术团队运用"荣神醒脑"针法治疗脑病。荣神醒脑针法中包含荣神、醒脑的双重含义，消补兼施。《灵枢·本神》指出"凡刺之法，先必本于神"，神为针刺治疗的重点。方师强调以脑统神、以神统针、以针调神，总结出 4 点认识：神之所在，心藏神，脑为元神之府；神之所主，人体一切生命活动的外在表现；神之所病，百病之始，皆本于神；神之所治，凡刺之法，先醒其神。方邦江教授及其团队成员周爽教授在继承全国名老中医、著名中医针灸专家孙国杰教授针灸治疗脑血管病学术思想的基础上，提出了"荣神开窍"针法治疗脑病，尤其是在脑血管病方面取得显著成效。

二、"荣神醒脑"针法的机理

五脏六腑之气血循经络上荣于脑，在脑的作用下，通过心灌注全身，故人体是以脑为主，内脏四肢皮肉为次的整体。"荣神醒脑"针法荣脑神以醒脑，平衡阴阳，沟通内外，主穴选取内关、水沟、足三里。

张锡纯曾说："盖神明之体藏于脑，神明之用发于心也。"内关为心包经之络穴，通于阴维脉，具有宁神定志、通达三焦气机之功。针刺内关可通过调心而荣脑醒神。水沟隶属于督脉，督脉循行至项后风府穴进入脑内，联络脑，并且水沟居颜面中部，为督脉及手、足阳明经之会，故其醒神开窍的作用尤具特异性。足三里为足阳明胃经之合穴，具有健脾和胃、调理气血、通经活络、扶正培元的功效。针刺足三里可调理肝脾、降逆化痰，对中风之气逆、痰阻的治疗具有明显的效果；同时通过补后天，又对中风病的本虚有标本兼治的作用。三穴合用，共奏荣脑醒神、理气化痰、疏通经络之功。

三、"荣神醒脑"针法的临床配穴

方邦江教授总结的"荣神醒脑"大法最初应用于脑卒中的治疗，效如桴鼓，后经过广泛临床研究与实践，拓展了其应用范围。在治疗脑部相关疾病时，除选用经典的内关、水沟、足三里外，可根据疾病病因病机加减调神配穴。

髓海空虚之痴呆，加风池、完骨、天柱以填精补髓、益智调神，能够改善椎基底动脉血液供应。脑神失司之多发性硬化，加刺华佗夹脊穴，振奋督脉之气而调神，可抑制炎症反应、细胞凋亡，促进髓鞘及神经元生长。脉络瘀阻、脑窍失养之脑瘫，加风府、百会、神庭以健脑开窍调神，可促进脑源性神经营养因子的表达，提升学习记忆能力，改善认知功能等。

"荣脑醒神"针法，可起到脑神清明，经气振奋的作用，再局部取穴，可增强脑神对四肢皮肉的统摄作用。四肢活动不利，刺极泉、尺泽、委中；吞咽困难，刺上廉泉、旁廉泉、金津、玉液；手指拘挛，刺八邪、上八邪等。

四、"荣脑醒神"针法的临床应用

1."荣脑醒神"针法在脑梗死中的应用

脑梗死是由于血管狭窄或闭塞，血供不足而使相应的局部脑组织坏死的疾病。脑梗死发生后，脑血管形态、血小板聚集率和脑血流量均发生异常改变，表现为脑血管痉挛、管腔面积缩小、血小板聚集率增高，脑血流量明显减少，致使脑组织缺血缺氧造成脑损伤。前期临床研究表明，"荣脑醒神"针法可以使颈总动脉血流量明显增加，改善头部血供；内关可使脑血管扩张，脑血流量增加，脑部血液循环得到改善；足三里可保护脑组织免受自由基的伤害。"荣神醒脑"针法可以增加脑血流量，逆转脑梗死后的病理变化，从而降低患者神经功能缺损评分。学术团队还对 146 例糖尿病脑梗死患者进行了"荣脑醒神"针法治疗的对比研究，全部病例符合糖尿病和全国脑血管病会议制定的《各类脑血管疾病诊断要点》的诊断标准及根据脑卒中患者临床神经功能缺损评分标准确定的病情分级。起病在 3～24 小时内，并按随机卡法分为两组，其中治疗组和对照组各 73 例，患者在性别、年龄和病情严重程度、发病时间方面比较均无显著差异。所有病例均接受胰岛素降糖治疗和脑梗死西医规范治疗。治疗组针刺取水沟、内关、足三里，并视病情辨证取穴。上肢瘫者加肩三针，下肢瘫者加环跳、风市、阳陵泉、足三里、昆仑，面瘫加阳白、地仓、颊车、合谷，语涩者加廉泉、照海、通里，阴虚阳亢者加肝俞、肾俞、行间、侠溪，痰湿甚者加丰隆、内关、中脘。平补平泻法，每次留针 30min，每日 1 次。治疗时间 2 周。疗效评定，神经功能缺损评分标准采用欧洲脑卒中评分及疗效标准。在治疗第 7 天和第 14 天对患者分别进行神经功能缺损评分和临床疗效评定：基本痊愈，神经功能缺损评分≥95 分；显著进步，神经功能缺损评分比入组前增加≥20 分；进步，神经功能缺损评分比入组前增加≥10 分且＜20 分；无效，神经功能缺损评分比入组前增加＜9 分。然后对比两组的显效率（基本痊愈+显著进步）。并于治疗后第 8 天和第 14 天进行日常生活活动能力评分。

2."荣脑醒神"针法在脑出血治疗中的应用

脑出血属祖国医学"中风"范畴，为本虚标实之证。本病多因阴阳失调，阴亏于下，肝阳暴张，气血逆乱，夹痰夹火，横窜经络，蒙蔽清窍所致。急性期虽有本虚之证，本虚以髓海受损，气随血脱为主，标实多为风阳、痰热之候。临床中方邦江教授团队常以"荣脑醒神"针法，取得显效。

学术团队对出血性脑卒中急性期的 183 例患者进行研究。病例选择和中医诊断分型依照中华医学会全国第二次脑血管病学术会议制定的诊断标准及国家中医药管理局脑病急症协作组制定的《中风病诊断与疗效评定标准》。患者均经 CT 或 MRI 确诊，发病至接受治疗时间在 3 日以内，出血量均＜50ml。排除脑干出血、外伤引起的颅内出血及严重的心、肝、肾功能衰竭和重症糖尿病者。患者随机分为西药治疗组（对照组）与西药加针灸治疗组（治疗组）。治疗组 149 例中男 106 例，女 43 例，年龄（68.8±7.6）岁，发病至入院时间为（1.70±1.25）日。其中风痰火亢证 22 例，风火上扰证 33 例，痰热腑实证 44 例，风痰瘀阻证 10 例，痰湿蒙神证 23 例，气虚血瘀证 8 例，阴虚风动证 9 例。对照组 34 例中，男22例，女12例；年龄（67.9±7.8）岁；发病至入院时间为（1.60±1.30）日。两组病例选择无显著性差异。两组均予以甘露醇脱水及对症支持治疗。治疗组在药物治疗的基础上加针刺，各证型均取水沟及双侧内关、足三里。口眼歪斜者加地仓、颊车、合谷；语言障碍者加风府、廉泉、通里；上肢偏瘫者加肩髃、曲池、合谷；下肢偏瘫者加环跳、风市、阳陵泉、三阴交；血压高者加内庭、太冲。捻转得气后留针30min，其间行针3次，每次3min，间隔10min。每日1次，每6次为1个疗程，疗程间休息1日。两组治疗时间均为1个月。按《中风病诊断与疗效评定标准》规定的计算公式：疗效＝（治疗前评分－治疗后评分）/治疗前评分×100%。基本恢复，≥81%；显著进步，≥56%且＜81%；进步，≥36%且＜56%；稍进步，≥11%且＜36%；无变化，＜11%；恶化（包括死亡），评分呈负值。结果表明，治疗组总有效率显著高于对照组。

自由基损害及免疫细胞因子在脑出血的发生发展过程中起着重要作用。团队观察了58例急性脑出血患者治疗前后肿瘤坏死因子-α（TNF-α）、神经元特异性烯醇化酶（NSE）、脂质过氧化物（LPO）的变化情况。所选病例均为发病至接受治疗时间在3日以内经CT或MRI确诊出血量＜40ml，并排除脑干出血、脑外伤引起的颅内出血及严重的心、肝、肾功能衰竭和重症糖尿病患者。58例随机分为常规治疗组（对照组）与常规治疗加针刺治疗组（治疗组）。治疗组30例中，男19例，女11例；平均年龄（66.8±7.1）岁；发病至入院时间平均为（1.5±1.3）日；神经功能缺损评分为（25.6±10.3）分。对照组28例中，男18例，女10例；平均年龄（67.4±6.5）岁；发病至入院时间平均为（1.6±1.1）日；神经功能缺损评分为（26.3±9.4）分。治疗方法，对照组采用甘露醇静脉滴注，脱水降低颅内压，并予对症支持治疗。治疗组在对照组治疗的基础上加针刺治疗。穴位取水沟及双侧内关、足三里，捻转得气后留针30min，每日1次。每6次为1个疗程，疗程间休息1日。两组治疗时间均为15日。两组患者治疗前后TNF-α、NSE、LPO变化的比较：治疗前两组患者TNF-α、NSE、LPO水平均无明显差异（$P>0.05$）；治疗后两组患者TNF-α水平均较治疗前降低，具有非常显著差异，治疗组与对照组比较，差异无统计学意义；对照组NSE治疗前后无明显差异，而治疗组NSE水平治疗后明显降低，与对照组治疗后比较具有显著差异；两组患者LPO含量治疗后均较治疗前明显降低，治疗组下降更为明显，两组比较差异具有统计学意义。“荣脑醒神”针法治疗可显著降低脑出血患者TNF-α、NSE、LPO的水平，抑制脑出血患者脂质过氧化反应，提高机体免疫力，减轻炎性损伤，保护神经元免受更严重的损害，从而改善脑出血的预后。

3.“荣脑醒神”针法治疗卒中后抑郁的临床应用

卒中后抑郁是指脑卒中后出现的一系列以情绪低沉、自责自罪、兴趣消失等抑郁症状及相应躯体症状为特征的综合征，是脑卒中后常见的并发症。脑卒中后有超过30%的患者出现卒中后抑郁，每年死亡人数增长率高达8.7%。卒中后抑郁不仅会对患者的生活质量和行为能力产生显著影响，而且还会加重脑卒中后的认知功能障碍，推迟脑卒中后的痊愈进程，大大增加患者的致残率、死亡率与复发率。目前，西医对于卒中后抑郁的治疗主要以口服抗抑郁药为主，虽然这些药物能有效缓解脑卒中后抑郁症状，但多数药物需要长期服用，且容易出现不良反应，导致患者难以坚持治疗。

方邦江教授团队开展了“荣脑醒神”针法治疗卒中后抑郁的临床研究。研究病例随机分配到针灸组与西药组，最后入组患者：针灸组 28 例，西药组 29 例。其中针灸组男 20 例，女 8 例；年龄 41～84 岁，平均（68.71±10.921）岁；病程 46～192 日，平均（132.52±31.185）日；西药组男 19 例，女 10 例；年龄 47～83 岁，平均（67.95±8.817）岁；病程 34～198 日，平均（129.62±39.589）日。两组患者性别、年龄、病程等一般资料比较差异均无统计学意义。其中针灸组取水沟、内关、足三里，患者取俯卧位或坐位，穴位常规消毒后，常规进针，平补平泻得气后，留针 30min，留针期间行针 3 次。每日治疗 1 次，7 日为 1 个疗程。共治疗 6 个疗程。西药组使用假针刺：采用专家组讨论的非穴位点浅刺法。取位于针灸组针刺穴位旁 5mm 处，避开周围的已知穴位和经络分布位置，浅刺入皮肤（皮下 1～4mm），留针时间及疗程同针灸组。药物口服盐酸氟西汀，每日 20mg，连服 6 周。观察周期于治疗前、治疗第 2 周、第 6 周以及 3 个月后进行评估。量表评估由两名经心理量表评估培训者同时进行，取平均值。疗效评定标准采用汉密尔顿抑郁量表（HAMD）评分：内容包括抑郁症的抑郁情绪、有罪感、自杀、入睡困难、睡眠不深、早醒、工作和兴趣、迟缓、激惹、精神性焦虑、躯体性焦虑等 17 个症状条目，以评估患者抑郁症状的严重程度。用 HAMD 减分率评定疗效[HAMD 减分率=[（治疗后评分–治疗前评分）÷治疗前评分）×100%]，HAMD 减分率＞75%为临床控制，50%～75%为显效，25%～50%为有效，≤25%为无效。副作用及不良反应评定标准，通过针刺不良反应观察表、Asberg 抗抑郁药副作用量表（SERS）进行安全性评价。卫生经济学评价方法用成本-效果、成本-效益和成本-效应这三个方面评价“荣脑醒神”针法治疗卒中后抑郁的临床应用价值。研究结果表明，在疗效相近（3 个月随访时针灸组有效率 71.4%，西药组 65.5%）且无统计学意义的情况下，“荣脑醒神”针法治疗卒中后抑郁副作用小，治疗费用与西药组相比，针灸组最低治疗费用低于西药组，但总费用较高，成本-效果低于西药组。“荣脑醒神”针法治疗卒中后抑郁的最低成本小（最低治疗费用），反映出“荣脑醒神”针法在治疗卒中后抑郁具有较好的临床应用价值。

4.“荣脑醒神”针法的基础研究

方邦江教授团队在国家自然科学基金、中国博士后基金的支持下，先后开展了系列的基础研究，研究成果获得中国针灸学会科学技术进步奖二等奖。

核因子 κB（NF-κB）是一种重要的转录调节因子，参与调节包括肿瘤坏死因子 α（TNF-α）在内的多种靶基因的 mRNA 转录，而后者在脑的免疫炎性损伤中起着重要作用。方邦江教授团队通过高血压脑出血动物实验进行了“荣脑醒神”针法的实验研究。研究结果表明，高血压性脑出血模型组大鼠血肿周围脑组织 NF-κB 的表达明显增强，与假手术组、正常对照组比较有显著性差异；电针治疗组大鼠血肿周围脑组织 NF-κB 的表达显著下降，与模型组相比有显著差异。模型组大鼠血肿周围脑组织 TNF-α 表达明显增强，与假手术组、正常对照组对比有显著差异。电针治疗组大鼠血肿周围脑组织 TNF-α 表达明显下调，与模型组比较有显著差异。提示“荣脑醒神”针法可有效抑制高血压脑出血大鼠血肿脑组织 NF-κB、TNF-α 的表达水平，进而减轻高血压脑出血后脑免疫性损伤，该作用机制是“荣脑醒神”针法治疗高血压脑出血的重要分子机制之一。生长抑素（SS）的生物学作用是通过存在于细胞膜上与 G 蛋白相耦联的特异受体介导的。SS 与其受体结合后，与跨膜 G 蛋白耦联，通过抑制腺苷酸环化酶（AC）的活性，同时内向整合 K^+通道以激活 K^+电导使膜超极化影

响 Ca^{2+}通道而抑制 Ca^{2+}内流等信号转导途径发挥其生物学效应。据此，我们认为电针治疗高血压脑出血的作用机制可能是电针使 SS 的表达明显增强，在膜受体与 G 蛋白的介导作用下调节了 AC 活性及 G 蛋白门控内向整合 K^{+}通道和 Ca^{2+}通道，从而减轻脑神经元的损害，促进了神经元功能的恢复。

方邦江教授团队对高血压脑出血大鼠血压、神经行为学及海马 SS 表达的影响进行了观察。在双肾双夹法复制肾血管性高血压模型的基础上，以胶原酶加肝素脑内注射诱发脑出血，建立高血压性脑出血大鼠模型，观察电针治疗后不同时相点脑出血大鼠血压、神经行为学变化，并运用免疫组化技术检测其海马 SS 的表达，并与正常对照组、假手术组和模型组加以对照。结果表明电针可以明显改善实验性高血压脑出血大鼠血压水平和神经缺损行为体征；高血压脑出血模型大鼠海马 SS 的表达明显减弱，电针治疗后其表达显著增强，并随着时间的推移而逐渐趋于正常。结论显示，“荣脑醒神”针法具有增强脑出血脑组织 SS 的表达，减轻神经元损伤的作用。

血管新生是缺血区组织的抗损伤和神经元修复的结构基础。大量研究表明，脑缺氧缺血后血管新生机制被立即启动，但机体的这种反应尚不足以改善脑缺血缺氧后的神经功能恢复。适当地调控治疗性血管新生的进程对改善脑缺血很有必要。研究表明，无论在生理还是病理情况下，血管内皮生长因子（VEGF）均能促进新生血管的形成，是已知的促进血管生长作用最强的细胞因子。Arresten 为源于Ⅳ型胶原非胶原区 α_1 链羧基末端的一个 26kDa 的分子，是一种新发现的强效血管生成抑制因子，它能特异性地抑制内皮细胞的增殖和迁移，诱导内皮细胞的凋亡，阻滞内皮细胞管腔化和新生血管生成。方邦江、周爽教授团队通过对电针水沟穴对大脑中动脉栓塞（MCAO）模型大鼠缺血半暗带 VEGF 及 Arresten 表达的影响进行了研究，将大鼠随机分为假手术组、模型组、治疗组，每组按时相分为 1 天、2 天、3 天、7 天 4 个亚组。运用改良型 Longa 法制作大鼠 MCAO 模型；假手术组不插入线栓，余手术步骤同模型组。治疗组造模后选取水沟穴进行针刺治疗，其余 2 组不加干预。观察各组大鼠不同时间点神经功能缺损评分，采用 TTC 染色方法检测各组大鼠脑梗死体积，S-ABC 法检测 VEGF、Arresten 蛋白表达。结果显示，治疗组各时间点 Longa 评分较模型组明显降低；随着缺血时间的延长，两组评分均有降低的趋势。治疗组各时间点梗死体积则明显低于模型组；随着缺血时间的延长，两组脑梗死体积均呈缩小的趋势。治疗组各时间点脑组织 VEGF 表达明显高于模型组，两组各时相 VEGF 随着缺血时间的延长而呈增多趋势；治疗组各时间点 Arresten 的表达明显低于模型组，两组各时间点 Arresten 表达随着缺血时间的延长而呈降低的趋势。研究结论提示，电针水沟穴可促进大鼠脑缺血后大鼠神经功能恢复、缩小脑梗死体积，推测其可能与“荣脑醒神”针法通过调控 VEGF 和 Arresten 的表达而促进 MCAO 后血管新生有关。

第三章 临证验案

第一节 脑 梗 死

案 一

王某，男，80岁。因“头晕、言语含糊1天伴反应迟钝”于2013年8月3日急诊入院。

患者1天前晚5点左右活动中突发头晕，言语含糊、反应迟钝，左侧肢体乏力，家属遂立即送至我院急诊，来院后出现左侧肢体乏力软瘫，意识模糊，呼之不应，查心梗三项、电解质、肾功能、血糖基本正常；头颅CT提示：①两侧基底节腔隙灶，②老年脑。心电图提示：房性期前收缩。予以抗血小板、营养脑细胞、活血化瘀等治疗后神志略有好转，但仍有进食呛咳、左侧肢体乏力。故收入病房。

查体 嗜睡，血压180/100mmHg，心率70次/分，律不齐，1min可及期前收缩6～8次，腹平软，无压痛，双下肢不肿。神经系统检查：嗜睡，对答基本切题，中度构音障碍，反应迟钝，查体欠合作，双侧瞳孔等大等圆，对光反射存在，瞳孔直径约0.2cm，双眼向右侧凝视，伸舌不能出口，咽反射检查不配合，左侧鼻唇沟浅，左上肢肌张力下降，左上肢肌力0级，左下肢肌力3级，左侧病理征（+）。舌红，苔黄腻，脉滑数。

入院后给予脱水降颅压、抗血小板、稳定内皮、改善微循环、预防应激性溃疡、抗感染等治疗，患者症状持续加重，意识水平下降，发热、左侧肢体无力加重，喉间痰鸣，大便未解。复查头颅CT提示：右侧颞顶叶及右侧基底节区大片梗死，其内小片稍高密度影，考虑合并少量出血。给予留置胃管，加服中药。

西医诊断 大面积脑梗死（前循环）。

中医诊断 中风（中脏腑，痰火闭窍）。

治法 清热化痰，复元醒脑。

方药 安宫牛黄丸合复元醒脑汤加减，另予生大黄灌肠。

生大黄10g，芒硝6g（分冲），陈胆星15g，全瓜蒌30g，石菖蒲15g，竹沥30ml（分冲），三七3g，水蛭6g，益母草30g，人参10g。3剂，每日1剂，水煎200ml，分2次服用。

二诊（2013年8月10日） 患者神志转清，能回答简单问题，痰多，气略促，出汗多，下肢冷。考虑脾肾阳虚，水气凌心，中风有由闭转脱的征象，给予参附注射液静脉滴注益气回阳固脱。改方为真武汤合理中汤加减。

附子 30g（先煎），炮姜 35g，茯苓 60g，白芍 60g，白术 60g，人参 40g，炙甘草 90g，桂枝 60g，火麻仁 36g。3 剂，每日 1 剂，水煎 200ml，分 2 次服用。

三诊（2013 年 8 月 14 日） 患者神志转清，出汗减少。拔除胃管后进食可，能回答简单问题，上方真武汤减量后合复脉汤继续服用。

附子 12g（先煎），茯苓 15g，炮姜 9g，白术 15g，白芍 15g，人参 40g，炙甘草 15g，火麻仁 9g，大枣 6g，肉桂 6g，桂枝 15g，麦冬 15g，煅龙牡（各，先煎）30g。7 剂，每日 1 剂，水煎 200ml，分 2 次服用。

四诊（2013 年 8 月 21 日） 患者神志清，对答基本切题，言语含糊，左侧鼻唇沟浅，左上肢肌张力下降，左上肢肌力 2 级，左下肢肌力 4 级。患者病情平稳，予以出院。

按 本案患者为老年男性，肝脾肾俱虚，肾虚则水不涵木，肝风易动；亦不能上济心火，心火独亢，故平素性格急躁；脾虚则内湿壅滞，清气不升，浊气内阻。此次发病因与人争吵以致气机上逆，风火相煽，火郁于上，闭阻清窍，故而昏倒不省人事，躁扰不宁，项背身热，大便秘结。故先予安宫牛黄丸清热开窍，复元醒脑汤逐瘀化痰、泄热息风，方中用大黄、芒硝通腑泻下，清热解毒，三七止血不留瘀，活血不伤正，扶正祛瘀；益母草行血养血，行血而不伤新血，养血而不滞血，为血家之圣药也；竹沥化痰力强，通达上下百骸毛窍诸处，为痰家之圣剂也。石菖蒲功擅治痰，为开窍要药，痰浊去，气血通，神明自复；陈胆星清热化痰，息风定惊，与石菖蒲合用祛除阻滞于脑窍之风痰；水蛭活血化瘀、消癥破结；人参大补元气，补脾益肺，脾气健运，肺气宣畅，则痰浊自消，气为血帅，气盛血行，瘀血自消，可达扶正祛邪之目的，为治本之药。方邦江教授认为中风病因主要以元气虚损为根本，痰瘀互结、痰热生风为病机核心。老年患者本身元气亏损，急病导致正气大伤，易出现外脱之危症，故中风急性期应注意固护元气，以防变证。此患者予清热开窍重剂后，邪去正虚，出现气促，出汗多，下肢冷的阳脱之象，故而立即给予真武汤合理中汤后，中气得补，阳气回复，汗敛气平，神志亦转清。朱丹溪认为中风病因多为“血虚夹痰”引起。因“风者，百病之始，善行而数变。行者动也，风本为热，热胜则风动。宜以静胜其燥，养血是也”，故而温阳药物不宜久用，以免损耗阴精，使风燥之气更盛，患者脱象好转后，转为复脉汤益气滋阴，通阳复脉以固疗效。

案　二

陈某，男，60 岁。2014 年 10 月 30 日初诊。

患者因“左侧肢体乏力 3 周”来诊，患者既往有 2 型糖尿病、高血压病史。3 周前突发左侧肢体乏力，2014 年 10 月 6 日头颅 MRI 提示：左侧额叶及脑桥右侧新发腔隙性梗死灶。

刻下 观其面色萎黄，言语含糊，左侧肢体麻木无力，胃纳尚可，夜寐可，小便频数，大便秘结，3 日 1 次，舌暗淡，苔薄白，脉缓无力。血压 150/100mmHg。左侧肌力 3 级。

西医诊断 脑梗死恢复期。

中医诊断 中风（气虚血瘀）。

治法 益气活血，化痰通络。

方药　补阳还五汤加减。

生黄芪 120g，陈皮 9g，桃仁 6g，红花 6g，川芎 9g，赤芍 9g，当归尾 6g，胆南星 50g，僵蚕 12g，生白术 60g，益母草 90g，鬼箭羽 30g，太子参 60g，水蛭 6g，大黄 30g。14 剂，每日 1 剂，水煎 200ml，分 2 次服用。

二诊（2014 年 11 月 13 日）　患者家属代诉患者口齿不清，左侧肢体麻木无力，大便干燥，质硬，1 日 1 次，较前有好转，舌淡有瘀斑，脉缓无力。血压 150/90mmHg。

上方去大黄，加乌头 9g，芦荟 1g，胆南星改为 48g。14 剂，每日 1 剂，水煎 200ml，分 2 次服用。

三诊（2014 年 11 月 28 日）　患者面色渐复，诉可自行行走，步履不稳，但较前缓解，仍有左侧肢体麻木，大便质软，色黄，每日 3 次，舌淡苔薄白，脉缓。血压 140/95mmHg。

上方去芦荟，加威灵仙 21g，乌梢蛇 9g，石菖蒲 9g。14 剂，每日 1 剂，水煎 200ml，分 2 次服用。

方师认为，适当增加祛风通络化痰的药物对患者的远期疗效有益，故加威灵仙、乌梢蛇可改善左侧肢体麻木，加石菖蒲可豁痰开窍，以恢复患者言语功能，患者大便正常，故去芦荟，以防便溏。

四诊（2014 年 12 月 12 日）　患者言语清楚，可自行行走，但仍步履不稳，左侧肢体麻木缓解，舌淡苔白，脉细。血压 140/85mmHg，嘱其复诊，不可妄自停药，以防影响后期恢复。

按　本案患者属脑梗死恢复期，因气血逆乱，血脉不畅而遗留经络形证。东汉张仲景认为“络脉空虚”，李东垣认为属“正气自虚”。王清任指出中风半身不遂、偏身麻木是由于“气虚血瘀”所致，立补阳还五汤治疗偏瘫，至今仍为临床常用。本案中患者面色萎黄，左侧肢软无力，舌暗淡，苔薄白，脉缓无力，皆为气虚血瘀的临床表现，故针对该患者的治疗主要从补气、活血、通络入手。

补阳还五汤出自王清任《医林改错》卷下：“此方治半身不遂，口眼㖞斜，语言謇涩，口角流涎，下肢痿废，小便频数，遗尿不禁。”方中重用生黄芪为君药，补益元气，意在气旺则血行，瘀去络通，当归尾活血通络而不伤血，赤芍、川芎、桃仁、红花协同当归尾以活血祛瘀，陈皮、生白术益气健脾，旨在顾护后天之本，滋养气血，患者言语不利，加胆南星化痰开窍，大黄通便。此方中，方师充分发挥了虫类药的作用，运用乌梢蛇祛风通络，现代药理研究证明其有抗炎、镇痛、镇静等作用。僵蚕僵而不腐烂，得清化之气，其煎剂有对抗士的宁所致的小鼠惊厥作用，可以与息风定痉作用相印证。水蛭通经活络，活血止血而不留瘀，瘀去而不加重出血，同时力专善走，周行全身，以行药力。全方共奏补气、活血、通络之功。

案　三

徐某，男，59 岁。2022 年 9 月 24 日初诊。

患者因“言语含糊 2 月余”来诊。既往有 2 型糖尿病、高血压病史。2022 年 7 月 1 日杨浦区中心医院头部 MRI 提示：左侧半卵圆中心、右侧放射冠急性梗死。

刻下 言语不利，头晕乏力，喉间有痰，入睡困难，胃纳尚可，大便干，2 日 1 次，舌暗红胖，有齿痕，苔黄腻，脉弦滑。血压 150/110mmHg，右侧鼻唇沟略浅，伸舌稍向右偏，肌力 5 级-，轻瘫试验（-），左侧病理征（+）。

西医诊断 脑梗死恢复期。

中医诊断 中风（痰瘀互结）。

治法 益气化痰，清热通络。

方药 复元醒脑汤合牵正散、星附汤加减。

胆南星 36g，益母草 60g，制大黄 6g，水蛭 6g，三七粉 2g（冲服），石菖蒲 18g，郁金 18g，半夏 12g，附子 12g，木香 9g，关白附 6g，僵蚕 12g，桂枝 18g，钩藤 45g，决明子 30g，豨莶草 36g，乌梢蛇 15g。28 剂，制丸。

蝎蜈胶囊，每服 5 粒，每日 3 次。

二诊（2022 年 10 月 27 日） 言语不利好转，仍有头晕，睡眠欠佳，舌暗红，有齿痕，脉滑弦，血压 148/105mmHg。

前方去桂枝、乌梢蛇，加黄连 12g，天南星 45g，羚羊角粉 0.6g。28 剂，制丸。

三诊（2023 年 2 月 9 日） 患者药后症状好转停药。1 月份新冠感染后突感左腿沉重，查头颅 CT 提示：右侧半卵圆中心低密度灶。舌暗红，有裂纹，苔白腻，脉滑弦，尺脉沉。查体：血压 148/100mmHg，左侧鼻唇沟浅，伸舌居中，左侧肢体肌力 5 级-，轻瘫试验（+），左侧病理征（+）。

前方去黄连、羚羊角粉，加黄芪 60g，熟地黄 45g，天冬 30g，人参 6g。28 剂，制丸。

1 个月后随诊，症状进一步好转。

按 本案中风患者以面瘫及言语不利为主要表现，既往有多种慢性病，初诊时痰、瘀、热征象明显，其热象为痰瘀交阻所致，观其舌脉，亦有脾虚肝郁之征。方邦江教授先选用复元醒脑汤加减治疗。方中三七止血不留瘀，并且可以达到化瘀目的；大黄通腑泻下，清热解毒，兼具活血化瘀之功，与三七合用一通一涩，止血不留瘀，且能通过通腑达到涤痰泻浊之功，使痰、瘀、热等浊邪得除，气血调达，经络通畅；石菖蒲以开窍醒脑为主，郁金以活血解郁为要。二药伍用，相互促进，解郁开窍、宣痹止痛益彰；胆南星清热化痰，息风定惊，与石菖蒲合用可治疗痰湿与风邪交阻脑窍之症；水蛭活血化瘀、消癥破结，近人张锡纯氏认为本品"破瘀血而不伤新血，专入血分而不损气分"，为化瘀峻品；益母草尤善解郁平肝、活血祛风。患者瘀热较重，本气尚足，故初诊未用人参。

牵正散出自宋《杨氏家藏方》，为祛风化痰之常用方。星附汤出自《济生方》，由附子、南星、木香三味药物组成，主治因虚中风，痰涎壅盛者。加川乌，名曰三生饮。《医方集成》中记载"三生饮，治中风卒然昏愦，不省人事，痰涎壅盛，语言謇涩等证。李东垣曰：中风非外来风邪，乃本气自病也。凡人年逾四旬，气衰之际，或忧喜忿怒伤其气者，多有此证，壮岁之时无有也，若肥盛者则间有之，亦是形盛气衰而如此耳。昂按：此即东垣主乎气之说。生南星一两，生川乌去皮，生附子去皮，木香，每服一两。加人参一两煎。"方邦江教授常使用制品代替生品，临床亦获得良效。患者因经络瘀阻血脉不畅而生内热，加钩藤、决明子清肝降浊，乌梢蛇祛风通络。二诊疗效显著，仍有内热侵扰之象，故加用黄连泻心除烦，羚羊角息风止眩。三诊患者因感受疫毒，正气内伤，加之通络药物久服亦会损伤正气，故加用三才汤，气阴双补，防因药致虚，故获良效。

案 四

蒋某，男，43岁。2023年4月6日初诊。

患者因“乏力8年”来诊。既往有高血压、2型糖尿病20年，现合并心肌梗死、心力衰竭、脑梗死、肾功能不全等。

刻下 面色白，轮椅推入，左侧肢体乏力，言语动作缓慢，睡眠欠佳、大便干，左侧肌力3级，舌淡红大，苔白腻，脉弦滑。血压180/100mmHg。

既往史 2014年于辽宁省中医医院行经皮冠脉介入术，植入支架1枚；2021年植入支架3枚，平素口服氯吡格雷、阿托伐他汀、阿司匹林；高血压病史13年，血压最高达200/120mmHg，现口服苯磺酸氨氯地平5mg，每日1次，血压控制不佳；脑梗死病史8年，遗留左侧肢体活动不利；糖尿病病史12年，口服二甲双胍片1片，每晚1次，皮下注射精蛋白生物合成人胰岛素注射液（诺和灵30R）早晚各20U。

西医诊断 脑梗死后遗症、冠心病、高血压、糖尿病。

中医诊断 痹证（脾肾两虚，痰瘀交阻）。

治法 益肾健脾，活血蠲痹。

方药 补阳还五汤合益肾蠲痹汤加减。

黄芪120g，熟地黄45g，生地黄15g，人参3g，地龙9g，骨碎补15g，鸡血藤15g，当归9g，徐长卿15g，土鳖虫9g，僵蚕12g，水蛭6g，蜂房9g，乌梢蛇9g，延胡索15g，鹿衔草30g，老鹳草15g，葎草15g，虎杖15g，益母草30g。28剂，每日1剂，水煎200ml，分2次服用。

蝎蜈胶囊，5粒，每日3次。

雷公藤片，1粒，每日2次。

二诊（2023年5月18日） 药后血糖控制可，精神好转，可自己站立，依靠助步器行走，大便稀，皮肤痒，喜睡。

于前方基础上，虎杖改为30g、生地黄改为30g、人参改为6g，加穿山甲*3g。28剂，每日1剂，水煎200ml，分2次服用。

随诊3个月，患者症状进一步改善，当地医院复诊治疗。

按 本案患者久病入络，病势缠绵，已损及脏腑根本，临床表现以痰、瘀、虚互结为主要矛盾，故方邦江教授认为治疗需攻补兼施，内外并调，选用益肾蠲痹汤补肾培本通络，补阳还五汤益气活血化瘀。益肾蠲痹汤由国医大师朱良春创立，用于治疗类风湿性关节炎、风湿性关节炎、增生性脊柱炎等，收效显著。全方在立法用药、配伍组方上，标本兼顾，攻补兼施，辨证与辨病相结合，大队虫类药与草木药融为一体。突破了常规用药方法，故临床用于治疗顽痹可收到良好的效果。方师将其拓展运用于中风导致的肢体无力畸形或疼痛，认为中风后期的病机为久病入络，病邪逐渐深入经络、脏腑，以致脏腑亏损，可从“痹”

---

* 穿山甲为濒危保护动物，临床上该药已少用，可用其他功效相近的药物替代。

论治，故宜益肾壮督，蠲痹通络。方中地黄、骨碎补、当归等温肾壮督之外，又有钻透剔邪、散瘀涤痰之功；蜂房、僵蚕、乌梢蛇等，共奏益肾壮督、蠲痹通络之效。大剂量黄芪配伍补肾药物，升发中焦脾气，升举下焦元气，鼓荡脾肾阳气，令升降复位，枢机得转。大剂量黄芪合补肾养精药物，既可增强理气活血通络药物的功效，同时也可预防理气活血药物耗气耗血之弊。

第二节 脑 出 血

案 一

姜某，女，88岁。因“突发神志不清半天”于2015年12月21日急诊入院。

患者既往有高血压、冠心病、心房纤颤病史，血压控制偏差。当日凌晨，患者家属发现其呼之不应，气促，左侧肢体偏瘫，遂送至上海中医药大学附属龙华医院急诊，查头颅CT提示：右侧基底节区近内囊处出血，双侧半卵圆区、额叶多发腔隙性梗死灶，伴部分软化，估计出血量40ml。家属放弃手术治疗来诊。

刻下 患者神志不清，发热，深度昏迷，气促，喉间痰鸣，两手握固，左侧偏瘫，项强，双侧瞳孔不等大，对光反射迟钝，左侧肌张力降低，肌力检查不配合，脉滑。

西医诊断 脑出血；高血压3级（极高危）；冠心病，心功能不全（心功能Ⅳ～Ⅴ级）；心律失常，心房纤颤。

中医诊断 中风（中脏腑，痰瘀闭阻）。

治法 复元醒脑，化痰开窍。

方药 留置胃管后以复元醒脑汤送服安宫牛黄丸，每日3次，每次1丸。

人参60g，胆南星30g，石菖蒲30g，三七粉10g（冲），附子30g（先煎），乌头18g（先煎），水蛭粉4g（分次冲服），生大黄粉30g（分次冲服），羚羊角粉3g（分次冲服），广郁金12g，天竹黄12g，生黄芪120g，生竹沥水3支。3剂，每日1剂，水煎200ml，分3次服用。

二诊（2015年12月24日） 患者神志渐清，左侧肢体偏瘫，左侧肢体肌力恢复到1级，大便干结，舌红，苔黄，脉滑。

患者神志渐清，二便通，从中脏腑向中经络转化，病症向好发展。患者元气大伤，属于急性虚证范畴，气虚则血瘀，治拟益气活血，行气通络，醒脑开窍。加强益气活血之力。

方药 补阳还五汤合复元醒脑汤加减送服安宫牛黄丸，每日3次，每次1丸。

黄芪160g，陈皮12g，当归12g，川芎12g，桃仁9g，红花9g，赤芍15g，地龙2g（研粉，冲服），党参45g，胆南星10g，石菖蒲30g，三七15g，水蛭粉4g（分次冲服），益母草30g，生大黄粉10g（分次冲服）。7剂，每日1剂，水煎200ml，分2次服用。

三诊（2016年1月5日） 患者左侧肢体稍有活动，纳寐可，复查头颅CT提示：右侧基底节区近内囊处出血灶部分吸收。出院后续上方加减调理月余，患者左侧肢体恢复到3级。

按 脑出血属于出血性卒中，占到全部脑卒中的20%～30%，其中最常见的是基底节区出血，占60%～70%。脑出血急性期死亡率高达30%～40%，致残率更是居高。根据其症状和体征可归属于中医学“中风”范畴。中医有关脑出血认识的记载可追溯到《黄帝内经》，如《素问·生气通天论》中描述：“大怒则形气绝，而血菀于上。”《素问·调经论》记载：“血之与气并走于上，使人大厥。”脑出血发生固然与积损正衰有关，但大多数脑出血患者表现为先实后虚，因实致虚，甚至导致阳气欲脱的急危虚候，引起脱证。其主要的病因病机为阳浮于上，阴竭于下，阴阳有离决之势。

方邦江教授针对中风导致的元气快速耗损，提出以大量人参复元醒脑治疗脑出血的方法，并创立复元醒脑汤，以大队人参收纳元气，《神农本草经》记载人参有安五脏、定精神、收魂魄、补气回阳的作用，故为君药。胆南星、石菖蒲豁痰泻浊开窍，三七、益母草、水蛭活血逐瘀；大黄通腑泄热、凉血以息风；共奏通窍醒神之功。辅以安宫牛黄丸芳香开窍、清热解毒，化痰镇惊。

为加强化痰作用，选用三生饮。三生饮出自《太平惠民和剂局方》，具有理气化痰通窍之功。方邦江教授对中风病的治疗还十分推崇王清任创制的补阳还五汤，一般重用黄芪，常用至150g，甚或更大剂量；对于气虚者，若煎水代茶，疗效亦佳。方教授认为黄芪具有双向调节血压的作用，临床用量小时为升血压，大剂量则可降血压。故方邦江教授指出不必拘于血压高低，辨证为气虚者，大剂量用之，必获良效。取得良好的临床疗效，进一步印证了脑出血急性虚证理论的可靠性。

案　二

李某，女，49岁。2016年11月7日初诊。

患者因“右侧肢体活动不利3个月”来诊。患者于2016年8月15日突然昏倒伴意识丧失，送至当地医院治疗，于当日查头颅CT提示：①左侧基底节区、丘脑血肿，破入脑室系统，中线偏右，随访；②右侧脑室旁低密度影，考虑小软化灶可能。保守治疗后遗留右侧肢体乏力，言语含糊，头晕乏力。

刻下　右侧肢体乏力酸胀，口角歪斜，言语不清，头晕乏力，胃纳可，睡眠不佳。舌暗红胖，苔薄腻，脉弦。血压160/90mmHg，右侧肌力4级，左手不自在震颤。

西医诊断　脑出血恢复期；高血压3级。

中医诊断　出血性中风（气虚血瘀）。

治法　益气活血。

处方　补阳还五汤加减。

黄芪120g，陈皮9g，赤芍6g，桃仁6g，红花6g，地龙10g，当归6g，川芎6g，三七粉2g（分次冲服），水蛭2g，桑枝9g，威灵仙30g，牛膝9g，胆南星18g，罗布麻叶10g，钩藤40g（后下）。21剂，每日1剂，水煎200ml，分2次服用。

二诊（2016年11月28日）　诉肢体酸胀无力明显好转，睡眠可。血压140/88mmHg，右侧肢体肌力4级+。

效不更方，首诊原方21剂以巩固疗效。

按 对于中风恢复期患者，方教授认为其病机主要以本虚为主，兼以标实。对于中风恢复期及后遗症期，如患者有气血不足表现，方邦江教授推崇王清任的补阳还五汤。此方出自王清任《医林改错》卷下："此方治半身不遂，口眼㖞斜，语言謇涩，口角流涎，下肢痿废，小便频数，遗尿不禁。"脾为后天之本，气血生化之源，故方中重用生黄芪为君药，补益元气，意在气旺则血行，瘀去络通，当归活血通络而不伤血，赤芍、川芎、桃仁、红花、三七、水蛭协同当归以活血祛瘀，陈皮益气健脾，旨在顾护后天之本，滋养气血。牛膝、桑枝、威灵仙为对，祛风除湿，通利关节，疏经止痛，改善下肢酸胀无力。患者言语不利，加胆南星化痰开窍。舌红，有血压偏高，睡眠欠佳，考虑存在少许肝火，辅以罗布麻叶、钩藤清肝火，由此则面面俱到，故得良效。

案 三

孙某，男，52岁。2022年10月13日初诊。

患者因"左侧肢体麻木1年余"就诊。2021年2月诊断为"脑干出血"，现遗留左侧肢体麻木，头晕，视物模糊，言语含糊。

刻下 头晕，言语含糊，左侧肢体麻木，喝水容易呛咳，胃纳可，视物模糊。舌暗红大，裂纹多，苔白腻，脉滑。血压150/110mmHg，言语含糊，左侧肌力5级–，指鼻欠稳准，直线行走不能，闭目难立征（+），左侧病理征（+）。

西医诊断 脑出血后遗症。

中医诊断 痹证（气虚血瘀）。

治法 益气化痰，清热通络。

方药 星附通络汤合补阳还五汤加减。

天南星30g，附子18g（先煎），关白附6g，全蝎6g，僵蚕12g，黄芪120g，地龙9g，赤芍6g，川芎6g，当归6g，桃仁6g，陈皮9g，红花6g，三七9g，珍珠母30g，豨莶草12g，羚羊角粉0.6g（分次冲服）。21剂，每日1剂，水煎200ml，分2次服用。

二诊（2022年11月3日） 言语不流利好转，仍有视物模糊，左侧手指麻木，舌暗红大，裂纹多，苔白腻，脉细滑。

前方豨莶草改为36g，加紫贝齿15g（先煎），熟地黄45g。21剂，每日1剂，水煎200ml，分2次服用。

三诊（2022年12月22日） 肢体麻木、言语含糊、视物模糊好转。舌暗淡，苔白滑，脉滑。

二诊方去三七，加远志12g，天麻15g，羌活9g，木香9g，白芥子9g。28剂，每日1剂，水煎200ml，分2次服用。

四诊（2023年2月9日） 行走较前轻快，左腿略酸软无力，舌暗淡大，苔白，脉细滑。血压140/90mmHg，四肢肌力5级。

三诊方加益母草45g，菟丝子30g。21剂，每日1剂，水煎200ml，分2次服用。

调理半年后患者头晕、肢体麻木缓解，言语含糊、视物模糊减轻。

按 中风后遗症可归为因气血逆乱，血脉不畅而遗留经络形证。中风病后多以血瘀、痰浊、阳亢等“邪实”为外在表现，但整体以“本虚标实”为基本病机。如东汉张仲景言其病机为“络脉空虚”，李东垣认为因“正气自虚”所致。本案患者以痰浊上犯，肝风内动为标，肝、脾、肾亏虚为本。故针对该患者的治疗主要从化痰、息风、通络、补气、养血入手。

星附通络汤中以天南星辛燥以祛风痰，附子辛热以温中，治疗中气虚寒而生的痰饮，天南星附子合用，一寒一热，既可增强化痰之效，又可防药性过热导致气血上逆。此方中方邦江教授充分发挥了虫类药的作用，僵蚕僵而不腐烂，得清化之气，其煎剂有对抗士的宁所致的小鼠惊厥作用，可以与息风定痉作用相印证。全蝎不仅有祛风定惊之功，并可涤痰、开瘀、解毒，有“开瘀降逆”之功。地龙性寒清热，通络止痛，其味咸寒走下入肾，能清热结而利水道，三者合用对经络阻滞、血脉不畅，肢节不利之症效果显著。同时加用补阳还五汤益气养血以助活血化瘀，方中重用生黄芪为君药，补益元气，意在气旺则血行，瘀去通络，当归尾活血通络而不伤血，赤芍、川芎、桃仁、红花协同当归尾以活血祛瘀，陈皮理气健脾，可加强黄芪补气之效，同时防补气药易生壅滞之副作用。羚羊角、珍珠母味咸质重主降，有平肝潜阳之功，羚羊角其性轻灵，入肝经，祛风效速，亦能清热明目，珍珠母质重入心经，有镇惊安神之功。豨莶草味苦而辛，性寒不温，其苦能燥湿，寒能除热，辛能散风，可祛肝肾风湿，治疗四肢麻木，筋骨冷痛，腰膝无力，疗效显著。紫贝齿咸，平，入肝经，可平肝潜阳，镇惊安神，清肝明目，《新修本草》言其“明目，去热毒”。全方共奏化痰、息风、通络、补气、养血之功，方师治疗老年慢病患者用方注重理气补气，活血养血并重，以防过功过补加重病情。

第三节 癫 痫

案 一

朱某，女，78岁。因“突发意识不清伴右侧肢体抽搐2小时”于2015年12月18日16：20入院。

患者有高血压、冠心病、脑梗死病史多年，一直服用中、西药物控制。患者下午午睡前一切如旧，至下午3点多家属发现其意识不清，右侧肢体抽动。入院后查血压208/110mmHg，睁眼无意识，无对答，两侧瞳孔直径0.35cm，对光反射迟钝，两眼球向右凝视，右侧肢体抽搐，四肢肌张力低，肌力检查不配合，左侧巴氏征（+）。

入院后查患者意识不清，不能伸舌，舌体暗干，苔少，脉细弦，沉取无力。

西药给予镇静（地西泮、丙戊酸钠）、脱水（托拉塞米、甘油果糖）等治疗。抗癫痫治疗后患者仍有右侧肢体抽搐反复，程度减轻，神昏，痰多，发热，解便不畅。

西医诊断　癫痫持续状态。

中医诊断　癫痫（痰火闭窍）。

治法　豁痰开窍，息风定痫。

方药　定痫汤加减。

胆南星 30g，青礞石 30g（先煎），炒白芥子 15g，石菖蒲 30g，炙全蝎 10g，炙蜈蚣 10g，炙僵蚕 10g，广地龙 10g，太子参 30g，麦冬 15g，五味子 15g，川石斛 30g，玄参 30g，生地黄 15g。3 剂，每日 1 剂，水煎 200ml，分 2 次服用。

上方服后患者有排便，1 日后抽搐未再发，停用地西泮后神志逐渐转清。

按 本案患者为脑梗死伴癫痫持续状态，给予西药治疗后，癫痫症状反复，考虑患者高龄，抗癫痫治疗可能出现呼吸抑制，肝肾功能受损等，适宜结合中医治疗，以提高疗效，减轻抗癫痫药物不良反应。患者素体正亏，肢体萎软，土木俱虚。值冬季感受风寒较盛，外风引动内风，痫病与中风同时发生，病势急骤，气血并逆，直冲犯脑，邪势嚣张。风胜则动，故见肢体抽动。木生火，风盛则心气不长，邪火扰心，心主神明，心火不明则神志不清，相火失约，不行温煦之责而炽盛于上，故发热。患者素体脾虚，易生内湿，阻碍清气，此时加上木火同病，风火相煽，三邪交阻，互结为患更重，故一发而病势无所制约，故而出现“持续状态”。故治宜息风止痉，泻火涤痰而为法。《医学纲目·癫痫》谓：“癫痫病，痰邪避上也。”针对这一法则，选用胆南星、石菖蒲、青礞石、白芥子，祛风开窍，逐秽化痰；全蝎、蜈蚣、僵蚕、广地龙以息风定惊，因患者久病，络脉不通，虫类药物走窜力强，可入络搜风以止痉；增液汤合生脉饮等以增液益气、敛阴固脱，患者本虚标实，便秘为热伤营分，耗气伤津之故，若以大黄等寒凉攻下之品通下则会更伤脾气，故以增液润燥，使肠燥得解。药后便秘得通，秽浊得行，痰火因有出路，风邪因无所凭，故神志转清而肢搐渐止。全方共奏定痫息风，豁痰开窍，宁心安神之效，从而调整机体，达到抗痫效应。

案　二

宗某，男，60 岁。2022 年 6 月 21 日初诊。

患者因“反复晕厥 10 年加重 1 个月”就诊。患者 10 年前第 1 次在机场突发晕厥，发作时意识不清、大汗，休息后好转，后立即至医院检查心电图、脑电图、冠脉造影等均正常。近 5 年每年发作 1～2 次，活动和静止时都会发生，每次发作数分钟。发作前有咽部不适，有时休息后未发晕厥，无胸痛及肢体偏瘫麻木，多次查 24 小时心电图、脑电图等均无异常。1 个月前于家中再次晕厥，持续几秒，双手固握，牙关紧闭，汗出，醒后对发作无记忆。近 1 个月发作 2～3 次，多在早晨时发作。

刻下　观其面色略黑，胃纳尚可，夜寐可，二便调，舌暗红胖，有裂纹，苔白腻，脉细滑。血压 130/80mmHg。

西医诊断　癫痫可能，惊恐发作可能。

中医诊断　痫病；厥病（脾虚气滞，肝风上扰）。

治法　理气化痰，息风通络。

方药　癫狂梦醒汤合甘麦大枣汤加减。

桃仁 9g，赤芍 9g，香附 9g，紫苏子 9g，柴胡 12g，大腹皮 12g，桑白皮 12g，青皮 9g，陈皮 9g，煅磁石 30g（先煎），石菖蒲 12g，炙甘草 18g，浮小麦 45g，大枣 30g，百合 15g，熟地黄 45g，羚羊角粉 1.2g（分次冲服），蜈蚣 6g。14 剂，每日 1 剂，水煎 200ml，分 2

次服用。

二诊（2022年7月5日）　1周前夜间发作1次，休息2min后好转，舌暗红胖，苔白腻，脉沉细滑。患者脉转沉细，考虑痰湿较甚。

于首诊方去百合、熟地黄，加郁金12g，天南星27g，白术15g，枸杞子30g。7剂，每日1剂，水煎200ml，分2次服用。

三诊（2022年7月12日）　近1周未发作眩晕，右腿略有麻木，脉细。

于二诊方去枸杞子，加独活12g，泽泻30g。7剂，每日1剂，水煎200ml，分2次服用。

四诊（2022年9月5日）　因外出停药3周，近2周晨起有1次咽痛，呼吸不畅，无晕厥，睡眠尚可，有时熬夜。舌暗红胖，苔白腻，裂纹，脉细滑。

于三诊方去独活、磁石，加龙骨30g。28剂，制丸。

按　病起突然，其倏然而动，旋即而复，突发突止之证候，皆为风邪之象也。吴鞠通的《温病条辨·痉病瘛病总论》有言："时作时止，止后或数日，或数月复发，发亦不待治而自止者，痫也。"本案患者劳累紧张后则证作，显系积痰于内，营卫郁闭，络虚邪滞，郁而生风，厥气风动而致。当化痰祛风，调和营卫是为治则。华岫云曰："凡肢体拘挛，半身不遂，口眼歪斜，舌强语謇，此本体先虚，风阳夹痰火壅塞，以致营卫脉络失和。治法，急则先开关，继则益气充血，盈脉络通利，则病可痊愈矣。"故在未发作期应注意益气养血，气血充盈则风气自去，营卫自和。

对于气郁痰火，阴阳失调所致神明逆乱的各类脑神疾病，方邦江教授十分推崇清代著名医家王清任之癫狂梦醒汤，该方疏肝理气化痰利水。桃仁治疗脑神疾病见于桃核承气汤、抵当汤二方中，其主治"如狂、发狂"，故而癫狂梦醒汤看似杂乱但不失经方法度；陈皮、大腹皮、桑白皮、苏子化痰利水，与行气化瘀药配伍，肺藏魄，桑白皮、苏子有定魄之效。本方化瘀、理气、化痰利水，三足鼎立，达到通"脑气"、安魂魄之效。本案患者病位以肝胆心脾为主，辨证以气滞血瘀，阻于清窍，致神明逆乱而出现痫病，本为心肝肺三脏的亏虚，故加用甘麦大枣汤甘润滋补，养心调肝安神。百合地黄汤养阴清热，补益心肺；方师常用磁石于补气益精药物中，治疗耳鸣、眩晕、失眠、心悸等病症，动静结合，益气而不失于升浮，温阳而不失于燥烈，对于长期失眠引起的神经衰弱症，助使其脑力之渐复。另加用蜈蚣息风化痰、通腑泄浊。羚羊角药性轻灵，平肝息风效果最佳。标本兼治，本案患者痫病渐止。

第四节　脑　肿　瘤

案　一

沈某，女，53岁。2021年3月11日初诊。

患者因"间断性头晕3年余"就诊。患者3年前出现发作性头晕伴头胀痛，发作时视物旋转、恶心呕吐，其间于2020年11月19日于上海中医药大学附属岳阳中西医结合医院完善头颅 MRI 提示：右额部镰旁脑膜瘤（13mm×15mm）。既往有颈椎病病史。

刻下　头晕如裹，胸闷，胃纳可，睡眠差，易醒，大便2～3日1行，质干。舌淡暗，苔白腻，脉沉细无力。就诊时血压140/100mmHg。

西医诊断　脑膜瘤；颈椎病。

中医诊断　眩晕（痰浊阻窍）。

治法　化痰开窍息风。

方药　半夏白术天麻汤合通窍活血汤加减。

半夏12g，炒白术18g，天麻15g，茯苓45g，陈皮9g，赤芍15g，川芎9g，桃仁18g，白芷18g，胆南星36g，薏苡仁45g，远志12g，石菖蒲12g，生黄芪120g，当归9g，黄精30g，蛇莓30g，蜈蚣6g，僵蚕18g，全蝎6g，甘草6g，羚羊角粉0.6g（分次冲服）。14剂，每日1剂，水煎200ml，分2次服用。

二诊（2021年3月25日）　药后头晕及睡眠改善，仍有胸闷，舌质淡暗，苔白，脉沉细无力。2021年3月17日于上海市东方医院完善彩超提示：甲状腺右侧叶结节（3mm×2mm），两侧乳腺小叶增生，子宫肌瘤。胸部CT提示：两肺少许纤维灶。

于前方去黄精，加郁金18g，附子6g（先煎），人参3g，薄荷10g（后下），炒白术30g，白螺蛳壳30g，木香12g，穿山甲3g。14剂，每日1剂，水煎200ml，分2次服用。

三诊（2021年4月15日）　自诉睡眠较前改善，仍有头晕，偶头胀，便秘，大便2～3日一行。舌淡暗，边有齿痕，苔黄腻。血压130/78mmHg。

于前方调整人参剂量为6g，穿山甲为6g，胆南星为48g。14剂，每日1剂，水煎200ml，分2次服用。

四诊（2021年5月6日）　头晕减轻，睡眠较前改善，解便不畅，1～2日一行。舌淡，边有齿痕，苔腻，脉弦细。患者气血虚弱，加强益气健脾治疗。

于前方将白术改为生白术30g，并调整剂量：人参9g，附子12g（先煎）。14剂，每日1剂，水煎200ml，分2次服用。

五诊（2021年6月3日）　服药后头晕好转，精神可，解便不畅，1～2日一行。舌淡暗，脉沉细。气血渐充，加用化湿健脾之品。

于前方调整剂量：人参12g，生白术45g，薏苡仁90g，泽泻30g，陈皮12g。14剂，每日1剂，水煎200ml，分2次服用。

六诊（2021年12月15日）　患者头晕好转后停服中药，半年内未再有头晕发作，近1周略有头晕，精神可。舌暗胖，有齿痕，苔薄白腻，脉细滑。2021年11月29日于上海中医药大学附属龙华医院完善头颅MRI提示：①右侧额部脑膜瘤（17mm×13mm×14mm）；②右侧脑室枕角旁小缺血灶，两侧脉络丛及枕部软脑膜下见串珠样流空信号，考虑迂曲静脉丛可能。

于前方调整剂量：天南星45g，半夏18g，白术60g，黄芪60g。21剂，每日1剂，水煎200ml，分2次服用。

随访患者药后头晕改善。

按　《丹溪心法·头眩》记载："无痰不作眩，痰因火动，又有湿痰者，有火痰者。"说明眩晕常由痰起。《杂病广要》谓："风头眩者，由血气虚，风邪入脑而引目系故也。

五脏六腑之精气，皆上注于目，血气与脉并于上系，上属于脑，后出于项中。逢身之虚，则为风邪所伤，入脑则脑转而目系急，目系急故成眩也。”不仅仅是痰，风邪入于目系也可导致眩晕，表现为不能睁眼，跌倒欲仆，恶心呕吐。虞抟在《医学正传》中提出“血瘀致眩”之说。

方邦江教授认为痰、瘀、虚往往交杂发病，故常以化痰、息风、活血、通络治疗为主，本案患者脾虚痰阻，检查发现大脑存在脑膜瘤，精神紧张，肝郁化火，故见纳差、失眠等症。半夏白术天麻汤在《脾胃论》《医学心悟》《奇效良方》《古今医鉴》等书中均有记载，其中程钟龄《医学心悟》记载的方剂临床应用最广，全方由半夏、天麻、白术、茯苓、陈皮、生姜、大枣、甘草组成。方中半夏燥湿化痰，降逆止呕，为治痰要药，尤善治脏腑之痰；天麻为肝经气分之药，与半夏相合，为治风痰要药；白术补气健脾、燥湿利水，与半夏、天麻配合，祛湿化痰之功倍增；茯苓渗湿健脾，与白术相配，善治生痰之源；陈皮行脾胃之气，理气化痰，与他药相合，气行而痰消；甘草为使调药和中，脾胃顺则痰湿消。全方以治“痰”为主，可广泛用于各种痰证，本案患者气血素亏，痰浊内生，瘀阻脑络。合用通窍活血汤活血开窍。晚清唐容川曾写道：“方中赤芍、川芎、桃仁、红花、黄酒等均为活血消瘀之品；大枣、姜、葱散达升腾，使行血之品达于巅顶，彻于皮肤；而麝香一味，尤无所不到，以治巅顶脑背、皮肤孔窍中瘀血，诚有可取。”麝香昂贵，故用白芷代替。方师认为理气必然耗气，活血必然耗血，故常培养益气养血之法于理气化痰活血治疗中，故加用当归补血汤。蜈蚣、僵蚕、全虫搜风通络，羚羊角息风止眩，配伍使用增强化痰开窍息风之效。

案　二

谢某，男，52岁。2023年2月23日初诊。

患者因“左手乏力伴抽动1月余”来诊，1月余前患者突发左手指麻木，发作性抽动2次，伴有意识丧失1次，在广州某三甲医院就诊，于2023年1月13日行PET-CT提示：右侧顶叶结节伴周围水肿，结节糖代谢环形中度活跃，氨水代谢未见增高，氨基酸代谢环形轻度活跃，拟感染性病变（脑脓肿？）与脑原发肿瘤（胶质瘤？）鉴别，倾向于前者，请结合增强MRI或治疗后复查。建议患者手术，患者拒绝，给予美罗培南、万古霉素等治疗，因患者白细胞过低停用，于2023年2月1日完善头颅MRI增强提示：与2023年1月18日MRI对比：①右侧额叶多房囊性病灶较前增大，考虑脑脓肿，周围脑实质大片水肿；②胼胝体体部右侧、左侧基底节区软化灶伴胶质增生。患者症状改善不明显，担心颅脑手术后致残，故至方邦江教授处求诊。

刻下　左手乏力酸胀不适，头胀头痛，时有左上肢抽动，胃纳尚可，夜寐可，二便调，舌红，苔黄腻，脉弦滑数。血压130/80mmHg。

西医诊断　脑脓肿；继发性癫痫。

中医诊断　脑痈（热毒蕴脑）。

治法　清热解毒，通脑醒神。

处方　仙方活命饮加减。

穿山甲 3g，皂角刺 12g，白芷 12g，陈皮 9g，防风 9g，乳香 6g，没药 6g，赤芍 10g，当归 9g，浙贝母 9g，金银花 30g，甘草 9g，天花粉 24g，蒲公英 30g，生地榆 30g，生薏苡仁 30g，生大黄 9g，蜈蚣 6g，全蝎 6g，羚羊角粉 1.2g。14 剂，颗粒剂，每日 1 剂，温水冲服。

另嘱服用安宫牛黄丸 1 粒，每日 1 次。

二诊（2023 年 3 月 9 日） 药后患者左手抽动减少，自诉发作前有预兆，头痛缓解。舌暗红，苔黄腻，脉滑。辅助检查：2023 年 3 月 2 日中山大学附属第一医院头颅 MRI 增强提示：与 2023 年 2 月 1 日 MRI 对比：①右侧额叶多房囊性病灶（21mm×16mm×15mm），较前缩小，考虑脑脓肿，周围脑实质大片水肿较前减轻；②胼胝体体部右侧、左侧基底节区软化灶伴胶质增生；③左侧上颌窦炎。

于首诊方去生地榆，加丹皮 15g，郁金 12g，姜黄 12g，白芍 30g，泽泻 30g，黄芪 60g，改羚羊角为 3g，赤芍 15g。21 剂，颗粒剂，每日 1 剂，温水冲服。

三诊（2023 年 3 月 30 日） 患者抽动减少，逐渐停用抗癫痫药物，舌暗红，苔白腻，脉缓弦滑。

上方加蛇六谷 60g，熊胆粉 0.3g，穿山甲改为 9g，黄芪改为 90g。21 剂，颗粒剂，每日 1 剂，温水冲服。

安宫牛黄丸改为半粒，每日 1 次。

后按原方进退，患者症状进一步好转。

七诊（2023 年 7 月 20 日） 患者停用抗癫痫药物 3 个月未再有抽动发作，复查头颅 MRI 脓肿进一步缩小。

2023 年 9 月 7 日中山大学附属第一医院头颅 MRI 提示：右侧额叶陈旧脑脓肿灶较前相仿，大小约 8mm×4mm，周围脑实质水肿较前减轻。胼胝体体部右侧、左侧基底节区软化灶伴胶质增生，较前相仿。左侧上颌窦炎较前相仿。

按 中医古籍未见有“脑肿瘤”的记载，故临床可按患者症状，参见“头痛”“真头痛”“痫病”“癫狂”等疾病，脑肿瘤的形成大抵是正气亏虚，真阴不足，清气不能上充于脑髓，邪热内侵，而致阴阳失调，寒热相搏，毒积脑府而成瘤。痰、瘀、火、毒等邪实在其的发生发展过程中起着重要作用。本案患者以头痛、抽动为苦，故火、热、风邪为主要邪实表现。颅脑影像学考虑脑脓肿可能大，故方邦江教授考虑其为“脑痈”。

仙方活命饮为疡门开手攻毒之第一方。薛己称其：“治一切疮疡，未成脓者内消，已成脓者即溃，又止痛，消毒之圣药也。”此方穿山甲攻坚，皂角刺达毒所，白芷、防风、陈皮通经理气而疏其滞，乳香定痛和血，没药破血散结，赤芍、归尾祛血热而行血，以破其结。佐以贝母、金银花、甘草，一以豁痰解郁，一以散毒和血，其为溃坚止痛宜矣。

方邦江教授运用羚羊角粉治疗各类疑难疾病引起的发热、头晕头痛、抽动等风热上犯之证，认为其效速且无毒副作用。近贤张锡纯用羚羊角粉治疗温热病，既善清里，又善透表，为麻疹托表之妙药。即使表之不出而毒气内陷者，服之亦可内消。安宫牛黄丸具有清热解毒、镇惊开窍的作用，清代医家吴瑭评价此方：此芳香化秽浊而利诸窍，咸寒保肾水而安心体，苦寒通火腑而泻心用之方也……合四香以为用，使闭固之邪热温毒深在厥阴之分者，一齐从内透出，而邪秽自消，神明可复也。此患者虽邪实明显，但仍存在正虚，《灵枢》云："上气不足，脑为之不满，耳为之苦鸣，头为之苦倾，目为之眩。"故二诊后加用黄芪，益气升清，此方寒热并用，上清头脑，下补元气，故获良效。

第五节 脑供血不足

案 一

葛某，女，58岁。2022年7月21日初诊。

患者因"反复头晕1年余"就诊。2021年因头晕严重晕倒1次，当时住院检查诊断为腔隙性脑梗死、高脂血症、自主神经功能紊乱。服用阿司匹林加他汀药物后不适，后未再服用。

刻下 头晕时作，进食多则胃胀，入睡困难，睡眠浅，多醒，小便调，大便略黏，平素怕冷，时有潮热汗出，皮肤瘙痒。舌胖，色红，苔薄黄腻，脉细弱。就诊血压116/59mmHg。

辅助检查 2022年1月27日完善胃肠镜提示：充血渗出性胃炎。肠镜无特殊。2022年6月10日完善头颅MRI提示：双侧额叶皮质下及侧脑室旁多发腔隙灶及白质变性。

西医诊断 脑动脉供血不足。

中医诊断 眩晕（痰热上扰）。

治法 清热化湿，息风止眩。

方药 黄连温胆汤加减。

制半夏12g，黄连12g，竹茹10g，陈皮9g，云茯苓30g，甘草6g，荷叶15g，泽泻45g，生山楂30g，绞股蓝30g，益母草30g，瓜蒌皮15g，玉米须30g，地肤子15g，丹皮15g，生黄芪45g，何首乌15g，蝉蜕9g，水蛭6g，三七粉4g（分次冲服）。14剂，每日1剂，水煎200ml，分2次服用。

二诊（2022年8月2日） 药后头晕及睡眠改善，入睡较困难，舌胖色红，苔薄白，脉细。

考虑痰热为标，气阴不足为本，现痰热渐清，可加用补气养阴之品。

于前方去牡丹皮，加太子参45g，炒薏苡仁30g。14剂，每日1剂，水煎200ml，分2次服用。

三诊（2022年8月18日） 睡眠可，平均可睡7小时，夜醒1～2次，无晕厥发作，潮热出汗，皮肤瘙痒均减。舌淡红，苔薄，脉细弱。

前方去地肤子、玉米须、太子参、瓜蒌皮、蝉蜕，加天南星15g，鳖甲9g（先煎），败酱草9g，北沙参15g，禹州漏芦15g，蜈蚣3g。14剂，每日1剂，水煎200ml，分2次服用。

四诊（2022年9月6日） 诸症平，舌淡红，苔薄，脉细。

前方茯苓改为30g，炒薏苡仁改为生薏苡仁15g。14剂，每日1剂，水煎200ml，分2次服用。

按 《素问·至真要大论》云："诸风掉眩，皆属于肝。"故世医治眩晕常以平肝息风为先。而朱丹溪则提出："头眩，痰挟气虚并火，治痰为主，挟补气药及降火药，无痰则不作眩。”现代人饮食一般都过于滋腻，人过半百，脾气自半，膏梁厚味不得脾胃化生为精微，则生痰饮。

本案患者舌胖苔腻而脉细弱，此乃气虚痰阻之象。加之年近六旬，时有潮热，可见肝肾已亏，虚阳上扰，而致夜寐不安。故治疗清热化痰为先，气阴双补为后，同时应根据患者的症状及时调整。先予黄连温胆汤加减，方中半夏燥湿化痰、黄连清热泻火，竹茹清热化痰；陈皮理气燥湿，以遵“治痰须治气，气顺则痰消”之义，又以茯苓健脾渗湿而安神；甘草益气和中，调和诸药。另酌加泽泻利水，以增茯苓渗湿之力；荷叶升清降浊，增半夏、陈皮化痰之功。山楂健脾消积、绞股蓝健脾化痰，益母草利水活血、瓜蒌皮利气宽胸、玉米须宽肠下气，三七活血祛瘀，共消痰饮积滞。该患者气阴两虚为本，气虚则为表不固，故见出汗，怕冷，故以黄芪益气固表，兼用何首乌、丹皮养血活血、地肤子、蝉蜕、水蛭祛风通络，则皮肤瘙痒渐消。二诊患者见痰热渐清之势，故以太子参补气养阴，太子参气柔力弱，可退虚火，止烦渴。薏苡仁利湿兼可健脾，可常用无忧。三诊后患者诸症皆缓，但患者存在多种慢性疾病，故继予益气健脾，化痰消瘀治疗，加用沙参、鳖甲益气养阴、软坚散结。禹州漏芦、败酱草也有泻火散结之功，可用于一些慢性炎症类疾病。

案　二

王某，女，63岁。2022年10月4日初诊。

患者因“反复头晕1年”就诊。患者1年来反复出现头晕，伴头重，恶心欲吐，严重时行走不稳，曾于外院查头颅CT未见明显异常，经颅多普勒超声示右侧椎动脉血流速度减慢，有高血压病史，目前血压控制可。曾口服中西药治疗，效果不明显，仍时有发作，就诊时患者自诉头晕头重，纳呆恶心，有时胸闷，困倦乏力，查其舌质淡暗，苔薄白腻，脉沉弦。

西医诊断　后循环缺血。

中医诊断　眩晕（气虚痰阻）。

治法　益气健脾，燥湿化痰。

方药　半夏白术天麻汤加减。

法半夏12g，白术12g，茯苓15g，陈皮9g，石菖蒲12g，木香9g，川芎12g，葛根30g，炙甘草6g，升麻12g，干姜12g，党参12g，泽泻15g。7剂，每日1剂，水煎200ml，分2次服用。

二诊（2022年10月11日）　服上方7剂后，患者自觉头晕头重减轻，行走尚稳，乏力困倦好转，仍有时胸闷，无恶心，舌脉同前。

于前方加全瓜蒌30g，薤白15g。14剂，每日1剂，水煎200ml，分2次服用。

三诊（2022年10月25日）　患者诉头晕头重完全消失，行走自如，偶有胸闷，已无困倦乏力感。舌质淡暗，苔薄白，脉弦稍滑。嘱其平素少食肥甘油腻之品。

按　朱丹溪在《丹溪心法·头眩》中提出“无痰不作眩”和“治头眩以治痰为先”的理论。张景岳提出“眩晕一症，虚者居其八九”，并强调了无虚不作眩的理论。方邦江教授认为痰饮病应重视“以温药和之”。患者平素较劳累，劳则耗气，脾气亏虚，健运失司，水液不化，聚而成痰，痰阻中焦，清阳不升，故头晕头重，痰阻中焦，胃气不得舒展，气逆于上则纳呆欲呕，胸闷。乏力困倦，舌质淡暗，苔薄白腻，脉沉弦为气虚痰阻之征象。本病例病机为本虚标实，气虚为本，痰湿为标，故方邦江教授采用《金匮要略》中半夏白术天麻汤加减治疗，方中葛根具有升举阳气之力，泽泻具有温阳利水作用，干姜具有温中和胃之功，薤白通阳散结。全方配伍精练故能收到良效。

案 三

李某，女，58岁。2023年4月20日初诊。

患者因“反复晕厥2年”就诊。患者2前年开始出现反复晕厥，晕厥前有心悸，出冷汗，每次发作约10min好转，有大便失禁。

刻下 头晕，胃纳不佳，口干，睡眠欠佳，解便可。舌淡红，有齿痕，苔白腻，脉细弦。

辅助检查 2023年3月14日于嘉善县第一人民医院完善头颅和胸部CT提示：两侧基底节区稍低密度灶，两肺下叶少许炎症。2022年5月22日于内江市第一人民医院完善心脏彩超提示：左房稍大，主动脉瓣反流（轻度），左室收缩功能测值正常，左室舒张功能下降。动态心电图提示：心率53～111次/分，平均74次/分，房性期前收缩574次，10次成对，2次房速，室性期前收缩3次。2021年11月16日于内江市第二人民医院完善全脑血管造影：①基底动脉中下段轻度狭窄（约50%）；②左侧小脑下后动脉多发不规则狭窄：③右侧颈内动脉C4段轻度狭窄（约30%）。

西医诊断 后循环缺血，心律失常。

中医诊断 厥病（痰瘀阻络）。

治法 化痰通络。

处方 黄连温胆汤合甘麦大枣汤。

半夏12g，黄连6g，枳实12g，竹茹12g，肉桂6g，陈皮9g，茯苓18g，苦参15g，炙甘草18g，浮小麦30g，大枣30g，珍珠母15g（先煎），葛根50g，白附子6g，蜈蚣5g，全蝎3g。28剂，每日1剂，水煎200ml，分2次服用。

二诊（2023年5月18日） 未再有发作晕厥，舌淡红，有齿痕，苔白，脉细滑。

于首诊方加百合30g。28剂，每日1剂，水煎200ml，分2次服用。

按 黄连温胆汤首见于清朝陆廷珍之《六因条辨》，可治胆郁痰热、胆胃不和等多种疾患，方邦江教授善用其治疗痰火内扰导致的头晕心悸等症，方中半夏降逆和胃，燥湿化痰；枳实行气消痰；竹茹清热化痰，止呕除烦；陈皮理气燥湿化痰；茯苓健脾渗湿消痰；黄连清热燥湿，泻火解毒；甘草、大枣益脾和胃，以绝生痰之源。制方精当，药专力宏。

方邦江教授在诊治时发现病机与痰、浊、湿、热相关，拘其法而不泥其方，随症加减。本患者有心律失常，同时存在血管斑块，脑血管狭窄，因气机瘀阻导致阴阳气不相顺接而发为厥病。同时由于晕厥反复发作导致情绪紧张，故见失眠。方邦江教授加用甘麦大枣汤，养心安神，治心中烦乱，夜寐不安。珍珠母平肝息风，亦可增强安神之效。方师常使用苦参治疗心律失常，现代研究证明苦参有降低心肌收缩力、减慢心率、延缓房性传导以及降低自律性等作用。葛根、白附子、蜈蚣、全蝎相配伍，药性上行头部，疏通脑络，祛风化痰，使脑目清明。全方配伍得当，故获良效。

第六节 高 血 压

案 一

王某，男，40岁。2022年11月3日初诊。

患者因“头晕胀痛时作1月余”就诊。有高血压史10余年，口服依那普利、珍菊降压片等。1个月前因与家人争吵生气，突感头痛且胀、心慌胸闷，至上海市闵行区中心医院就诊，查血压170/100mmHg，服用降压药物后血压下降，但仍有头晕胀不适。

刻下 头胀痛，心烦，时有腹中热气上冲感，寐差，便干，舌质偏红，苔薄黄，脉弦。

西医诊断 高血压。

中医诊断 头痛（肝阳上亢）。

治法 平肝潜阳息风。

处方 天麻钩藤饮加减。

天麻9g，钩藤15g（后下），生龙骨15g（先煎），生牡蛎15g（先煎），石决明15g（先煎），白芍30g，菊花12g，枸杞子15g，生地黄15g，知母15g，丹皮12g，夜交藤15g，茯神15g，合欢皮15g，炙甘草9g，珍珠母30g（先煎）。7剂，每日1剂，水煎200ml，分2次服用。

二诊（2022年11月10日） 服药后头胀痛减轻，腹中热气上冲感略减，时矢气，大便日行2次，纳可，夜晚能睡4～5小时，口干，舌质淡红，苔薄干少津，脉弦细。血压150/85mmHg。

于前方加葛根30g，石斛15g，玄参15g。7剂，每日1剂，水煎200ml，分2次服用。

三诊（2022年11月17日） 患者精神好转，无头痛，略感头胀，热气上冲感消失，口干减轻，大便已调，夜寐基本正常，舌脉同前。血压140/50mmHg。

按 方邦江教授认为高血压需辨清虚实，体质强盛者常以阳亢、痰湿为表现，体质虚弱者则常见气虚血瘀，气虚痰阻。本案患者为中年男性，因争吵导致肝气上逆而发病，属肝阳上亢引起头胀痛，热气上冲感。患者平素易激动，素体阳亢，情绪激动后引动肝阳，使肝气上逆，阳亢于上，扰动清窍而发本病。用药以天麻、钩藤、石决明等平肝镇潜，又以枸杞子、生地黄、知母等滋阴息风，使患者阳亢风动症情渐趋缓解，治疗中出现阴津耗伤之证，经给予滋阴生津处理，症状改善。因此在治疗肝阳上亢证型患者时，要时时预防津液耗伤，适当应用滋阴之品，以防出现变证。

案 二

施某，女，68岁。2022年7月12日初诊。

患者因“反复头痛、头晕4年余”就诊。既往有高血压、脑梗死病史。头胀头痛，有搏动感，精神萎靡，记忆减退，腰酸无力，耳鸣，失眠，胃纳一般，口干，二便尚调。观其面色黧黑，舌暗红，苔薄黄，脉沉细弦。血压150/80mmHg。

西医诊断　高血压（2级）。

中医诊断　头痛（肾虚痰阻）。

治法　健脾补肾，化痰止痛。

方药　化痰益肾方。

胆南星36g，益母草45g，茺蔚子12g，珍珠母30g，何首乌15g，枸杞子15g，生地黄30g，熟地黄30g，川牛膝30g，石菖蒲12g，远志12g，红花6g，水蛭6g，三七粉4g。14剂，每日1剂，水煎200ml，分2次服用。

二诊（2022年7月27日）　患者头痛好转，舌暗红，苔薄白，脉沉细弦。

考虑血不利则为水，健脾利水，补肾活血。

于前方加茯苓30g，怀山药30g，泽泻30g。14剂，每日1剂，水煎200ml，分2次服用。

按　肝肾同源，肾阴不足，则肝阳易亢，肝胆二经相连，胆经循耳前后，肝经与督脉交于巅顶，肝阳上冲，故有两侧搏动样头痛。“肾生骨髓”“脑为髓之海”，肾精不足，则脑髓不充，故有记忆减退之症。阴阳互根，肾阴愈亏，则肾阳愈衰，肾中的真火不足，则脾神困顿，因此，出现精神萎靡，疲乏无力。脾运失常，则湿从内生。初诊时，以肾阴亏为主，兼以脾虚脾湿之象。故用熟地黄、枸杞子、生地黄、何首乌以益肾填精补髓，养肝潜阳；用胆南星、益母草、茺蔚子化痰清热。方邦江教授多用胆南星于痰热之证，胆南星苦凉，能清化痰热，息风定惊；还能宁心安神，它味微苦性凉，能够入心经，消除内火，也可以稳定心魄。石菖蒲开窍宁神、芳香化湿、利诸窍，配合补肾药物对肾虚耳鸣疗效较好。二诊患者虚阳得降，故加用山药、茯苓、泽泻以补脾行水，制脾肾之本以巩固疗效。

第七节　偏　头　痛

案

康某，女，41岁。2023年2月10日初诊。

患者因“发作性头痛20余年，加重1年”就诊。患者月经后头痛，新冠后症状加重，伴耳鸣、失眠、便秘、口干、心烦，月经量少、色暗，有子宫肌瘤病史。舌红，苔薄白，有裂纹，脉细。

西医诊断　偏头痛。

中医诊断　经行头痛（肝血不足，虚火上扰）。

治法　疏肝养血，清心安神。

方药　丹栀逍遥散加减。

柴胡12g，白芍12g，当归12g，茯苓12g，泽泻9g，薄荷10g（后下），白术9g，炙甘草9g，牡丹皮15g，栀子9g，山药60g，酸枣仁15g，柏子仁15g，合欢皮30g，枸杞子

30g，生地黄30g，百合15g。14剂，每日1剂，水煎200ml，分2次服用。

二诊（2023年3月14日） 睡眠较前好转，月经后期仍有头痛，解便干，舌暗红，苔薄白，脉细。

瘀血未消，减养阴之品，加强活血养血。

首诊方去生地黄、百合、酸枣仁、茯苓，加川芎9g，桃仁27g，夜交藤30g，茯神30g。14剂，每日1剂，水煎200ml，分2次服用。

三诊（2023年3月29日） 月经时头痛较前好转，舌暗淡胖大，苔薄，脉细滑。

于二诊方去合欢皮、柏子仁，加胆南星24g，蜈蚣6g，全蝎3g，白芍改为36g，甘草改为18g。14剂，每日1剂，水煎200ml，分2次服用。

按 头为精明之府，气血精华皆上聚于头。方教授认为头痛的临床表现十分复杂，往往是虚实夹杂，痰瘀互见，临证时必须权衡主次，审证求因，辨证论治，才能获得预期效果。叶天士所谓“久痛入络”“久病多虚”，病程较长者，可从虚、瘀论治。中青年女性患者需重视情志致病的可能。此类患者多为情志抑郁，肝气不舒，郁久化火，引动肝风上扰清窍所致。本案患者为中年女性，头痛数十年，首先考虑病位在肝。逍遥散出自《太平惠民和剂局方》，由柴胡、白芍、白术、茯苓、薄荷、甘草、生姜组成，具有疏肝和脾，养血柔肝的作用，可疗因木郁血虚，阳亢火旺之头痛。本案患者肝脾两虚，脾虚气血生化不足，血虚则生热，耗伤阴液，故可见内热、便秘、月经量少等症状。故而在逍遥丸基础上选用丹栀逍遥散，疏肝健脾兼能清热。三诊患者气血渐复，但久病络脉瘀阻，故加用虫类药物加强止痛之效。虫类药属血肉有情之品，而多具搜风通络、解痉息风之功，直趋高巅之位，常常是一般植物药或矿物药无法比拟的，可获良效。

第八节 焦虑抑郁状态

案 一

虞某，女，67岁。2022年6月23日初诊。

患者因“烦躁伴失眠1月余”就诊。既往睡眠差，服用安眠药，新冠后出现失眠加重，安眠药加量后仍只能睡2～3小时。2周前至复旦大学附属中山医院心理科就诊，给予舍曲林、曲唑酮、奥美拉唑等治疗，患者症状无明显改善。近2周有尿路感染病史，有高血压、卵巢囊肿病史。

刻下 入睡困难，易醒，烦躁不安，情绪焦虑，喜哭，胃纳少，反酸，尿频尿痛，舌暗红，苔白腻，脉弦滑数。血压143/85mmHg。

辅助检查 2022年6月7日于中山医院完善血常规、肝肾功能、甲状腺功能、肾上腺素、去甲肾上腺素、3-甲氧酪胺、5-羟色胺等检查，均正常。褪黑素质谱<1.0（2.0～50.2）。尿常规：白细胞+++。量表评分：匹兹堡睡眠质量指数（PSQI）：19分；9项患者健康问卷（PHQ-9）：12分；7项广泛性焦虑障碍量表（GAD-7）：15分；耶鲁布朗强迫症严重程度量表（Y-BOCS）：22分；心境障碍问卷（MDQ）：2分。

西医诊断　焦虑状态、失眠症。

中医诊断　烦躁（痰热内扰）。

治法　降气化痰，清热安神。

方药　黄连温胆汤合半夏秫米汤、栀子豉汤加减。

黄连 9g，竹茹 12g，半夏 12g，陈皮 9g，枳实 9g，炙甘草 12g，丹皮 15g，栀子 9g，淡豆豉 9g，浮小麦 30g，大枣 15g，怀山药 30g，生铁落 30g（先煎），酸枣仁 30g，茯神 30g，炙甘草 12g，桃仁 18g，半枝莲 30g，葎草 30g，鸭跖草 30g，车前草 30g。14 剂，每日 1 剂，水煎 200ml，分 2 次服用。

二诊（2022 年 7 月 7 日）　仍服用安眠药物，服用抗生素后尿频尿急改善，出汗多，每日解便 2～3 次，舌暗红，苔薄黄腻，脉弦滑数。血压 135/85mmHg。

前方去丹皮、桃仁、栀子，加苦参 6g，百合 15g，生地黄 30g，龙齿 30g（先煎），仙鹤草 30g。14 剂，每日 1 剂，水煎 200ml，分 2 次服用。

三诊（2022 年 7 月 21 日）　睡眠欠佳，出汗。7 月 20 日于中山医院完善尿常规提示：白细胞 102 个/HP，红细胞 18 个/HP，现服用头孢克肟+左氧氟沙星。舌暗红，苔薄黄腻，脉弦细数。

方药　龙胆泻肝汤加减。

龙胆 6g，黄芩 12g，生栀子 9g，泽泻 15g，预知子 15g，当归 9g，生地黄 12g，柴胡 9g，车前子 15g，甘草 6g，淡竹叶 9g，通草 9g，糯稻根 30g，淡竹茹 12g，半夏 12g，白茅根 30g，小蓟 30g，珍珠母 30g（先煎），酸枣仁 30g。14 剂，每日 1 剂，水煎 200ml，分 2 次服用。

四诊（2022 年 8 月 4 日）　尿路感染好转，咽部不适，夜间出汗，大便尚可。舌暗红，苔薄黄腻，脉细数。血压：120/86mmHg。

方药　滋水清肝饮加减。

熟地黄 15g，生地黄 30g，当归 9g，白芍 18g，酸枣仁 30g，山茱萸 45g，茯神 30g，山药 30g，柴胡 12g，栀子 9g，丹皮 15g，泽泻 12g，黄芪 30g，黄柏 15g，黄连 6g，黄芩 12g，知母 9g。21 剂，每日 1 剂，水煎 200ml，分 2 次服用。

五诊（2022 年 8 月 25 日）　焦虑、睡眠好转，偶服安眠药，舌暗红，苔薄白，脉细弦。

前方改黄芪为 60g，加地骨皮 15g，黄连 3g。14 剂，每日 1 剂，水煎 200ml，分 2 次服用。

六诊（2022 年 9 月 1 日）　睡眠可，不服安眠药物，咽部偶有不适。舌暗红，苔薄白，脉细弦。血压 135/86mmHg。

方药　逍遥散加减。

柴胡 12g，炒白芍 12g，当归 12g，茯苓 12g，泽泻 9g，薄荷 10g（后下），白术 9g，炙甘草 9g，仙鹤草 15g，车前子 15g，玫瑰花 6g，代代花 9g，月季花 6g，酸枣仁 15g。7 剂，每日 1 剂，水煎 200ml，分 2 次服用。

按　本案患者为老年女性，素体阴虚内热，感受温病后阴液受损，湿热留滞，热扰神明而见烦躁、失眠等症。故先予黄连温胆汤、栀子豉汤等清热化痰，三诊考虑患者湿热留于肝胆，故改龙胆泻肝汤加减，龙胆草大苦大寒，临床可直折热势，可以用于治疗热证。

方邦江教授认为适量龙胆草能够有效治疗炎症、出血疾病，其所含龙胆碱有镇静、肌松作用。对胃热反酸、尿频尿痛疗效显著，但不能长期使用。药后患者肝火得清，睡眠渐安。四诊患者湿热渐消，考虑其年近七旬，肝肾亏虚，故改为滋水清肝饮滋阴养血，清热疏肝。滋水清肝饮方用三补三泻的六味地黄丸，合以白芍、当归、酸枣仁、栀子、柴胡等，疏补结合为其配伍特点。六诊患者诸症皆平，以逍遥散收功。对于女性情志不舒患者，方师常加用玫瑰花、代代花、月季花之类，疏肝理气和胃，同时养颜美容，为药食两用之品。本案患者因疾病导致急性焦虑，西医以抗焦虑抑郁药物治疗，副作用大，疗程长，此类患者以中药治疗往往能取得良好效果。

案　二

王某，女，32岁。2022年6月16日初诊。

患者因“情绪紧张、全身不适2月余”就诊。患者素胆小气弱，因疫情和家人隔离导致情绪紧张加重，全身不适，担心自己得病，至多家医院全身检查，无特殊异常。

刻下　情绪紧张，害怕，心慌心悸，胃纳不佳，视物模糊，有飞蚊症，入睡困难，寐差噩梦多，时有幻听，小便频数刺痛，下坠感，大便干。舌淡苔腻，脉细滑弱而尺沉。

西医诊断　焦虑抑郁状态。

中医诊断　郁病（脾肾两虚）。

治法　益气温阳，安神定志。

方药　补中益气汤合甘麦大枣汤、交泰丸加减。

黄芪15g，陈皮9g，升麻9g，党参15g，白术15g，柴胡9g，黄连3g，肉桂6g，桑螵蛸9g，当归6g，益智仁45g，乌药9g，金樱子40g，炙甘草18g，大枣30g，浮小麦30g。7剂，每日1剂，水煎200ml，分2次服用。

二诊（2022年6月23日）　心悸改善，有时情绪波动较大，害怕，恐惧，舌淡红，苔薄白腻，脉沉细无力。

于首诊方，将益智仁减为30g，加鹿角胶6g（烊化），菟丝子15g，补骨脂12g，黄连12g，酸枣仁30g。7剂，每日1剂，水煎200ml，分2次服用。

后患者回原籍配药继续服用1个月，症状好转。

按　脾为气血生化之源，脾气虚弱，气血化生不足，则心神失养，本案患者脾气素弱，受到惊吓后发病，恐则气下，恐则精却，气血不足，阴阳失调，故出现失眠、噩梦。惊则气乱，中气不足则肝阳不升，肝郁犯脾则纳差。下焦气闭则二便失调。此患者病位主要为脾、肾，肝木、脾土二者紧密相关，相互影响，故而忧伤烦闷、多思烦躁。而中气不足则心阳不振，可见心神不宁，神不守舍，治疗宜益气温阳，安神定志为主。《金匮要略直解》言：“此五脏皆虚，而土为万物之母，故先建其脾土，……使荣卫流行，则五脏不失权衡而中气建矣。”与虚并见治疗当以补中为主，兼以疏郁。补中益气汤中黄芪、甘草、党参、白术甘缓以补脾气，甘润以滋脾精，脾精充沛而灌注四旁，滋养他脏之阴精，阴精裕而郁火息，诸脏不躁。陈皮燥湿健脾调理气机，当归补血和营，升麻、柴胡协同参、芪升举清阳。配合交泰丸清上温下，交通心肾，兼顾气虚导致的虚热上浮之症。对气虚导致的尿频，方师常加用乌药、益智仁、山药、桑螵蛸、金樱子，其中金樱子用量需大，达 40～60g；方邦江教授对突遭情志刺激，耗伤心阴，损伤心气，表现出脏躁之症者，在临床治疗中，自拟加味甘麦大枣汤（浮小麦 60～90g、酸枣仁 40～50g、炙甘草 15～30g、大枣 15～30g）治疗，阴虚者配合百合地黄汤为主方，阳虚者可配合温肾阳药物，精亏者加用胶类药物，可取得较好的临床效果。

案　三

刘某，女，53 岁。2023 年 3 月 29 日初诊。

患者因“心情烦躁、失眠 7 年”就诊。7 年前患者出现头胀痛，烦躁，胃纳不佳，胃胀，曾至外院就诊，诊断为焦虑症，给予度洛西汀、坦度螺酮、右佐匹克隆治疗效果欠佳。患者目前仍服用右佐匹克隆、艾司唑仑等药物，睡眠质量差，早醒，睡眠浅，多梦，情绪烦躁，头晕，腹胀不适，患者拒绝再加用抗焦虑抑郁药物，故来中医求诊。既往史：患者有甲状腺结节、高血压病史。

辅助检查　2023 年 3 月 24 日完善甲状腺 B 超提示：甲状腺回声改变、左侧甲状腺结节 TI-RADS4b 类（4.2mm×5.3mm）、右侧甲状腺结节伴钙化 TI-RADS4a 类（6.7mm×4.2mm）。

刻下　心情烦躁，多思多虑，头胀痛，胃纳不香，腹胀、矢气多，小腹冷，口干苦，夜间潮热出汗，每日排便 1 次，舌暗红，苔薄白，脉细滑涩，舌下络脉青紫。量表评分：PSQI 19 分，PHQ-9 13 分，GAD-7 15 分。

西医诊断　焦虑症。

中医诊断　郁病（气滞血瘀，虚火内扰）。

治法　活血理气，清热安神。

方药　癫狂梦醒汤合甘麦大枣汤加减。

桃仁 24g，赤芍 9g，柴胡 12g，香附 9g，陈皮 9g，青皮 9g，桑白皮 9g，紫苏子 9g，大腹皮 9g，半夏 9g，延胡索 15g，炙甘草 18g，浮小麦 30g，大枣 30g，生地黄 18g，枳实 9g，牡丹皮 15g，黄连 6g，夜交藤 30g，青礞石 30g（先煎）。7 剂，每日 1 剂，水煎 200ml，分 2 次服用。

二诊（2023 年 4 月 4 日）　烦躁多思减少，头痛好转，睡眠时间较前延长，多梦易醒，夜间潮热。舌暗红，苔薄，脉细滑。

2023 年 3 月 24 日完善甲状腺功能检查提示：甲状腺球蛋白 2.02ng/ml（正常值 3.5～77ng/ml）；甲状腺过氧化物酶抗体 316IU/ml（正常值＜34IU/ml）；余正常范围。

于前方加蜈蚣 6g，太子参 45g，穿山龙 45g，肿节风 9g，鬼箭羽 15g，黄芪 30g。14 剂，每日 1 剂，水煎 200ml，分 2 次服用。

三诊（2023 年 4 月 25 日）　睡眠改善，燥热情况好转，口干，胃纳一般，舌暗，苔薄白，脉细滑。

于前方去黄连，加生白术 15g，生薏苡仁 15g。14 剂，每日 1 剂，水煎 200ml，分 2 次服用。

其后患者原方加减治疗 3 个月，烦躁、潮热出汗、头痛基本消失，睡眠明显改善。2023 年 7 月 24 日复查甲状腺超声提示：甲状腺双侧叶实性结节 TI-RADS4 类（右侧 0.4cm×

0.3cm，左侧 0.4cm×0.4cm），甲状腺多发囊性结节 1 类。

按 中医情志理论源于《黄帝内经》，其中有五情分属五脏的五志之论，直到明代张景岳在《类经》中提出“情志九气”，这里“情志”的含义应是《黄帝内经》中喜、怒、思、悲、恐等五志和《三因极一病证方论》中喜、怒、忧、思、悲、恐、惊等七情的合称。中医巧妙地将无形的情感表达和有形的脏腑经络相配属，按照阴阳五行理论给予相应的治疗。

方邦江教授在多年临证实践中发现很多情志疾病的病因是脏腑本气的亏损，导致五脏气的失衡，日久则成瘀，正如叶天士在《临证指南医案》中提出：“大凡经主气，络主血，久病血瘀。”虚和瘀往往同时兼见，《血证论》云：“血虚则神不安而怔忡，有瘀血亦怔忡。”《医林改错》提到：“急躁，平素和平，有病急躁，是血瘀……夜睡梦多，是血瘀。”故而方邦江教授治疗情志病十分重视从“瘀”论治，治“瘀”的同时不忘其本，或养血，或益气，或健脾，常获良效。

此案患者初为肝血亏虚，血虚血热，上扰心神故见烦躁、失眠、头痛等症，日久不愈，因虚致瘀，气机流通受阻，气结而血凝。气血凝结于颈部，故见有形之癥瘕瘀阻。气血瘀滞日久，克伐脾土，损耗脾阳，故见纳差、腹胀，日久脾胃虚化寒化，故见小腹冷。病机为气滞血瘀、虚火内扰，病位在肝、脾、心。

癫狂梦醒汤出自王清任的《医林改错》，原用于治疗“气血凝滞脑气，与脏腑气不接”而发癫狂。根据气血凝滞脑气而致情绪失常这一病机，方邦江教授常拓展运用治疗情志病。方中重用桃仁合赤芍活血化瘀，桃仁治疗脑神疾病见于桃核承气汤、抵当汤二方中，主治“如狂、发狂”等证。柴胡、香附疏肝理气解郁。青皮、陈皮开胸行气。苏子、桑白皮降气化痰，肺藏魄，桑白皮、苏子亦有定魄之效。大腹皮利水渗湿，甘草缓急建中。全方化瘀、理气、利水，三足鼎立，达到通“脑气”、安魂魄之效。

本案患者病位在肝、脾、心，辨证见气滞血瘀，阻于清窍，虚热上扰，本虚为阴血不足，脾气不足，故加用甘麦大枣汤甘润滋补，养心调肝安神。生地黄、丹皮、黄连养阴清热安神，夜交藤养血安神，枳实、延胡索加强疏肝理气之功，以防养阴药物过于滋腻。

二诊患者甲状腺功能异常，结合其甲状腺结节，提示患者免疫功能受损，局部气滞血瘀并有热化，故加用黄芪、太子参益气养阴，穿山龙、肿节风、鬼箭羽破瘀散结、活血消肿、调节免疫。

三诊患者虚热渐清，口干考虑为脾虚生湿，津液不能上乘所致，故加用白术、薏苡仁健脾燥湿，生用可减其燥性，取其清润之性。方邦江教授治疗情志病时，除了药物的调治，同时给予心理健康疏导，引导患者换位思考，适当运动，放松心情，转移注意力等，这也是中医心理“移情易性”疗法的体现。

第九节 睡眠障碍

案 一

吴某，男，66 岁。2017 年 11 月 20 日初诊。

因“睡梦中无意识活动 1 年”就诊。患者 1 年来于夜间睡梦中出现无意识打砸等暴力行为和梦语。

刻诊　患者神清，情绪较烦躁，易怒，偶有头晕、咳嗽、咯痰，二便调，寐时不宁。舌质淡暗，苔薄黄，脉弦。

西医诊断　睡眠异动症。

中医诊断　睡惊（痰瘀阻窍）。

治法　逐痰化瘀，降气安神。

方药　癫狂梦醒汤合越鞠丸加减。

桃仁 30g，赤芍 15g，半夏 12g，大腹皮 15g，陈皮 9g，青皮 9g，柴胡 15g，香附 12g，八月札 30g，苏子 12g，栀子 9g，苍术 9g，川芎 9g，甘草 9g，生铁落（先煎）30g，青礞石（先煎）30g。7 剂，每日 1 剂，水煎 200ml，分 2 次服用。

以上方加减 3 剂后，患者无意识梦中打砸、梦语情况有所好转，坚持服药 3 个月，停药 1 年，随访未再复发。

按　心主血而藏神，肝藏血而舍魂，阳入于阴则寐，出于阴则寤，气血充盈，心神得养，肝魂得藏，睡眠自安，一般认为睡眠异常疾病多由阴血亏损导致，故而运用滋阴养血之法治疗。方邦江教授在长期临证中发现，目前原发性或继发性各类情志障碍性疾病高发，证多属“癫狂”“郁证”“不寐”范畴。其起病多因气郁、痰阻、血瘀等病因，多见痰瘀交阻之象。方邦江教授常选丹栀逍遥散、越鞠丸、温胆汤加减配伍，遇有精神重症怪病，非癫狂梦醒汤不能取效。

癫狂梦醒汤出自王清任的《医林改错》，原用于治疗癫狂由“气血凝滞脑气，与脏腑气不接”而发，方中以大量桃仁为君，逐瘀活血，引瘀下行；辅以赤芍通利血脉之品，助桃仁攻逐瘀血以除顽疾。半夏、大腹皮、陈皮、苏子同为臣辅，化痰泄浊，降逆开结，使顽痰、浊气从下而出。佐以柴胡、香附、青皮，解郁疏肝，理气散结，与逐瘀、化痰之品共施，以收气行血亦行、气行痰得化的功效。同时，柴胡与陈皮并用，“一升一降”，能使“气自流通”，对调整全身气机升降大有益处。甘草为使，能调和诸药，补益心脾，兼收“安魂定魄”的作用。越鞠丸可治六郁，是临床常用解郁除烦之方，方邦江教授常配伍使用治疗各类情志不舒疾病。“怪病多痰”，礞石剽悍之性，能攻陈积伏历之痰，可治疗热痰壅塞引起的惊风抽搐。方邦江教授常灵活运用礞石配伍羚羊角、大黄、胆南星、石菖蒲、广郁金、天竹黄等治疗脑病相关的谵妄等神经精神症状，就是取其坠痰、下气和镇静、定惊之功，本品也可用于癫痫、精神分裂症、小儿抽动秽语综合征证属痰、热、火、实所致的精神疑难病症。对于情绪烦躁，肝郁化热者，方师常联合铁落加强平肝去怯之功。本案为气郁成痰，伏隐于内，困阻神明所致，全方起理气开郁，豁痰醒窍之功，故神明清而病愈。

案　二

李某，女，67 岁。2022 年 8 月 30 日初诊。

患者因“失眠 1 年”就诊。入睡困难，白天困顿，胃纳欠佳，腰痛，气短乏力，舌红瘦，苔薄白，脉细数。10 多年前开始台风来前会头晕，有高血压、糖尿病、心动过速、十二指肠溃疡病史。

西医诊断　失眠症。

中医诊断　不寐（阴血不足，虚火扰神）。

治法　养阴清热，宁心安神。

方药　天王补心丹加减。

玄参 15g，茯神 15g，桔梗 9g，远志 6g，当归 9g，五味子 9g，麦冬 15g，天冬 15g，黄连 6g，酸枣仁 15g，生地黄 15g，北沙参 24g，珍珠母 30g（先煎），丹皮 15g，龙骨 30g（先煎）。7 剂，每日 1 剂，水煎 200ml，分 2 次服用。

二诊（2022 年 9 月 3 日）　睡眠好转，腰痛明显，多睡，头闷，咽部不适，腿冷，舌红，有齿痕，苔滑腻，脉弦细，尺脉弱。

患者脾虚湿困，郁而化热，换用黄连温胆汤加减。

黄连 6g，竹茹 12g，枳实 9g，半夏 12g，陈皮 9g，茯苓 15g，炙甘草 12g，肉桂 6g，珍珠母 30g（先煎），僵蚕 12g，鬼箭羽 30g，仙鹤草 30g，浮小麦 30g，大枣 9g，苦参 6g，锻龙齿 30g（先煎），巴戟天 15g。21 剂，每日 1 剂，水煎 200ml，分 2 次服用。

按　《顾松园医镜》中提及："不寐之故，属心血不足，有热所致。故仲淳曰：治不寐当以养阴血，清心火为要。然亦有因肝经血虚，气滞而不寐者，则当疏肝养血。有因胸膈痰壅，气逆而不寐者，则当涤痰降气。有因病后血少，或劳症阴虚而不寐者，则当滋阴养目。此尚大略，然虚实不齐，神而明之，存乎其人耳。"

本案患者初诊以阴血不足为主，故选用天王补心丹加减，玄参、麦冬、天冬、生地黄补阴。也有大队的丹参、当归、柏子仁、酸枣仁补血。阴血的化生，离不开脏腑的气化。故而用人参（有时候也用太子参或党参替代）、茯苓来健脾益气。在这个基础上，以五味子宁心安神，配合柏子仁、酸枣仁、丹参、远志来助安神睡眠，以桔梗作为舟楫之药，载药上行入心，朱砂的加入，更增加了清心热、安心神的作用。

二诊发现患者以脾虚湿困为主要表现，故停用天王补心丹，选用黄连温胆安神助眠。黄连温胆汤出自唐代名医孙思邈的《备急千金要方》，在温胆汤基础上加入一味黄连组成，是治疗失眠的经典方剂。本方由黄连、茯苓、半夏、甘草、枳实、竹茹、陈皮、生姜、大枣九味药组成，具有清热除湿、除烦安神的作用，对于一些胆小怕事、易受惊恐的人可起到很好的疗效。按照现代医学来说，非常适合那些焦虑症患者，而且是那些平时思维比较活跃、多愁善感、容易异想天开的人。方师临证观察仔细，以刻下所苦灵活用药，故疗效神速。

案　三

刘某，女，67 岁。2023 年 3 月 2 日初诊。

患者因"失眠伴有舌、唇麻木半年余"就诊。顽固性不寐 40 余年，近半年加重，须口服唑吡坦方可入睡，口唇麻木、易惊恐，夜尿多，舌暗红，苔白厚腻，脉细弦。

西医诊断　失眠症。

中医诊断 不寐（心肾不交）。

治法 交通心肾，理气通络。

方药 交泰丸合癫狂梦醒汤加减。

黄连 6g，肉桂 6g，金樱子 45g，桑螵蛸 15g，桃仁 27g，赤芍 9g，香附 9g，牡丹皮 9g，紫苏子 9g，青皮 9g，陈皮 9g，大腹皮 9g，桑白皮 9g，柴胡 12g，酸枣仁 30g，炙甘草 9g，煅龙齿 9g（先煎），熟地黄 30g，煅磁石 30g（先煎），五味子 9g。14 剂，每日 1 剂，水煎 200ml，分 2 次服用。

二诊（2023 年 3 月 16 日） 诉睡眠未见明显改善，仍有口唇麻木，全身疼痛，心慌，夜尿改善，舌暗红，苔白腻微黄，脉细弦。血压 160/92mmHg。

首诊方去煅磁石、熟地黄，加郁李仁 15g，延胡索 30g，珍珠母 30g（先煎）。14 剂，每日 1 剂，水煎 200ml，分 2 次服用。

三诊（2023 年 4 月 1 日） 诉服药后睡眠等诸症明显好转，刻下觉全身疼痛，夜间小便好转，舌红苔薄，脉细滑。

二诊方加浮小麦 30g，大枣 15g。21 剂，每日 1 剂，水煎 200ml，分 2 次服用。

随访诸症皆平。

按 本案证属心肾不交。心为阳，属火，居上焦；肾为阴，属水，居下焦，两脏之间有着密切的关系，必须相互交通。《慎斋遗书》说："欲补心者须实肾，使肾得升；欲补肾者须宁心，使心得降……乃交心肾之法也。"本方用黄连清心泻火以制偏亢之心阳，用肉桂温补下元以扶不足之肾阳，心火不炽则心阳自能下降，肾阳得扶则肾水上承自有动力。水火既济，交泰之象遂成，夜寐不宁等症便可自除。患者不寐日久，气机不利，故加用癫狂梦醒汤理气活血，疏通经络，重用桃仁配赤芍活血化瘀，用香附、柴胡、青皮、陈皮疏肝理气解郁，苏子、半夏、桑皮、大腹皮降气消痰，木通清热利湿，一则清解气郁所化之火，二则利湿有助消痰，三则通窍，倍用甘草缓急调药。诸药相伍，活其血，理其气，消其痰。血活则气畅，气畅则郁解，郁解痰亦消，痰消窍则通。故治气血凝滞，痰气郁结。

案 四

程某，女，28 岁。2023 年 3 月 14 日初诊。

患者因"入睡困难 1 年余"就诊。1 年多前体检发现"卵巢巧克力囊肿"，后出现入睡困难，睡眠时间 8 小时，白天觉疲劳，月经正常，经期 1～2 天，怕冷。下颚及额头痤疮。舌边尖红，苔薄，舌体瘦长，脉细滑。

西医诊断 失眠症。

中医诊断 不寐（肝郁脾虚，理气活血）。

治法 疏肝健脾，活血化瘀。

方药 癫狂梦醒汤合丹栀逍遥散加减。

桃仁 27g，柴胡 12g，赤芍 9g，大腹皮 9g，青皮 9g，陈皮 9g，桑白皮 9g，香附 9g，苏子 9g，炙甘草 9g，牡丹皮 24g，珍珠母 30g（先煎），酸枣仁 45g，煅龙齿 30g（先煎），地鳖虫 9g，牡丹皮 15g，薏苡仁 30g，白术 24g，当归 9g，茯苓 15g，薄荷 10g（后下）。

21剂，每日1剂，水煎200ml，分2次服用。

二诊（2023年4月4日） 睡眠较前改善，舌边尖红，苔薄，舌体瘦长，脉细滑。

首诊方加黄芪30g。21剂，每日1剂，水煎200ml，分2次服用。

三诊（2023年4月25日） 入睡较之前好转，舌红，苔黄腻，脉细滑。

前方去牡丹皮，加五味子9g，改珍珠母为15g。

按 本案患者因病致郁，而引起不寐，日久则气虚郁滞，朱丹溪云："气血冲和，万病不生，一有怫郁，诸病生焉。"神志类疾病多由气郁而起，气血同源，气行则血行，气滞则血阻；正所谓"血不利则为水"，血行不利，水液代谢失常聚湿成痰，痰浊阻滞可进一步加重气血运行不畅，从而痰瘀凝滞脑气，蒙蔽心神出现各种精神情绪障碍，痰、气、瘀三者互为因果，交结致病，因体内痰气瘀结，故也常伴有气郁化热的情况存在。故用癫狂梦醒汤合丹栀逍遥散加减，诸药相伍，活其血，理其气，消其痰，血活则气畅，气畅则郁解，郁解痰亦消，痰消窍则通。

案 五

宋某，女，16岁。2023年4月25日初诊。

患者因"失眠1年"就诊。患者学习压力大，情绪焦虑，进食少，入睡困难，易醒，睡眠时间短，多梦，伴白天乏力，头昏，时有心悸气短，二便尚调，舌质淡，苔薄白，脉沉细。

西医诊断 失眠症。

中医诊断 不寐（心脾两虚）。

治法 益气养血，健脾养心。

方药 归脾汤加减。

党参12g，茯神15g，白术12g，白扁豆12g，陈皮9g，当归15g，远志12g，龙眼肉15g，木香9g，炙黄芪30g，合欢皮15g，砂仁6g（后下），柴胡12g，炒枣仁30g，炙甘草6g。14剂，每日1剂，水煎200ml，分2次服用。

二诊（2023年5月9日） 睡眠较前好转，夜间多梦现象减少，头昏减轻，心悸仍时有发生，有时胸闷，舌淡红，苔薄白，脉沉细。查甲状腺功能、血常规、心电图均正常。

前方加郁金12g，白芍15g，熟地黄12g，全瓜蒌30g，改党参为人参12g（另炖）。再进14剂。

三诊（2023年5月23日） 服前方后自觉周身有力，有时有发热发燥感，无头昏，夜间睡眠已达6小时以上，多梦现象明显改善，无明显胸闷、心悸，偶有叹息，脉沉弦，并嘱其每日早中晚分别做深呼吸吐纳动作30次以稳定情绪，有助于睡眠。

按 本案患者为中学生，仍处于生长发育期间，五脏较柔弱，因学习繁忙，思则耗伤心脾，久则脾胃气血生化乏源，气血不足，心神失养，心神不宁，故入睡困难，易醒；心脾气血不足，周身失于濡养，故乏力，时有心悸气短；脑窍失于充养则头昏。舌淡，苔薄白，脉沉细均为心脾气血不足之征象。同时患者情志不畅，肝气郁结，肝木较旺，克犯脾土，致脾土虚弱，加之长久思虑耗伤心脾，致心脾气血亏虚，不能养心，故使失眠难于改善，首先根据患者心脾气血不足之证候，给予益气健脾养心为主治疗，有一定的疗效，但党参力量不足，所以改用人参大补气血。

第十节 周围神经病

案 一

王某，女，28岁。2015年3月26日初诊。

患者因“口眼歪斜1天”就诊。3月15日夜间患者休息时受风，第二天即觉右侧面部及头皮疼痛，之后相继出现右眼不自觉流泪，口角向左侧歪斜，患者自以为感冒所致，未予以重视。26日晨起照镜子时发现口眼歪斜更加明显，右侧面颊肿痛麻木，痛连耳根及颈部，遂就诊于方邦江教授，就诊时见患者痛苦面容，右侧额纹消失，右眼睑闭合不全，两侧鼻唇沟不对称，右侧变浅，水沟偏歪，口角向左侧歪斜，不能鼓腮、吹口哨及皱眉，心烦，眠差。

刻下 头痛、右侧面肿，口角向左侧歪斜，心烦，眠差，舌暗红，苔黄腻，舌体颤动，脉弦。

西医诊断 周围性面神经麻痹。

中医诊断 面瘫（风痰瘀阻）。

治法 祛风化痰，活血通络。

方药 牵正散加味。

僵蚕18g，关白附子9g，黄芪30g，白术30g，防风9g，当归9g，川芎9g，赤芍9g，白芍9g，生地黄24g，酸枣仁30g，合欢皮30g，猫爪草15g，天葵子30g，鸡骨草30g，天麻15g，地鳖虫12g，鳖甲18g。7剂，每日1剂，水煎200ml，分2次服用。

二诊（2015年4月2日） 服用7剂后，患者症状明显缓解，面部疼痛麻木感消失，舌体颤动好转，口眼歪斜减轻，伴流涕，咳嗽，舌淡红苔黄，脉缓。

首诊方去猫爪草、鳖甲，加柴胡9g，升麻6g，党参10g。10剂，每日1剂，水煎200ml，分2次服用。

三诊（2015年4月13日） 患者流涕、咳嗽消失，口眼歪斜进一步减轻，可鼓腮，但嘴角稍有漏气，舌淡苔黄，脉缓。

二诊方加胆南星36g。14剂，每日1剂，水煎200ml，分2次服用。

四诊（2015年4月28日） 面部症状已基本正常，唯有饮水时稍有漏水，舌淡红苔薄，脉缓。

三诊方加胆南星至48g。14剂，每日1剂，水煎200ml，分2次服用。

五诊（2015年5月12日） 患者面部症状无，饮食睡眠可，舌淡苔薄白，脉缓。

按 面瘫是以口、眼向一侧歪斜为主要表现的病症，又称为“口眼歪斜”“吊线风”，可发生于任何年龄，多发病急速，相当于西医学的周围性面神经麻痹。该病属于中医的中风中经络范畴，其病机为机体正气虚弱，腠理不密，卫外不固，脉络空虚，外邪乘虚侵袭，以致经络阻滞，气血运行不畅，经筋失养，筋肌纵缓不收。《金匮要略》记载："寸口脉浮而紧，紧则为寒，浮则为虚，寒虚相搏，邪在皮肤。浮者血虚，络脉空虚，贼邪不泻，或左或右，邪气反缓，正气即急，正气引邪，㖞僻不遂。邪在于络，肌肤不仁，邪在于经，即重不胜；邪入于腑，即不识人；邪入于脏，舌即难言，口吐涎。"此揭示了"内虚邪中"是中风的病机。

本案患者因夜间休息时受风，并且气虚肌表不固，导致风邪挟毒乘虚而入，阻遏络脉不通而成。故采用祛风化痰，活血通络之法。方师运用之牵正散出自《杨氏家藏方》卷一"口眼㖞斜"。方中关白附子辛甘温，散而能升，祛风化痰，善治头面之风；僵蚕咸辛平，祛风化痰；黄芪、白术益气健脾，补气托里固表；现代药理学已证实防风有息风定惊作用，实验表明防风液和水提物均能对抗电刺激引起的动物惊厥或使惊厥发生期延长，故用防风加强祛风之力；川芎辛温升散，能"上行头目"，配伍当归、白芍、天麻可发挥祛风止痛之功，同时能达血行风自灭的效果，辅助僵蚕、地鳖虫祛风通络；生地黄、赤芍、鳖甲凉血滋阴散瘀，以使热清瘀散而毒自消，毒消痛止且肿无；同时方师配合应用猫爪草、鸡骨草、天葵子加强解毒消肿止痛之效；合欢皮、酸枣仁配伍可解郁安神。全方配伍应用共奏祛风化痰，活血通络之功。

案　二

魏某，男，55岁。2016年10月18日初诊。

患者因"夜间出汗半年余"就诊。患者2016年1月1日因左下肢无力至当地医院就诊，明确诊断为"脑出血"，给予积极治疗后出院，遗留左侧肢体乏力、麻木。脑出血后就出现反复汗出，易外感。曾在他处服用补气固表敛汗中药，但疗效欠佳。

刻下　乏力，动辄汗出，汗出后恶寒，夜间汗出量多，汗出后身寒，须更换睡衣3～4套，情绪烦躁、焦虑不安。舌暗，苔薄，脉沉。

西医诊断　自主神经功能紊乱。

中医诊断　汗证。

治法　祛风化痰，活血通络。

方药　桂枝加附子汤。

桂枝9g，炒白芍9g，姜皮6g，大枣15g，炙甘草9g，制附子9g（先煎）。7剂，每日1剂，水煎200ml，分2次服用。

二诊（2016年11月7日）　患者自述服药后夜间汗出明显减少，仅需更换睡衣1套，有时不需更换睡衣，仍汗出后恶寒，自觉腰背部酸冷，夜尿次数多，寐欠安，舌暗，苔薄，脉沉。

守原方予桂枝加附子汤合六味地黄丸加减：

桂枝9g，炒白芍9g，大枣15g，甘草9g，制附子9g（先煎），熟地黄9g，山萸肉9g，生山药12g，泽泻9g，白茯苓12g，牡丹皮9g，黄芪15g，远志6g，肉桂6g，姜皮6g。7剂，每日1剂，水煎200ml，分2次服用。

服药后汗出症状明显好转，夜间睡眠时无须更换睡衣。后守方调养1月余，巩固疗效。

按 患者中风病，根据临床表现辨证为气虚血瘀证，予补气固表敛汗中药却效不显。方邦江教授认为中风病为中医四大难症之首，临床表现复杂多变，临床不能守方看病，要抓住主要矛盾，以问题为导向才能取得疗效。患者目前苦于汗多，首先解决多汗症的问题。患者夜间盗汗，初看似盗汗证，仔细辨证发现患者动辄汗出，汗量多，伴乏力、恶寒，可知患者为自汗证，病机为阳虚漏汗证。方邦江教授临证过程中注重经典的学习，强调多读原文，要读懂古文的引申含义。《伤寒论》作于东汉末年，当时的记录载体为竹简，条文中的每一个文字都有其深义，临床应用中须用心体会。第20条："太阳病，发汗，遂漏不止，其人恶风，小便难，四肢微急，难以屈伸者，桂枝加附子汤主之。"方邦江教授分析桂枝加附子汤治疗汗症的关键点为"发汗，遂漏不止"，"遂"字传神地表达出医家误用汗法"发汗"，导致患者出现汗出不止的结果，伴见恶风，甚者出现小便量减少，四肢难以屈伸这样的重症，出现此种临床表现的病机为津液丧失，阳气不能通达于四肢体表及内脏。此患者夜间汗出明显，如不仔细辨证，则容易误认为盗汗，按滋阴降火法治之。临证时须突破思维定式，仔细辨别方证，才能收到事半功倍的效果。

案　三

戚某，女，35岁。2023年1月26日初诊。

患者因"口眼歪斜2周"就诊。2周前患者休息时受风，第2天即觉右侧面部及头痛，之后相继出现右眼不自觉流泪，口角向左侧歪斜，服用西药联合针灸治疗效果欠佳。

刻下　右眼闭合不全，口角向左侧歪斜，心烦，眠差，舌暗红，苔白腻，脉弦滑。

西医诊断　周围性面神经麻痹。

中医诊断　面瘫（风痰瘀阻）。

治法　祛风化痰，活血通络。

方药　牵正散加味。

僵蚕12g，关白附子9g，黄芪30g，白术30g，防风9g，当归9g，川芎9g，赤芍9g，白芍9g，生地黄24g，酸枣仁30g，合欢皮30g，豨莶草30g，怀山药30g，玄参30g，胆南星36g，玉米须30g，防风9g，白芷18g，生白术24g。7剂，每日1剂，水煎200ml，分2次服用。

二诊（2023年2月2日）　服用7剂后，患者症状明显缓解，口眼歪斜减轻，舌暗红苔黄，脉缓。

首诊方去白芷，改豨莶草为45g，加蜈蚣3g，苏木9g。10剂，每日1剂，水煎200ml，分2次服用。

三诊（2023年2月13日）　面部症状已基本正常，唯有饮水时稍有漏水，舌淡红，苔薄，脉缓。

按 本案患者因休息时受风，并且气虚肌表不固，导致风邪挟毒乘虚而入，阻瘀络脉不通而成。故采用祛风化痰，活血通络之法。方师运用《杨氏家藏方》之牵正散加减。全方配伍应用发挥益气祛风、化痰通络之功。

第十一节　缺氧缺血性脑病

案

严某，男，45岁。2023年5月11日初诊。

患者因“记忆力减退5个月”就诊。患者在2023年1月因突发心搏骤停在温州当地医院抢救，约1小时心肺复苏成功，行冠脉支架植入治疗后遗留认知功能减退，后行高压氧舱治疗，但效果欠佳，现反应迟钝，近期记忆力减退，外出不能识路，有时候有幻觉，基础生活能力减退，至上海西医三甲医院神经内科诊治后给予服用艾斯西酞普兰、金刚烷胺、卡巴拉丁、利培酮等药物后记忆力改善不明显。

既往史　有高血压病史，目前服用氨氯地平，1粒，每日1次。

辅助检查　2023年1月16日于温州第二医院完善脑电图提示：重度异常脑电图，请结合临床。

刻下　反应略迟钝，记忆力差，胃纳尚可，夜寐欠佳，时有幻觉及胡言乱语，夜尿3～4次，小便调，舌淡红，苔薄白，脉细滑。

西医诊断　缺氧缺血性脑病。

中医诊断　痴呆（肾虚髓亏，脑络失养）。

治法　益肾填精，通络开窍。

处方　左归丸合开心散加减。

熟地黄45g，怀山药60g，石菖蒲18g，人参5g，远志12g，龟甲胶6g（烊化），鹿角胶6g（烊化），山茱萸15g，肉苁蓉15g，金樱子45g，生黄芪120g，陈皮9g，蜈蚣6g，全蝎6g，益母草60g，蛇六谷30g，青礞石30g，熊胆粉0.3g（分次冲服），羚羊角粉0.6g（分次冲服）。14剂，每日1剂，水煎200ml，分2次服用。

二诊（2023年6月8日）　记忆力减退，夜尿2～3次，舌淡红，苔薄黄，脉细滑。

方师考虑患者气虚较重，加用益气药物。

于首诊方去羚羊角粉，人参改为10g，加白术30g，穿山甲3g。28剂，每日1剂，水煎200ml，分2次服用。

三诊（2023年7月6日）　近期记忆力较前好转，外出可自行认路回家，言语增多，心烦，会回拨电话，夜间睡眠差，现服用艾斯西酞普兰、美金刚、卡巴拉丁、利培酮等药物。舌暗红，有齿痕，苔白腻，脉细滑。

二诊方去鹿角胶、山茱萸，蛇六谷改为60g，穿山甲改为4g，加天冬30g，生铁落30g，连翘15g。28剂，每日1剂，水煎200ml，分2次服用。

四诊（2023年8月10日）　脾气急躁、言语紊乱好转，已停用艾斯西酞普兰，夜间睡眠好转，未再有幻觉。舌暗红，苔白腻，脉细滑。

三诊方去白术，改蛇六谷为30g，穿山甲改为3g，加黄芩18g，制大黄9g，沉香曲12g，蛤蚧6g。28剂，每日1剂，水煎200ml，分2次服用。

按　方邦江教授基于急性虚证角度，对于缺氧缺血性脑病遗留神经系统后遗症患者，从病因角度考虑，主要是气血大耗，导致脑窍失养，故而从虚论治，脾肾并补，形神共调。方邦江教授认为，脾健则气血生化有源，滋养先天，肾精充足则髓旺，气机通畅，继而病理产物如痰瘀等自消。肾属水，为水脏，心属火，为火脏，心肾相交，水火既济，两脏相互制约，相互为用则心神安宁，若阴阳失调，肾虚则心神不安，水湿泛滥。脾属土，心属火，在五行中属于母子关系，母虚盗子气，心气不足则神不安。故治疗痴呆时宜先后天并补，脾肾同治，兼调神志，熟地黄滋阴养血，生精补髓，大补肾中元气；山药补脾益阴，滋肾固精；山茱萸补益肝肾，收敛元气，振作精神，固涩滑脱，龟甲胶、鹿角胶为血肉有情之品，峻补精髓；肉苁蓉、金樱子，补肾益精，固精缩尿。

方邦江教授认为久病必虚，阳虚气弱无法升清阳降痰浊，则痰浊内生，阻碍气机升发，黄芪入脾胃经、补脾气，方师常运用大剂量黄芪恢复脾气的升发，配伍小剂量陈皮，可减轻气滞之癖。蜈蚣、全蝎，味辛，擅长息风止痉，除痹止痛，而且还有解毒散结之效，配伍黄芪可增强通络之效。益母草利水活血，蛇六谷化痰散积，一般医者用于抗肿瘤，方师认为其属天南星科，和天南星有类似功效，祛风化痰疗效显著，合青礞石、熊胆粉、羚羊角粉共奏息风化痰之效。

第十二节 帕金森病

案

陈某，女，81岁。2013年4月8日初诊。

患者因“肢体静止性震颤、运动缓慢、流涎、言语欠利2年”就诊，已于外院明确诊断为“帕金森病”，服用西药效果欠佳。

刻下 左侧肢体静止性震颤，运动缓慢，流涎，言语欠利，烦躁，大便干结，夜寐欠安。

西医诊断 帕金森病。

中医诊断 颤病（肝脾两虚）。

治法 益气养血，息风止颤。

方药 当归补血汤合大补元煎加减。

黄芪90g，当归15g，天麻30g，黄精30g，人参15g，怀山药60g，熟地黄45g，山萸肉60g，枸杞子30g，酸枣仁15g，茯神9g，柏子仁15g，珍珠母30g（先煎），灵磁石30g（先煎），蜈蚣4g，全蝎4g，羚羊角粉3g（分次冲服）。14剂，每日1剂，水煎200ml，分2次服用。

配合针灸，取穴：四神聪、风池、曲池、合谷、阳陵泉、太冲、太溪。

随访 上方连用28剂后，患者心烦失眠好转，震颤亦有减轻，续于门诊上药进退调理4年，疗效满意。

按 方邦江教授认为，帕金森病属中医“风证”“颤病”范畴，乃锥体外系慢性退行性疾病，以静止性震颤、肌强直、运动缓慢、姿势反射减少为特征，伴见流涎、言语欠利、咳痰、气喘等症，治宜平肝息风、化痰通络。本案患者方邦江教授认为其气血大亏，肝虚受邪，内风鼓动，致神魂不守，故以补气养血，息风止颤治疗。方教授临证喜用珍珠母配合疏肝养血通络药物。其中珍珠母味甘、咸，性寒，入肝、心经。《饮片新参》谓之："平肝潜阳，安神魂，定惊痫，消热痞。" 方邦江教授在治疗神经系统疑难急重症时，若患者出现肢体震颤、心悸难眠等症状时，常用珍珠母30g，症状重者可用至60g，入汤剂先煎。如头痛头晕，肢体震颤者，常配合生牡蛎、石决明。如眼花耳鸣，面颊燥热，兼有阴虚者，配合女贞子、墨旱莲、熟地黄等。如心火亢盛，心神不安，烦躁难眠者，可配合黄连、灵磁石、朱砂，以清心镇静安神。如心悸失眠、脉结代者，加用酸枣仁、远志、炙甘草、甘松等。

第十三节 脑 积 水

案

宋某，男，68岁。2023年2月23日初诊。

患者因"头晕1月余"就诊。新冠后出现头晕，卧床翻身时明显，行走可，无肢体麻木，行走可，舌暗红，裂纹，苔白厚腻，脉弦滑。

辅助检查 2023年2月6日于嘉善县第一人民医院完善头颅CT提示：两侧额部少许硬膜下积液。肺部CT提示：右肺上叶结节，对比前片（2022年9月20日拍摄）大致相仿。

西医诊断 硬膜下积液。

中医诊断 头晕（痰湿蒙窍）。

治法 化痰开窍。

处方 半夏白术天麻汤加减。

天麻15g，水蛭6g，参三七9g，葛根45g，桂枝18g，白芍15g，大枣15g，甘草9g，川芎12g，泽泻30g，苏木9g，白术15g，益母草45g，半夏12g，茯苓30g，陈皮9g，蜈蚣6g，地龙12g。21剂，每日1剂，水煎200ml，分2次服用。

二诊（2023年3月15日） 夜间翻身时头晕好转。血压110/75mmHg，舌暗红，中有裂纹，苔薄腻，脉弦滑。

首诊方加片姜黄15g，川芎改为18g。21剂，每日1剂，水煎200ml，分2次服用。

三诊（2023年4月20日） 无头晕，胃纳可，舌暗红，裂纹，苔黄厚腻，脉弦滑。

二诊方加天南星30g，白芷18g。21剂，每日1剂，水煎200ml，分2次服用。

按 本案患者感受疫疠之邪后，湿邪留滞，三焦郁滞，清窍受扰发为眩晕，《金匮要略》记载："心下有支饮，其人苦冒眩，泽泻汤主之。"方邦江教授重用泽泻（30～50g），以半夏白术天麻汤为主体，自拟平眩汤治疗眩晕症具有较好的疗效。现代研究认为，泽泻主要含三萜类化合物、挥发油、生物碱、天门冬素树脂等，利尿功能较强，从而消除内耳迷路积水，其提取物有降脂、抗血小板聚集、抗血栓形成及增强纤溶酶活性等作用，从而改善内耳小动脉内的粥样硬化，减少缺血缺氧的情况。方中半夏燥湿化痰，降逆止呕，为治痰要药，尤善治脏腑之痰；天麻为肝经气分之药，与半夏相合，为治风痰要药；白术补气健脾、燥湿利水，与半夏、天麻配合，祛湿化痰之功倍增；茯苓渗湿健脾，与白术相配，善治生痰之源；陈皮行脾胃之气，理气化痰，与他药相合，气行而痰消；甘草为使调药和中，脾胃顺则痰湿消。全方以治“痰”为主，可广泛用于各种痰证。

本案患者痰浊内生，瘀阻脑络，故方邦江教授常配伍逐瘀化痰泄热祛湿之品，如僵蚕、鬼箭羽、胆南星、石菖蒲、生大黄、泽兰、泽泻、苍术等。现代药理学研究证实：僵蚕对糖尿病及高脂血症有治疗作用，能抑制体内胆固醇合成、促进胆固醇的排泄。鬼箭羽在降低血糖的同时，对 2 型糖尿病血瘀证大鼠的血瘀证亦具有一定的改善作用。石菖蒲挥发油的主要成分 β-细辛醚可改善血小板的黏附聚集性，减轻血管内皮细胞损伤，发挥防治血栓性脑血管病的作用。早期使用大黄酸可以明显改善 db/db 小鼠的早期相胰岛素分泌，抑制胰岛细胞的炎性反应及氧化应激损伤，保护胰岛功能，且大黄能降低血黏度，改善微循环，抗动脉粥样硬化及稳定血小板，降低脑梗死再发生的概率。

第四章 经验药对

药对是中医临床用药的主要形式和诊治疾病的特色优势，在中医基础理论指导下，以中药药性理论和中医辨治理论为主要依据，针对疾病、证候或症状而选择性应用与之性味、功用相匹配的两味中药，通过配伍以达到增强药效、提高疗效、减轻毒副作用的目的。

药对的配伍形式多样，有基于“中药药性”的四气配伍、五味配伍、归经配伍、升降配伍、毒性配伍，有基于“中医辨治”的治法协同、治法互制、整体调治、辨证论治、辨病论治、对症治疗。药对在临床应用中，具有针对性强、灵活性好、量小力宏的特点。

方邦江教授临床除使用药对外，还特别推崇角药。角药是三种中药联合使用，系统配伍而成。角药介于中药与方剂之间，在方剂中起主要作用或辅助作用或独立成方，可达到减毒增效的目的。

第一节 重症脑病药对

重症脑病包括心肺复苏后缺氧缺血性脑病、重症颅脑损伤、重症脑血管病、重症颅内感染等，一般而言，重症脑病分为抢救、促醒与康复三个阶段。方邦江教授认为，抢救阶段固本复元是关键，常用大剂量人参、黄芪之品；促醒阶段在固本复元的基础上，佐以逐瘀化痰、泻热息风、通络开窍之法；对于神昏者，“痰”为主要矛盾，涤痰泄热、清心开闭为主要治疗手段。

人参-大黄

【用量】 人参 10g，大黄 10g。

【功效】 大补元气，通腑泻下。

【主治】 缺氧缺血性脑病昏迷及中毒性脑病。

【按语】 缺氧缺血性脑病一直是制约心、肺、脑复苏，改善患者预后的难题和瓶颈，临证中广泛存在寒热并见、虚实夹杂等复杂疾病状态，是故以治法互制药对来发挥温清并用、攻补兼施等功效。人参甘、微苦，平，归脾、肺、心经，大补元气，复脉固脱，补脾益肺，生津，安神。《神农本草经》记载：“主补五脏，安精神，止惊悸，除邪气，明目，开心益智。”大黄苦寒，入胃、大肠、肝经，功效攻下通便，泻热毒，破积滞，行瘀血。《神农本草经》记载：“下瘀血，血闭，寒热，破癥瘕积聚，留饮宿食，荡涤肠胃，推陈致新，通利水谷，调中化食，安和五脏。”人参和大黄合用，在大补元气的基础上通腑泻下、清热解毒、活血化瘀，扶正而祛痰、瘀、热等浊邪，使气血调达、经络通畅，脏腑平衡，精神安宁。人参配伍大黄，是方邦江教授在重症脑病治疗中注重“复元”与“通法”的具体体现。

牛黄-羚羊角

【用量】 牛黄1.5～3g，研末内服，羚羊角粉0.6g，吞服。

【功效】 息风止痉，镇心安神。

【主治】 脑炎、脑血管病、颅脑损伤、脑复苏以及感染性高热等出现意识障碍者。

【按语】 牛黄味微苦而后甜，性平，入心、肝经，具有清心凉肝、豁痰开窍、清热解毒之功效，李东垣认为“中风入脏，始用牛黄，更配脑、麝，从骨髓透肌肤以引风出”。方邦江教授认为对有神昏或神昏先兆者可用牛黄；对无发热或神志清楚者，只需豁痰清热开窍也可使用。羚羊角味咸，性寒，归肝、心经，具有平肝息风、清肝明目、凉血解毒的功效，现代药理研究表明，羚羊角有镇静、抗惊厥、解热作用，临床可用于各类脑病重症和高热患者。牛黄配用羚羊角可加强镇心安神之功，用于脑炎、脑血管病、颅脑损伤、脑复苏以及感染性高热等出现意识障碍者。

羚羊角-生石膏

【用量】 羚羊角粉0.6g（吞服），生石膏40g。

【功效】 清热降火，息风定惊。

【主治】 外感高热，烦躁不安，甚至引动肝风，肢体痉挛抽搐，或角弓反张者；肝火炽盛，上窜清窍，头痛如裂，眼目红赤者。

【按语】 羚羊角味咸，性寒，归肝、心经，清肝息风，生石膏味辛、甘，性寒，入肺、胃经，清热降火，二药合用治疗火热动风之证效果颇佳。羚羊角粉入心、肝二经，气血两清，有清热泻火解毒之效，善治热病神昏、壮热、躁狂、抽搐等症，与重症脑病临床上意识障碍、高热、抽搐非常合拍，实为治疗重症脑病的良药。

胆南星-石菖蒲

【用量】 胆南星15～60g，石菖蒲9g。

【功效】 息风化痰，通窍止痉。

【主治】 痰湿阻窍之癫痫、眩晕、失眠、耳鸣、健忘、偏瘫、帕金森综合征、脑外伤等。

【按语】 胆南星味苦、辛，性微寒，善祛脑窍风痰，适用于痰热蒙蔽清窍而致的神昏惊厥、惊痫抽搐等。《药品化义》云：“主治一切中风，风痫，惊风，头风，眩晕，老年神呆，小儿发搐，产后怔忡，为肝胆性气之风调和之神剂也。”石菖蒲辛温行散，苦温除痰湿，入心芳香以开窍，入胃芳香化湿以和中。《神农本草经》谓石菖蒲："开心孔，补五脏，通九窍。"两药合用，对于一些由于痰浊内阻导致的神经系统和消化系统方面的问题有很好的效果。癫痫、眩晕、失眠、耳鸣、健忘、偏瘫、帕金森综合征、脑外伤等，凡属痰湿与风邪交阻脑窍之证，均可加减用之。根据患者邪实情况，方师临床使用胆南星，可用至40～60g，合用祛痰开窍之远志，效果更著。

石菖蒲-郁金

【用量】 石菖蒲9～30g，郁金15g。

【功效】 化痰通络，开窍醒脑。

【主治】 ①中风神昏、半身不遂，言语謇涩；②顽固性头痛、头晕。

【按语】 石菖蒲辛、苦，温。归心、胃经。其芳香走窜，不但有开窍醒神之功，且兼具化湿，豁痰，辟秽之效。故擅长治痰湿秽浊之邪蒙蔽清窍所致之神志昏乱。《神农本草经》谓其："主风寒湿痹，咳逆上气，开心孔，补五脏，通九窍，明耳目，出音声。久服轻身，不忘，不迷惑，延年。"郁金味辛、苦，性寒，行气解郁，活血通络。《本草备要》谓郁金"行气，解郁；泄血，破瘀。凉心热，散肝郁"。二药合用，可行气通络，开窍醒脑，用于治疗中风后神昏、半身不遂，言语謇涩，以及顽固性头痛、头晕方中，可增强疗效。在重症脑病中，方师石菖蒲用量较大，对于慢性疾病患者，用量宜小，因其有"开心孔"之效，以防过耗心气。

第二节 常见脑病药对

本节收录了方邦江教授治疗中风病、眩晕、血管性头痛、血压异常等疾病的经验药对。

黄芪-川芎

【用量】 黄芪30～150g，川芎12g。

【功效】 益气活血。

【主治】 中风后遗症，肢体偏瘫，证属气虚血瘀者。

【按语】 中风的发生多以气虚为先，气虚则血行迟滞而为瘀，水液不化聚而生痰，气不摄血，血溢脉外亦成瘀血，由此气虚而痰瘀阻滞为中风后的主要病机。黄芪味甘，性微温，归脾、肺经，具有健脾补中，升阳举陷，益卫固表，利尿，托毒生肌之功效。川芎味辛，性温，入肝、胆经，具有行气开郁，祛除风燥湿，活血止痛之功效。黄芪配川芎，益气活血，临证方邦江教授常加丹参、鸡血藤、桂枝三味药，增强活血化瘀，补气养血之功效。基于"急性虚证"学术思想，方师认为丹参配黄芪，可益气救急，增强黄芪补气升阳的功效，是补气活血法的充分体现；丹参配桂枝，可行血通阳，二者共同发挥活血化瘀功效；鸡血藤补血活血，与桂枝同用相辅相成。现代研究表明益气活血方药可减少颅内微栓子数目，减轻炎症损害，修复受损细胞，增强血管内皮功能以及调节脑血管病患者血压等。黄芪、川芎与地龙 15g、桑寄生 30g 配伍，亦可治疗气虚血瘀性高血压。黄芪具有双向调节血压的作用，用量大（60～150g）可以降压，方师指出不必拘泥于血压高低，辨证为气虚者，大剂量用之，常获良效。

黄芪-山药

【用量】 黄芪、山药各 30g。

【功效】 益气养脾。

【主治】 ①中风后肢体痿废不用；②糖尿病。

【按语】 中风后遗症期多见肢体痿废不用，长此以往大肉削脱，属中医“痿证”范畴。脾主运化，主肌肉，黄芪味甘，性微温，入脾经，补脾气，运用大剂量黄芪配伍补脾益胃之山药、白术等可有益气健脾之效，正所谓“留得一分胃气，便得一分生机”，亦即“治痿独取阳明”之意。黄芪与山药，一益脾气，一养脾阴，两药合用，气阴并调，对糖尿病能改善症状，降低血糖。张锡纯《医学衷中参西录》中治疗消渴的玉液汤和滋膵饮，即以黄芪、山药为主药。

黄芪-升麻

【用量】 黄芪 20g，升麻 10g。

【功效】 益气升提，透解邪毒。

【主治】 ①低血压；②白细胞减少症；③顽固性口腔溃疡者。

【按语】 黄芪味甘，性微温，归脾、肺经，健脾补中，升阳举陷，益卫固表，利尿，托毒生肌。黄芪为补气要药，李时珍在《本草纲目》中释其名曰：“耆，长也。黄耆色黄，为补药之长，故名。”升麻味辛、甘，性微寒，归肺、脾、大肠、胃经，发表透疹，清热解毒，升阳举陷。黄芪甘温，长于补气升阳；升麻辛甘微寒，善于解表升阳；两药配伍，可增强升阳举陷的作用，适用于气虚下陷诸症。方师在临床上用治气虚之低血压，黄芪具有双向调节血压的作用，据方师经验，黄芪大剂量（60～150g）可以降压，小剂量（10～30g）养血升压，与药物剂量存在不同量效关系，诚乃宝贵经验。

人参-升麻

【用量】 人参 3～15g，升麻 10g。

【功效】 补益脾气，升清降浊。

【主治】 脾虚下陷证，如低血压、眩晕、内脏下垂、慢性痢疾后重、蛋白尿等。

【按语】 人参为百草之王，《神农本草经》云人参“主补五脏，安精神，止惊悸，除邪气，明目，开心益智”，临床上用人参以大补元气，补脾益肺，生津，安神益智。升麻辛散轻浮上行，具有发表透疹、清热解毒、升举阳气的功效。《医学启源》：“人参，善治短气，非升麻为引用不能补上升之气。”两药合用，补气摄血，升阳举陷，适用于气虚诸症。人参对异常血压具有调节作用：小剂量能提高血压，大剂量能降低血压。

升麻-葛根

【用量】 升麻15g，葛根20g。

【功效】 升阳解表，疏风。

【主治】 ①阳明郁热所致头痛头晕、神经痛以及牙龈肿痛等；②慢性鼻炎、鼻窦炎；③用治肝炎，能降低转氨酶。

【按语】 升麻味辛、甘，性微寒，归肺、脾、大肠、胃经，发表透疹，清热解毒，升阳举陷。《神农本草经》谓之：“主解百毒。”《名医别录》曰：“主中恶腹痛，时气毒疠，头痛寒热，风肿诸毒，喉痛，口疮。”葛根味甘、辛，性凉，归脾、胃、肺经，解肌退热，透疹，生津止渴，升阳止泻，通经活络。《本草经疏》记载：“葛根，解散阳明温病热邪主要药也。”《名医别录》记载：“疗伤寒中风头痛，解肌发表出汗，开腠理，疗金疮，止胁风痛。”《阎氏小儿方论》升麻葛根汤即以此两药为主，原用以透疹解毒，今则开拓其作用于阳明郁热所致鼻炎、齿痛、头痛、三叉神经痛之证。

白芍-甘草

【用量】 白芍15～30g，甘草6g。

【功效】 缓急止痛。

【主治】 ①挛急或不荣之痛，如头痛、胸痛、胃脘痛、胁痛、腹痛、经痛、四肢痛、小腿转筋等；②面神经麻痹等面部痉挛。

【按语】 白芍味苦、酸，性微寒，归肝、脾经，有养血柔肝，缓中止痛，敛阴收汗之效。《滇南本草》谓：“白芍主泻脾热，止腹痛，止水泄，收肝气逆痛，调养心肝脾经血，疏肝降气，止肝气痛。”甘草味甘，性平，归心、肺、脾、胃经，有补脾益气，缓急止痛之功。白芍与甘草相伍乃仲景芍药甘草汤，原方芍药与甘草等量，如今两药比例可为（3～5）：1。白芍配伍甘草，酸甘相配，酸味药滋阴敛阳，甘味药补虚缓急、滋润增液，两药合用可化生阴液、滋润脏腑、收敛浮阳、以缓急迫，临床可用于挛急或不荣之头痛、胸痛、胁痛等诸痛症。面神经麻痹等面部痉挛症与中医“筋惕肉瞤”症状相似，方师使用大剂量养血柔肝、平抑肝阳之白芍（45～60g），辨证使用，疗效较佳。

白术-泽泻

【用量】 白术12g，泽泻30～50g。

【功效】 健脾利湿，除饮定眩。

【主治】 梅尼埃病和高血压疾病之眩晕，证属湿浊上逆者。

【按语】 梅尼埃病属中医学“眩晕”范畴，痰饮内停是导致此病急性发作的重要病因病机。《金匮要略》云："心下有支饮，其人苦冒眩，泽泻汤主之。"白术味苦、甘，性温，归脾、胃经，健脾益气，燥湿利水，止汗，安胎。《医学启源》谓之："除湿益燥，和中益气。"《药类法象》曰其："去诸经之湿，理胃。"泽泻味甘、淡，性寒，归肾、膀胱经。利水渗湿，泄热，化浊降脂。《本草衍义》谓泽泻："其功尤长于行水。"白术、泽泻相伍为仲景泽泻汤。白术健脾燥湿以升清阳，泽泻利湿除饮以降浊阴，现代研究认为，泽泻可消除内耳迷路积水，改善内耳小动脉内的粥样硬化。方师重用泽泻（30～60g），与白术合用一升一降，共奏升清降浊、利湿除饮之功，临证用于湿浊上逆之眩晕，止眩晕效果颇佳。

天麻-钩藤

【用量】 天麻9g，钩藤30～60g。

【功效】 平肝潜阳，息风止痉。

【主治】 高血压肝阳上亢证。

【按语】 天麻味甘，性平，归肝经，息风止痉，平抑肝阳，祛风通络。《本草汇言》谓天麻："主头风，头痛，头晕虚旋，癫痫强痉，四肢挛急，语言不顺，一切中风，中痰。"钩藤味甘，性凉，归肝、心包经，息风定惊，清热平肝。《本草征要》谓钩藤："舒筋除眩，下气宽中。"两药合用共奏平肝息风之功，主治肝阳偏亢，肝风上扰证。天麻钩藤饮是治疗高血压肝阳上亢证的有效经典名方，该方现广泛应用于多种心脑血管疾病的治疗，且疗效显著。方师主张方中钩藤用量宜大，可用至45～60g，未见不良反应。

天麻-天南星

【用量】 天麻10g，天南星9g。

【功效】 祛风化痰。

【主治】 风痰眩晕。

【按语】 天麻甘缓质重，柔润不燥，性平不偏，专归肝经，功能息风止痉，善治肝风诸症。《本草汇言》曰其"主头风，头痛，头晕虚旋，癫痫强痉，四肢挛急，语言不顺，一切中风，风痰"，现代研究显示天麻有镇静、抗惊厥、降血压、抗心律失常等作用。天南星味苦、辛，性温，归肺、肝、脾经，有除痰下气、化瘀通络之功效，《开宝本草》曰其"主中风，除痰、麻痹，下气破坚积，消痈肿，利胸膈，散血，堕胎"，《珍珠囊》曰其"去上焦痰及眩晕"。具有祛痰、镇静、镇痛、抗惊厥、抗自由基和脂质过氧化物的作用。二药伍用，既能祛经络之风痰，又善息肝风而止痉，方师临证用于风痰眩晕，常获佳效。

女贞子-墨旱莲

【用量】 女贞子10g，墨旱莲10g。

【功效】 柔养肝肾，凉血止血，乌须黑发。

【主治】 ①肝肾阴亏所致头昏目眩，须发早白、神经衰弱等；②阴虚血热所致齿衄、鼻衄、肌衄、尿血、崩漏等；③慢性肝炎阴虚不足者。

【按语】 《医方集解》二至丸，即女贞子配墨旱莲而成，方中女贞子，甘苦而凉，入肝、肾经，善能滋补肝肾之阴；墨旱莲甘酸而寒，亦入肝、肾经，补养肝肾之阴，又凉血止血。二药性皆平和，补养肝肾，而不滋腻，故成平补肝肾之剂。现代亦常用于头昏目眩，须发早白、神经衰弱等证属肝肾阴虚者，临床应用，可加桑葚子、枸杞子，增益滋阴补血之功。

龙骨-牡蛎

【用量】 龙骨 15～30g，牡蛎 9～30g。

【功效】 重镇潜纳，收敛固涩。

【主治】 ①肝肾不足，肝阳化风之眩晕、震颤、肉瞤、耳鸣等；②虚阳上扰，心神不宁之惊悸、不寐、多梦、虚烦等；③遗精、遗尿、汗多之证；④吐衄、崩漏等。

【按语】 龙骨味甘、涩，性平，入心、肝经，生用可平肝潜阳、镇惊安神。牡蛎味咸，性微寒，入肝、胆、肾经，有重镇安神、潜阳补阴、软坚散结、收敛固涩之功效。龙骨与牡蛎虽归经、性味不尽相同，但临床中常相须而用。《本草求真》载，龙骨功与牡蛎相同，但牡蛎咸涩入肾，有软坚化痰清热之功，龙骨甘涩入肝，有收敛止脱、镇惊安魂之妙。二者均能镇静安神、平肝潜阳、收敛固涩，均适用于头晕目眩、心神不安、惊悸失眠、烦躁易怒及各种滑脱之证。重镇潜纳用生龙骨和生牡蛎，收敛固涩用煅龙骨和煅牡蛎。方邦江教授常以二药相须为用，对于虚阳上浮、心神不宁的神经、精神系统急重症均有较好疗效。

益母草-羚羊角

【用量】 益母草 30～60g，羚羊角粉（0.6g，分 2 次吞）。

【功效】 活血潜阳。

【主治】 高血压阳亢血瘀证。

【按语】 高血压患者肝气郁结、肝阳上亢，久之血滞为瘀、血涩生瘀，终致阳亢血瘀之证。方邦江教授依据主要病机，运用活血潜阳法，药用活血调经、利尿消肿之益母草，平肝息风、清肝明目、散血解毒之羚羊角粉，并常配伍川芎、杜仲等，药证相对，故获显效。实验研究显示活血潜阳法能降低外周阻力发挥降压作用，能改善血液流变学、抗血小板聚集及体外血栓形成，有效控制中风先兆的复发，降低脑梗死的发病率。方邦江教授认为益母草主要适用于肝阳偏亢之高血压，绝非泛泛使用。朱良春教授指出："益母草有显著的清肝降逆作用，但用量必须增至 60g，药效始宏。"方邦江教授在临床工作中依据患者血压水平，常用至 90～120g，每获良效。

石菖蒲-远志

【用量】 石菖蒲 9g，远志 9g。

【功效】 化痰祛湿，安神醒脑。

【主治】 ①痰湿蒙蔽心神之中风及中风后遗症、痴呆、神昏、多寐、癫痫、健忘、心悸。②慢性支气管炎、肺病咳喘痰多、胸闷心悸者。

【按语】 石菖蒲味辛、苦，性温，归心、胃经，化湿开胃，开窍豁痰，醒神益智。《重庆堂随笔》云石菖蒲："舒心气，畅心神，怡心情，益心志，妙药也。清解药用之，赖以祛痰秽之浊而卫宫城，滋养药用之，借以宣心思之结而通神明。"远志，味苦而温，入心经，开心窍、益心智、聪耳明目，为交通心肾、安定神志之佳品，且能祛痰开窍，安神益智。《神农本草经》云："主咳逆伤中，补不足，除邪气，利九窍，益智慧，耳目聪明，不忘，强志倍力。"《本草再新》云："行气散郁，并善豁痰。"《千金方》中治好忘的孔子大圣知枕中方、开心散、菖蒲益智丸，以及治心气不定的定志小丸，俱以石菖蒲、远志为主药之一。治健忘证，常与人参、茯苓等配伍，如《证治准绳》不忘散，临床上常用治失眠以及痰迷心窍之神志不清。治疗脑血管病，方师常用大剂量石菖蒲（20～25g）开窍化痰，每获良效。

丁香-郁金

【用量】 丁香 4g，郁金 20g。

【功效】 行气通络，开窍醒脑。

【主治】 ①中风后半身不遂，言语謇涩；②顽固性头痛、头晕。

【按语】 丁香味辛，性温，归脾、胃、肺、肾经，功效温中降逆，补肾助阳。《本草载新》云，丁香气味辛香，辛能行散，香能开窍，具有"开九窍，舒郁气"的作用，郁金味辛、苦，性寒，功效行气解郁，活血通络。《本草备要》谓郁金"行气，解郁；泄血，破瘀。凉心热，散肝郁"。二药合用，可行气通络，开窍醒脑，用于治疗中风后半身不遂，言语謇涩，以及顽固性头痛、头晕，可增强疗效。二药合用，虽为"十九畏"配伍禁忌之一，但临床应用并无不良反应。

淫羊藿-仙鹤草

【用量】 淫羊藿 15g，仙鹤草 30g。

【功效】 补肾健脑。

【主治】 ①精血不足，心肾亏虚，症见头晕、眼花、耳鸣、健忘等；②脑震荡后遗症，神经衰弱，脑功能低下等。

【按语】 淫羊藿味辛、甘，性温，归肝、肾经。"益气力，强志"（《神农本草经》），治"中年健忘"（《日华子本草》），并能"益精气"（《本草纲目》）。现代研究显示淫羊藿具有保护心脑血管系统、增强免疫功能、镇静、抗抑郁、抗氧化、抗衰老等药理作用。仙鹤草味苦、涩，性平，归心、肝经，功效收敛止血，截疟，止痢，解毒，补虚。民间用其治疗脱力劳伤效果明显，具有补虚抗疲劳作用，两药合用，正可强神益智而治疗上述头晕、眼花、耳鸣、健忘、神经衰弱、脑功能低下等病症。

第三节 情志病药对

本节收录了方邦江教授治疗失眠、心悸、精神恍惚、抑郁、焦虑状态等疾病的经验药对。

淫羊藿-仙茅

【用量】 淫羊藿 15g，仙茅 10g。

【功效】 温肾补阳。

【主治】 肾阳不振之证。

【按语】 淫羊藿味辛、甘，性温，归肝、肾经，补肾壮阳，祛风除湿。《本草正义》谓其“专壮肾阳”，《本草纲目》曰“真阳不足者宜之”。仙茅味辛，性热，补肾阳，强筋骨，祛寒湿，为“补阳温肾之专药”（《本草正义》）。两药相须，常用于肾阳不振、命门火衰所致阳痿、早泄、遗尿、畏寒肢冷、身困乏力、腰膝酸软等症。方师在此方基础上辨证加味，用于肾阳不振之高血压、顽固头痛、顽固失眠、神经症等久治不愈之痼疾，均收到一定疗效。

附子-磁石

【用量】 制附子 8～12g，磁石 20～30g。

【功效】 温阳潜镇，安神定惊。

【主治】 虚阳上浮，扰及心神之心悸、不寐、耳鸣、眩晕等。

【按语】 附子味辛、甘，性大热，归心、肾、脾经，功效回阳救逆，补火助阳，散寒止痛。磁石味辛，性寒，入肝、肾经，功效重镇安神，纳气平喘，益肾潜阳。温补心肾之附子，配伍潜镇浮阳之磁石，一兴奋，一抑制，动静结合，可温阳而不浮躁，骥镇但不沉遏，共奏温阳潜镇之效。失眠久治不愈，迭进养阴镇静药无效时，可用附子配磁石温补镇摄，助长期失眠引起神经衰弱的患者渐复脑力。

熟地黄-夜交藤

【用量】 熟地黄 10～15g，夜交藤 10～20g。

【功效】 养血安神。

【主治】　阴虚血少之心烦不寐。

【按语】　夜交藤与熟地黄均能养血。夜交藤，味甘，性平，归心、肝经，能养血安神，祛风通络，多用于失眠多梦、血虚身痛。《本草正义》言其“治夜少安寐”，《饮片新参》言其“养肝肾，止虚汗，安神催眠”。熟地黄味甘，性微温，归心、肝、肾经，具有滋阴补血、益精填髓的功效，常用于血虚不寐、心悸怔忡，张元素的《珍珠囊》谓其“大补血虚不足，通血脉，益气力”。方邦江教授常以两药相配用于治疗阴血不足、心神失养之虚烦不得眠，旨在大补阴血，血既充则心得养而神自安。夜交藤配伍补血活血、调经止痛之当归，滋肝养血、宁心安神，亦可用于阴血不足所致的虚烦不寐、多梦易惊等。

柏子仁-酸枣仁

【用量】　柏子仁 3～10g，炒酸枣仁 10～15g。

【功效】　养心安神。

【主治】　虚烦失眠。

【按语】　柏子仁味甘，性平，归心、肾、大肠经，有养血宁神、润肠之功。《神农本草经》言柏子仁“主惊悸，安五脏，益气，除湿痹”。酸枣仁味甘，性平，入心、脾、肝、胆经，能补肝养心，宁心安神，益阴敛汗，《本草再新》云：“平肝理气，润肺养阴，温中利湿，敛气止汗，益志定呵，聪耳明目。”方师临证常以二药配伍同用，养阴补血，柔肝宁心，以治阴血不足，心神失养所致的心悸怔忡、失眠健忘。

丹参-酸枣仁

【用量】　丹参 15g，酸枣仁 30g。

【功效】　清养心肝，安神除烦。

【主治】　虚烦不眠。

【按语】　丹参味苦微寒，活血祛瘀，通经止痛，清心除烦，凉血消痈，可清心凉血，除鳌安神，《滇南本草》谓之“补心定志，安神宁心。治健忘怔忡，惊悸不寐”。酸枣仁味甘酸，性平，归肝、胆、心经，《本草汇言》谓酸枣仁“敛气安神，荣筋养髓，和胃运脾”，为养肝除烦，宁心安神，治疗虚烦不眠之良药。方师临证常以二药同用，养血活血以增宁心除烦安神之效。

百合-丹参

【用量】　百合 30g，丹参 15g。

【功效】　清养心神。

【主治】　阴虚郁热，心神不宁，虚烦不眠者。

【按语】　丹参味苦微寒，归心、肝经，可清心凉血，除鳌安神，《日华子本草》言其“养神定志，通利关脉”。百合味甘性寒，归心、肺经，养阴润肺，清心安神，《日华子本草》云其“安心，定胆，益志，养五脏，治癫邪，啼泣，狂叫，惊悸”。二药合用，一润一清，既清心又敛养，心肺同调，相辅相成，共奏敛养心肺，养心安神之功。治疗神经官能症之心悸不宁、少寐梦多等配合甘麦大枣汤和生地黄、麦冬、知母则效果更好。

百合-生地黄

【用量】 百合 30g，生地黄 20g。

【功效】 养心安神。

【主治】 ①妇人阴血不足，心悸不安，甚则神志异常者；②温热病后期，热未尽、阴液耗伤，虚烦不寐者；③病毒性心肌炎恢复期。

【按语】 百合味甘性寒，归心、肺经，养阴润肺，清心安神；生地黄味甘、苦，性寒，归心、肝、肾经，有清热凉血，养阴生津的功效。两药合用，即仲景百合地黄汤，具有养阴清热，补益心肺之功效。用治百合病之心肺阴虚内热证。症见神志恍惚，意欲饮食复不能食，时而欲食，时而恶食；沉默寡言，欲卧不能卧，欲行不能行，如有神灵；如寒无寒，如热无热，口苦，小便赤，舌红少苔，脉微细。方中百合色白入肺，养肺阴而清气热；生地黄色黑入肾，益心营而清血热；二药合用，内热无以留存而外泄，失调之机得以恢复。

百合-知母

【用量】 百合 30g，知母 10g。

【功效】 清热安神，补肾养心。

【主治】 ①阴虚内热之心烦、不寐、惊悸、口渴或夜热等；②妇女脏躁病。

【按语】 百合，润肺清心，益气安神，甘寒清润而不腻；知母，清热生津，除烦润燥，甘寒降火而不燥；百合偏于补，知母偏于泻，两药合用，即仲景百合知母汤，一润一清，一补一泻，共奏润肺清热，宁心安神之功。用治百合病误汗伤津、虚热加重，烦热口渴者。妇女脏躁病，往往表现为心神恍惚、悲伤欲哭、夜寐不宁、心悸欠安，临床常以甘麦大枣汤为之调治，方师喜用知母、百合配伍使用，再加用合欢皮、夜交藤、绿萼梅、生白芍等药，养阴清热，除烦止渴，安神疏肝，奏效甚捷。

半夏-夏枯草

【用量】 法半夏、夏枯草各 15g。

【功效】 清泻郁火，交通阴阳。

【主治】 肝火内扰，阳不交阴之失眠。

【按语】 半夏治不寐，首见于《灵枢·邪客》，篇中有半夏汤治“目不瞑”。此不寐，系指胃中有邪，阳跷脉盛，卫气行于阳而不交于阴者。半夏与夏枯草合治不寐则见于《医学秘旨》，该书载一不寐患者，心肾兼补之药遍尝无效，后诊其为“阴阳违和，二气不交”，以半夏、夏枯草各 10g 浓煎服之，即得安眠。“盖半夏得阴而生，夏枯草得阳而长，是阴阳配合之妙也。”夏枯草能清泻郁火，半夏能交通阴阳，两药合用，当治郁火内扰，阳不交阴之候。若加珍珠母30g入肝安魂，则立意更为周匝，并可用于治疗各种肝病所致顽固性失眠。凡顽固性失眠，久治不愈而苔垢腻者，半夏宜加重，用量为15～20g。

茯苓-远志

【用量】 茯苓10～15g，远志10g。

【功效】 化痰宁心安神。

【主治】 失眠多梦，神志恍惚。

【按语】 茯苓味甘、淡，性平，入脾经能健脾渗湿化痰，入心经能宁心，《本草衍义》曰：“茯苓、茯神，行水之功多，益心脾不可阙也。”《世补斋医书》曰：“为治痰主药。痰之本，水也，茯苓可以行水。”远志味苦、辛，性温，归心、肾、肺经，具有安神益智、祛痰消肿之功，《滇南本草》言其“养心血，镇惊，宁心，散痰涎”。两药同入心经，均具祛痰宁神之功，方邦江教授临证常二药配伍，安神益智、增强记忆力，用于痰蒙心窍所致的神志不清、心悸、健忘、惊恐、失眠等。

太子参-合欢皮

【用量】 太子参15g，合欢皮15g。

【功效】 调畅心脉，益气和阴。

【主治】 心气不足、肝郁不达之情志病。

【按语】 合欢皮味甘，性平，入心、肝经，功擅宁心悦志、解郁安神。《神农本草经》谓能“安五脏，和心志，令人欢乐无忧”。太子参，其用介于党参之补、沙参之润之间，其性不温不凉，不壅不滑，系补气生津之妙品。《饮片新参》谓其：“补脾肺元气，止汗生津，定虚悸。”两药相伍，疏补两济，平正中庸，实有相须相使、相辅相成之妙，治疗心气不足、肝郁不达的情志病，确有调肝解郁、两和气阴之功。

栀子-香豆豉

【用量】 栀子9g，香豆豉6g。

【功效】 清热除烦，宣发郁热。

【主治】 改善抑郁、焦虑等症状。

【按语】 栀子味苦，性寒，归心、肺、三焦经，泻火除烦，清热利尿，具有凉血解毒之功效。朱丹溪云“栀子为散三焦火郁之药”。方师认为栀子善清上焦火热，主治火郁，常用于急危重症并发抑郁、焦虑等精神疾病的镇痛、镇静，尤其是治疗感染及感染后心烦不寐等。香豆豉味辛、甘、微苦，性寒（由桑叶、青蒿发酵）或微温（由麻黄、苏叶发酵），归肺、胃经，升散涌吐，宣散郁热。栀子合香豆豉，即《伤寒论》栀子豉汤。方邦江教授抓住栀子豉汤的临床治疗特点，认为：其一全身证是以“烦”为重点的精神状态，局部证是以胸中懋闷不适为主；其二患者临床主诉多，平时多思多虑性格明显，而实际检验多为阴性结果。在临床上将栀子豉汤与黄连温胆汤、癫狂梦醒汤、百合地黄汤联合使用，可显著改善患者抑郁、焦虑等症状，甚至可替代或减少镇痛镇静药物的使用。

第四节 虫类药药对

方邦江教授在治疗危重与疑难脑病时善用水蛭、全蝎、地龙、蜈蚣、乌梢蛇、土鳖虫等虫类药。就药性而言，虫类药有其自身特有的共性，如多偏寒凉、味多咸甘、性多沉降、多归肝经等，这些并非虫类药物所独有，相比之下，虫类药乃血肉之品，有情之物，性喜攻逐走窜，通经达络，搜剔疏利，无处不至。同时又和人类体质比较接近，容易吸收利用，故其效用佳良而可靠，可起到力挽狂澜的作用。

方邦江教授指出虫类药虽可起沉疴，效果明显，但虫类药均属破气耗血伤阴之品，不可过量久服，应以小剂量为主，并喜用地黄、当归、鸡血藤等滋阴养血活血之品伍之以制其偏胜。同时方邦江教授倡导虫类药物研粉、生用为佳，不宜久煎，在使用时还要注意有无过敏反应。

僵蚕-全蝎

【用量】 僵蚕10g，全蝎末0.6g。

【功效】 息风定惊。

【主治】 ①小儿惊搐；②周围型面瘫，口眼㖞斜。

【按语】 僵蚕味咸、辛，性平，归肝、肺、胃经，祛风止痉，化痰散结，解毒利咽，主治惊痫抽搐、中风口眼㖞斜、头痛、咽喉肿痛、疮毒等急重症。《神农本草经》云僵蚕："主小儿惊痫夜啼。"《日华子本草》曰："治中风失音，并一切风疾。"全蝎味辛，性平，归肝经，功效息风镇痉，攻毒散结，通络止痛。《本草衍义》云："蝎，大人小儿通用，治小儿惊风，不可阙也。有用全者，有只用梢者，梢力尤功。"现代药理研究表明，僵蚕、全蝎均有抗惊厥的作用，两者合用祛风化痰，通络止痉，可治疗小儿惊搐。治疗周围型面瘫口眼㖞斜，常用僵蚕、全蝎，再配制白附子、防风煎汤送服蜈蚣粉，风邪得散，痰浊得化，经络通畅，收效甚速。方师亦将其用于治疗面肌痉挛、三叉神经痛等属于风痰阻络者。

附子-全蝎

【用量】 附子6g，全蝎3g（研吞）。

【功效】 温阳息风止惊，散寒通络止痛。

【主治】 顽固性抽搐及阳虚寒凝之痹痛、麻木、偏头痛等。

【按语】 附子味辛、甘，性大热，归心、肾、脾经，功擅回阳救逆，补火助阳，散寒止痛。全蝎味辛，性平，归肝经，功效息风镇痉，攻毒散结，通络止痛。《证治准绳》蝎附散以此两味为主药。附子温阳祛寒除湿，全蝎通络止痛，二药相伍，临床用于治疗顽固性寒凝痹痛、头痛、抽搐等症每有殊功。除危急情况之外，附子当慎用，不妨先从小剂量（3～6g）开始，如无反应，可以逐渐加大用量，采取递增的方式，大致以30g为度。得效后就不必再用大量，亦可同样采取递减的方式，慢慢减下来。

白附子-全蝎

【用量】 制白附子3～9g，炙全蝎粉3g（研吞）。

【功效】 息风和络。

【主治】 面瘫。

【按语】 白附子味辛，性温，归胃、肝经，祛风痰，定惊搐，解毒散结，止痛。全蝎味辛，性平，归肝经，息风镇痉，攻毒散结，通络止痛。二药相伍，取牵正散之意，全蝎色青善走者，独入肝经，风气通于肝，为搜风之主药；白附子辛散，能治头面之风，临床用于治疗风痰阻于头面经络而见口眼㖞斜，或面肌抽动等症。治面瘫，初期可加钩藤、荆芥、蝉衣，日久则加赤芍、僵蚕、石决明。

蜈蚣-全蝎

【用量】 全蝎、蜈蚣各等份，共研细末。每服 1～3g（按年龄、病情增减用量），1日2～3次，开水送服。

【功效】 息风，定痉，止痛。

【主治】 偏头痛、癫痫及各种痹痛、痉挛、抽搐。

【按语】 蜈蚣味辛，性温，入肝经，有息风镇痉，攻毒散结之功。《本草纲目》谓之“治小儿惊厥风搐，脐风口噤，丹毒，秃疮，瘰疬，便毒，痔漏，蛇伤”。方师认为蜈蚣走窜力速，性善搜风，凡气血凝聚之处皆能开之。全蝎味辛，性平，归肝经，祛风止痉，通络止痛，攻毒散结。《开宝本草》谓全蝎：“疗诸风瘾疹，及中风半身不遂，口眼㖞斜，语涩，手足抽掣。”《本草图经》：“治小儿惊搐。”治疗急性脑血管病及各类重症脑病并发抽搐者，蜈蚣常配合全蝎同用，两者协同，作用加强。实验研究证明，两药对中枢神经兴奋剂引起的惊厥，有明显的抑制作用。经常发作癫痫者，持续给药，可减少或控制其发作。临床实践证明，对小儿乙脑或高热惊搐，方中加用两药，有止搐缓惊作用。蜈蚣与全蝎亦有镇痛、消炎、改善血液循环的作用，治疗偏头痛及各种痹痛亦有佳效。

全蝎-蜈蚣-僵蚕-地龙

【用量】 炙全蝎、炙蜈蚣、炙僵蚕、地龙各等份，共研细末，每服1～3g，1日2～3次。

【功效】 息风定惊，控制抽搐。

【主治】 ①癫痫；②乙脑高热抽搐、神昏惊厥。

【按语】《本草纲目》云："蝎，足厥阴经药也，故治厥阴诸病。诸风掉眩，搐掣，疟疾寒热，耳聋无闻，皆属厥阴风木，蝎乃治风要药，俱宜加而用之。"地龙味咸，性寒，归肝、胃、肺、膀胱经，清热息风，通经活络，清肺平喘。全蝎不仅有祛风定惊之功，并可涤痰、开瘀、解毒，有"开瘀降逆"之功，配伍清热定惊、祛风止痉之蜈蚣、僵蚕、地龙，对脑病证见痰浊阻塞气机、蒙蔽心窍、高热羁缠、神昏惊厥者，可获良效。而见风动抽搐者，用之可缓搐定惊，但须配合辨证汤剂服用。对癫痫反复发作者，坚持服此药，可以减少发作次数或减缓发作。

第五节 角 药

浮小麦-甘草-大枣

【用量】浮小麦 30～90g，炙甘草 10g，大枣 30g。

【功效】益养心气，除烦安神。

【主治】脏躁、汗证之精神恍惚，常悲伤欲哭，不能自主，心中烦乱，睡眠不安，甚则言行失常等精神神经症状。

【按语】《金匮要略》甘麦大枣汤即用浮小麦配合炙甘草、大枣益气润燥、宁神除烦，主治"妇人脏躁，喜悲伤欲哭，象如神灵所作，数欠伸"。方师常加酸枣仁，自拟加味甘麦大枣汤应用于临床。酸枣仁味甘，性平，归心、脾、肝、胆经，功效养肝，宁心，安神，敛汗。生、炒酸枣仁在同一剂量下药理作用无差异，但存在一定的剂量效应关系。在临床中方师选用生酸枣仁，认为剂量在 40～50g 效果最著，常用于精神系统疾病和重症情志病变，尤其对焦虑症顽固性失眠，效果尤佳。方师以自拟方加味甘麦大枣汤合百合地黄汤用于治疗精神神经病症，常取得较好的临床效果。现今临床若见心神烦乱，夜寐不实，多梦纷纭者，俱可以此方随症加味，多收殊效。

大黄-三七-花蕊石

【用量】大黄 10～30g，三七粉 3g，花蕊石 20g。

【功效】通腑泄热，化瘀止血。

【主治】急性中风大便秘结者。

【按语】对于老年患者来说，尤其是高血压的老年患者，便秘是诱发中风的危险"杀手"之一。大黄苦寒，入胃、大肠、肝经，功效攻下通便，泻热毒，破积滞，行瘀血。《药品化义》："大黄气味重浊，直降下行，走而不守，有斩关夺门之力，故号将军。专攻心腹胀满，胸胃蓄热，积聚痰实，便结瘀血，女人经闭。"三七味甘、微苦，性温，归肝、胃经，散瘀止血，消肿定痛。《玉楸药解》谓三七"和营止血，通脉行瘀，行瘀血而敛新血"。花蕊石味酸、涩，性平，归肝经，化瘀止血。《本草纲目》言其"治一切失血伤损，内漏目翳"。用大黄、三七和花蕊石治疗急性中风大便秘结，通腑泻下，化瘀止血，不论其是出血性还是缺血性，均有应用指征，直至大便稀软时停用。三药联用，还可起到降压、降颅压以及退热的作用。

珍珠母-石决明-青礞石

【用量】　珍珠母30～60g，石决明30g，青礞石30g。

【功效】　平肝潜阳，安神定惊。

【主治】　头痛眩晕、心悸失眠、癫狂惊痫、肝热目赤等症。

【按语】　珍珠母味咸性寒，入肝、心经，能平肝潜阳，定惊明目。《饮片新参》谓珍珠母："平肝潜阳、安神定惊、清消热痞。"石决明味咸性平，入肝、肾经，能平肝潜阳，除热明目。《海药本草》谓其"主青盲内障，肝肺风热，骨蒸劳极"。《中国医学大辞典》云："珍珠母兼入心、肝两经，与石决明但入肝经者不同，故涉神志病者，非此不可。"临床上见肝阳上亢诸症，方师喜用两药配伍，既能协同提升平肝潜阳之效，又能养阴安神以防虚火扰心。方邦江教授治疗急性脑血管病、颅脑损伤、高血压危象等急重症，出现头痛眩晕、肢体震颤者，珍珠母、石决明常配合生牡蛎使用，出现心悸失眠、脉结代、心律失常者，珍珠母、石决明常配合酸枣仁、甘松等使用。青礞石为临床常用矿物药，味甘、咸，性平，归肺、心、肝经，具有坠痰下气、平肝镇惊之功。《本草纲目》载："治积痰惊痫，咳嗽喘急。"《得宜本草》："治一切痰积、病痰；得焰硝，治惊风危证。"青礞石既能攻消痰积，又能平肝镇惊，为治痰要药，治惊痫之良药。方邦江教授临床常灵活运用青礞石配伍羚羊角、大黄、胆南星、石菖蒲、广郁金、天竺黄等治疗脓毒症、脑炎、肺性脑病、重症脑血管病并发的谵妄等症状，即取其坠痰、下气和镇静、定惊之功。也可用于癫痫发狂、精神分裂症、小儿抽动秽语综合征、惊风抽搐之属痰、热、火、实所致的病证。

龟板-龙骨-石菖蒲

【用量】　龟板10～15g，龙骨20～30g，石菖蒲6～10g。

【功效】　补心肾，宁心神。

【主治】　心肾阴虚，精神恍惚，健忘，失眠，如神经症之候。

【按语】　龟板味甘、咸，性寒，入心、肝、肾经，滋阴潜阳，益肾强骨，养血补心，退虚热。龙骨味甘、涩，性平，入心、肝经，生用可平肝潜阳、镇惊安神。石菖蒲味辛、苦，性温，入心、胃经，具有开窍豁痰、醒神益智、化湿开胃的功效。上三药加远志，即为《备急千金要方》孔圣枕中方，此方所治好忘，是心血亏损不能供养元神与痰浊阻窍的综合反应，且痰浊阻窍为治疗重点。方师常用以治疗心肾不交、心虚火旺引起的心烦、失眠、健忘、耳鸣耳聋、精神恍惚等症。

全蝎-钩藤-紫河车

【用量】　炙全蝎、钩藤、紫河车各等份，共研细末，每服3g，每日2次，开水送下。

痛定后，药量酌减，每日或间日服 1 次，以巩固疗效。

【功效】 祛风解痉，通络止痛，益养脑络。

【主治】 偏头痛。

【按语】 偏头痛与肝阳偏亢，肝风上扰，脑络痉挛有关，此方即针对这种病机，以全蝎祛风解痉，通络止痛为主，钩藤息风止痉，清热平肝为辅，久病多虚，再以紫河车补气血、益肝肾、养脑络为佐。三药合用，标本兼顾，药少力专效宏，头痛可除。若加入地龙，疗效更佳。此方除内服之外，亦可取全蝎末少许，置于痛侧太阳穴，用胶布固定，隔日一换，此法对肿瘤转移脑部之头痛亦有效果。

杜仲-桑寄生-怀牛膝

【用量】 杜仲 10g，桑寄生 9～15g，怀牛膝 12g。

【功效】 补肾降压。

【主治】 高血压肝肾不足证。

【按语】 杜仲甘温而补，归肝、肾经，有补肝肾、强筋骨、安胎的功效，《本草求真》曰："杜仲……入肝而补肾，子能令母实也。"《神农本草经》言其"主腰脊痛，补中益精气，坚筋骨，强志"。现代研究显示，本品有降血压、增强免疫、利尿等多种药理作用。桑寄生苦燥甘补，性平不偏，入肝、肾经，具有祛风除湿、活血通脉、补益肝肾之功效。桑寄生始载于《神农本草经》，《日华子本草》曰："助筋骨，益血脉。"《本经逢原》曰："桑寄生……充肌肤，……性专祛风、逐湿、通调血脉。"其具有利尿、降压、镇静、舒张冠状动脉、降血糖、降血脂的药理作用。怀牛膝苦泄降，酸入肝，甘补渗，归肝、肾经，具有活血通经、舒筋利痹、利尿祛湿之功效，《神农本草经》曰："逐血气。"《本草衍义补遗》曰："能引诸药下行。"其具有抗凝血、改善血液循环、降血压、降血糖、降脂、增强免疫、抗衰老的药理作用。三者合用补肝肾，强筋骨，活血通络，利尿降压，方师临证常用于治疗高血压肝肾不足证，症见眩晕、头痛等。

第五章 常 用 验 方

第一节 创 新 验 方

一、复元醒脑汤

【组成】 人参 30～60g，胆南星 45～60g，石菖蒲 24g，三七粉 10g，水蛭粉 6g，益母草 30g，大黄粉 30～60g。

【功效】 扶持元气，逐瘀化痰，泄热息风，通络开窍。

【主治】 心肺复苏后缺氧缺血性脑病、重症颅脑损伤、重症脑血管病等重症脑病。

【方解】 方邦江教授认为脑梗死发病以元气虚损为根本，痰瘀互结、痰热生风为病机核心，《素问·上古天真论》云“女子七七”，“男子八八”，“天癸竭”，肾元亏虚，形神俱伤，可为中风的发病基础，正如元代沈金鳌提出“元气虚为中风之根也”。气为血之帅，气行则血行，气虚则血行迟滞而为瘀；气不摄血，血溢脉外，亦成瘀血；气虚则水饮内停，聚而生痰；由此气虚而痰瘀互结为中风后的主要病机，痰、瘀为元气亏虚导致的中间病理产物，一旦生成，又成为新的病理过程启动之因。痰瘀互阻，化风生热，风火相煽，乃发“中风”，临床以本虚标实、上盛下虚为主。中风急性期，患者邪实盛，邪气侵袭导致人体表现“急性虚证”状态者居多，病后元气渐损，均当复元为主。据此，方师提出了以扶持元气为主，佐以逐瘀化痰、泄热息风、通络开窍为辅的复元醒神法，并自拟复元醒脑汤治疗中风病取得良好临床疗效。实验研究显示复元醒脑汤可以有效保护血脑屏障，减少再灌注损伤对其造成的二次破坏，降低血脑屏障通透性，减轻脑水肿进展程度，并可以减轻皮质神经细胞肿胀程度、炎症细胞浸润和微血管内皮细胞的损伤，进而改善神经缺损行为，促进局部神经与血管的再生和侧支循环的建立，在脑梗死中亦可显著改善胰岛素敏感指数，对胰岛素抵抗具有明显的干预作用，这可能是复元醒脑汤治疗脑梗死的重要机制之一。

方中人参大补元气，补脾益肺，脾气健运，肺气宣畅，则痰浊自消，气为血帅，气盛血行，瘀血自消，可达扶正祛邪之目的，为治本之药；三七止血不留瘀，并且可以达到化瘀目的；大黄通腑泻下，清热解毒，兼具活血化瘀之功，与三七合用一通一涩，止血不留瘀，且能通过通腑达到涤痰泻浊之功，使痰、瘀、热等浊邪得除，气血调达，经络通畅；《丹溪心法》谓“中风大率主血虚有痰”，应“治痰为先”。石菖蒲功擅治痰，为开窍要药，痰浊去，气血通，神明自复；胆南星清热化痰，息风定惊，与石菖蒲合用可治疗痰湿与风邪交阻脑窍之症；水蛭活血化瘀、消癥破结，近人张锡纯认为本品“破瘀血而不伤新血，专入血分而不损气分”，为化瘀峻品；益母草尤善解郁平肝、活血祛风，《本草汇言》云“益母草，行血养血，行血而不伤新血，养血而不滞瘀血，诚为血家之圣药也”。因此，方教授常用大量益母草（120g）活血化瘀。诸药合用，方小力专，起“复元醒脑、逐瘀化痰、泄热息风”之功，药后诸症缓解、症趋平稳。

参、芪在危重病时量应该大，同时配伍少量活血养血药，用于复元醒脑疗效甚好，即在大剂量人参（30～60g）、生黄芪（120～150g）中配伍少量地龙、水蛭、当归尾、川芎、赤芍、桃仁、红花等，经验独到，收效甚佳。基于“急性虚证”理论，方师认为中风的发生多以气虚为先，故常用大剂量黄芪益气治疗中风。对于高血压中风患者，参、芪大多为医家所忌惮，恐有升压而生变证，平素医家多认为人参、黄芪对高血压实证患者当忌用。方教授认为“凡病皆以辨证论治为主”，对气血两虚者则需补之，并且在临床中对气虚高血压患者每以补中益气汤收效。至于高血压患者是否有升压之嫌，据方教授临床经验，黄芪大剂量可以降压，小剂量养血升压，与药物剂量存在不同量效关系。

重症脑病包括心肺复苏后缺氧缺血性脑病、重症颅脑损伤、重症脑血管病、重症颅内感染等。方师认为，重症脑病在内外致病因素的作用下，或呈急性虚证，或病后元气渐损，致“元气亏虚、痰瘀互阻、风火相煽”的病理状态，可视为该病的核心病机。复元醒脑汤以固本复元为主，逐瘀化痰、泄热息风、通络开窍为辅，亦可用于治疗重症脑病，体现了中医中药治疗脑损伤的精髓。

二、益气活血方

【组成】 补阳还五汤加丹参10g、鸡血藤30g、桂枝9g。

【功效】 益气活血，祛瘀通络。

【主治】 脑血管病。

【方解】 急性脑血管病大多起病急，变化快，病情危重，并发症多，病情易反复，其致残率、病死率极高，发病后通常会在短时间内迅速发展为气血阴阳俱损，脏腑功能衰竭的危重证候，属中医四大疑难证候之一，与“急性虚证”表现的急、危、重三个特点不谋而合。中医“急性虚证”常见的致病因素繁多，包括气血、津液严重耗伤，甚则出现阴阳离决之势，其中气虚与“急性虚证”的联系尤为紧密。气不内守而失散，导致正气衰微，瘀血留滞。基于“急性虚证”之气虚病机，补益之法治疗疾病的思路尤为重要。益气则血行通畅，进而延缓“急性虚证”的病情发展。《素问·五常政大论》曰“虚则补之”，即提出补益之法。针对人体气血阴阳俱虚和脏腑功能衰竭，方邦江教授认为分而补益是“急性虚证”的重要治疗方法。

在中医“急性虚证”学术理论的指导下，方邦江教授提出“治急者亦可治其本”的学术思想，创立了益气活血方并运用其针对性防治急性脑血管病。益气活血方是中医“急性虚证”理念中补益法的重要体现及中医“急性虚证”的理念拓展。补阳还五汤是清代医家王清任创立的治疗脑血管病气虚血瘀证的代表方剂。益气活血方具有补阳还五汤的优点，益气活血、化瘀通络的功效较强，方中重用生黄芪为君药，大补脾胃之气以资化源，气旺则血行通畅；臣药以当归补血活血，配伍赤芍、川芎、桃仁、红花四味药协同当归以活血化瘀；地龙通经活络，周行全身。同时加丹参、鸡血藤、桂枝三味药，引药上行，温通经络，活血化瘀。国医大师张学文言："丹参配黄芪，益气又救急。"黄芪性温味甘，丹参性微寒味苦，二者配伍增强黄芪补气升阳的功效，是补气活血法的重要体现；丹参配桂枝，行血可通阳，二者同用相得益彰；鸡血藤是补血活血的佳品，与桂枝同用相辅相成。全方配伍，诸药合用，既可攻补兼施，标本兼顾，又可益气活血，祛瘀通络，补气而不壅滞，活血而不伤正。

实验研究发现，益气活血方可以有效减少脑血管患者颅内微栓子，降低血清黏附因子细胞间黏附分子-1（ICAM-1）、血管细胞黏附分子-1（VCAM-1）水平、降低氧化应激产物丙二醛、超氧化物歧化酶水平，降低多种炎症因子表达，有效改善血清内皮素-1、血管生成素-1、白细胞介素-6、白细胞介素-1β 的表达水平，恢复血管内皮细胞，改善脑部微循环，同时有效改善脑部炎症反应，降低氧化应激产物水平，达到治疗脑血管病气虚血瘀证的目的。

三、息风除颤汤

【组成】 珍珠母 30g（先煎），当归 15g，熟地黄 45g，人参 15g，酸枣仁 15g，柏子仁 15g，羚羊角粉 3g（冲服），茯神 9g，天麻 30g，怀山药 60g，枸杞子 30g，黄芪 90g，黄精 30g，蜈蚣 4g（研粉冲服），全蝎 4g（研粉冲服），灵磁石 30g，山萸肉 60g。

【功效】 育阴潜阳，息风通络。

【主治】 颤病（风阳内动）。

【方解】 帕金森病是锥体外系慢性退行性疾病，以静止性震颤、肌强直、运动缓慢、姿势反射减少为特征，伴见流涎、言语欠利、咳痰、气喘等症状。方邦江教授认为，帕金森病属中医"风证""颤病"范畴，基本病机为肝风内动，筋脉失养。《黄帝内经》对本病已有认识。《素问·至真要大论》曰："诸风掉眩，皆属于肝。"《素问·五常政大论》又有"其病摇动""掉眩巅疾""掉振鼓栗"等描述，阐述了本病以肢体摇动为其主要症状，属风象，与肝、肾有关。据此，方师自拟息风除颤汤育阴潜阳、息风通络，治疗颤病（风阳内动）取得良好临床疗效。

方邦江教授临证喜用珍珠母配合疏肝养血通络药物。珍珠母味甘、咸，性寒，入肝、心经，《饮片新参》谓之"平肝潜阳，安神魂，定惊痫，消热痞"。方教授在治疗神经系统疑难急重症时，若患者出现肢体震颤、心悸难眠等症状时，常用珍珠母 30g，症状重者可用至 60g，入汤剂先煎；头痛头晕、肢体震颤者，常配合生牡蛎、石决明；眼花、耳鸣、面颊燥热，兼有阴虚者，配合女贞子、墨旱莲、熟地黄等；心火亢盛，心神不安、烦躁难眠者，可配合黄连、灵磁石、朱砂，以清心镇静安神；心悸失眠、脉结代者，加用酸枣仁、远志、炙甘草、甘松等。

四、止 眩 汤

【组成】 法半夏 9g，炒白术 10g，天麻 10g，橘红 9g，茯苓 15g，泽泻 15g，川芎 6g。

【功效】 祛痰息风。

【主治】 眩晕（风痰上扰）。

【方解】 “无风不作眩”：《素问·至真要大论》认为：“诸风掉眩，皆属于肝。”清代叶天士《临证指南医案·眩晕门》华岫云按云：“经云诸风掉眩，皆属于肝，头为诸阳之首，耳目口鼻皆系清空之窍，所患眩晕者，非外来之邪，乃肝胆之风阳上冒耳，甚则有昏厥跌仆之虞。”说明眩晕与肝风关系密切。肝为风木之脏，体阴而用阳，肝郁化火伤阴或水不涵木，肝阳上亢，肝风内动而发眩晕。

“无痰不作眩”：汉代张仲景认为痰饮是眩晕发病的原因之一，为后世“无痰不作眩”的论述提供了理论基础。元代朱丹溪倡导痰火致眩学说，《丹溪心法·头眩》记载：“头眩，痰挟气虚并火，治痰为主，挟补气药及降火药。无痰不作眩，痰因火动，又有湿痰者，有火痰者。”

方邦江教授总结前人经验，认为祛痰息风为眩晕治疗主要大法，并用止眩汤治疗。此方为半夏白术天麻汤和泽泻汤加减，方中半夏辛温，燥湿化痰，降逆止呕，治湿痰必当取用，因其长于燥湿祛痰；天麻甘平，为治风痰之要药，善于息风止痉。二药同用，标本兼顾，获痰去风平之效，为治风痰眩晕头痛之要药。《脾胃论》云：“足太阴痰厥头痛，非半夏不能疗。眼黑头眩，风虚内作，非天麻不能除。”白术及茯苓均为健脾除湿药，一燥一渗，使水湿除而脾气健；橘红燥湿化痰，理气宽中；泽泻泻水湿，行痰饮；白术治痰饮停聚，诸阳不升之头目昏眩；泽泻合白术，重在利水，兼健脾以制水；川芎则为本方药引，辛窜上达脑窍，通络除痉，平息肝风，正如《本草汇言》曰：“能去一切风，调一切气。”全方共行健脾燥湿、化痰息风通络之功效。眩晕较甚者，可加龙骨、牡蛎、僵蚕、胆南星等以加强化痰息风之力；呕吐甚者加代赭石、竹茹、生姜。临床上耳源性眩晕、高血压眩晕、神经性眩晕等属风痰上扰者均可加减应用。

五、复方平眩汤

【组成】 天麻 12g，白术 12g，法半夏 9g，陈皮 9g，附片 9g（先煎），川芎 9g，石菖蒲 9g，泽泻 15g，车前子 15g，龙骨 25g（先煎），牡蛎 25g（先煎），茯苓 30g，甘草 6g，生姜 3 片。

【功效】 温阳利湿，平肝活血。

【主治】 梅尼埃病。

【方解】 中医学认为，梅尼埃病多为脏腑内伤，风、火、痰、瘀尤其是痰浊上犯清窍，或精血衰耗、清窍失养所致。本病与肝、脾、肾、脑之关系极为密切。病性属本虚标实。治疗则以脾肾之虚为本，风、火、痰、瘀为标，复方平眩汤乃标本兼顾之方，集温阳、利湿、化浊、平肝、活血于一炉。药用天麻、龙骨、牡蛎平肝息风；法半夏、陈皮化痰降浊；茯苓、泽泻、车前子淡渗利湿；附片、白术补益脾肾，使痰饮得以活化，以绝生痰之源；川芎祛瘀通窍。药中病机，故有较好的疗效。复方平眩汤对梅尼埃病的作用机制，可能是通过镇静、利尿、改善微循环、调节机体免疫等综合作用而达到治疗效应的。临床上症见眩晕、耳鸣、听力减退等表现，辨证为脾肾亏虚，风、火、痰、瘀上犯清窍者，均可加减运用。

六、偏头痛汤

【组成】 当归 10g，丹参 12g，生地黄 15g，白芍 12g，玄参 12g，菊花 6g，细辛 3g，防风 9g，吴茱萸 5g，川芎 10g，络石藤 10g。

【功效】 养血祛风，通络止痛。

【主治】 偏头痛。

【方解】 目前关于偏头痛具体的发病机制仍不完全清楚，以血管学说、神经学说、感染学说、遗传学说及三叉神经血管学说等一系列学说为主，很多研究表明偏头痛发作期血管活性物质的异常释放致颅内血管舒缩功能失调，导致偏头痛的周期性发作。偏头痛属中医学“头痛”“头风”“脑风”等范畴。其病因病机有外感与内伤两个方面，因偏头痛具有慢性周期性发作的特点，病史较长，符合内伤头痛的病机特点，内伤头痛以虚实为主，或虚实夹杂为病。病程较长者常见阴血不足、虚风内动、络脉瘀阻证。偏头痛汤取当归、丹参、生地黄、白芍、玄参养血活血通络；菊花、防风、吴茱萸、细辛祛风通络止痛；川芎为治头痛之要药，李东垣言“头痛必用川芎”，张元素称川芎“上行头目，下行血海，能散肝经之风，治少阳厥阴经头痛，及血虚头痛之圣药也”，其上行头目，辛温升散，祛风止痛，为全方之要药；络石藤善祛风通络，作为佐使药。此方诸药如适作加减，对外感风邪头痛也甚相宜。血虚者，加用黄芪；瘀重者，加三七、地龙、鸡血藤等。

七、加味甘麦大枣汤

【组成】 浮小麦 60～90g，酸枣仁 40～50g，炙甘草 10g，大枣 30g。

【功效】 益养心气，除烦安神。

【主治】 癔病、更年期综合征、神经衰弱、神经官能症等见精神恍惚，常悲伤欲哭，不能自主，心中烦乱，睡眠不安，甚则言行失常者。

【方解】 中医认为情志病是指因“七情”而致的脏腑、阴阳、气血失调的一种疾病。情志上的大喜、大怒、大悲等突然强烈的情志刺激，或忧思郁结等长期、持久的情志刺激，超过了人体的生理调节范围，致使气机紊乱、脏腑损伤、阴阳失调而引起疾病。七情致病不同于外感病因从肌表、口鼻而入，而是直接伤及内脏，是造成内伤病的主要致病因素之一，所以又称“内伤七情”，与脏腑对应分别是“怒伤肝，喜伤心，思伤脾，悲忧伤肺，恐伤肾”。

因突遭情志刺激，耗伤心阴，损伤心气，或因忧思过度，心阴受损，肝气失和，可致脏躁之症。心阴不足，心失所养，则精神恍惚，睡眠不安，心中烦乱；肝气失和，疏泄失常，则悲伤欲哭，不能自主，或言行妄为。治宜养心安神，和中缓急。

方邦江教授对癔病、更年期综合征、神经衰弱、神经官能症等见精神恍惚，常悲伤欲哭，不能自主，心中烦乱，睡眠不安，甚则言行失常，表现为脏躁之症者，在临床治疗中，自拟加味甘麦大枣汤治疗，益养心气，除烦安神。方中小麦养心阴、益心气、安心神、除烦热；甘草补益心气、和中缓急；大枣甘平质润、益气和中、润燥缓急。《金匮要略》甘麦大枣汤即用浮小麦配合炙甘草、大枣益气润燥、宁神除烦，主治“妇人脏躁，喜悲伤欲哭，象如神灵所作，数欠伸”。酸枣仁味甘，性平，归心、脾、肝、胆经，养肝，宁心，安神，敛汗。生、炒酸枣仁在同一剂量下药理作用无差异，但存在一定的剂量效应关系。在临床中方师选用生酸枣仁，认为剂量在40～50g效果最著，常用于精神系统疾病和重症情志病变，尤其对焦虑症顽固性失眠，效果尤佳。阴虚者配合百合地黄汤为主方，阳虚者可配合温肾阳药物，精亏者加用胶类药物，运用于治疗精神神经病症，常取得较好的临床效果。现今临床若见心神烦乱，夜寐不实，多梦纷纭者，俱可以此方随症加味，多收殊效。

八、补肾通窍汤

【组成】 熟地黄15g，枸杞子15g，当归15g，白芍10g，益智仁15g，黄芪15g，丹参15g，川芎10g，红花10g，远志10g，石菖蒲10g，茯苓15g，陈皮10g，枳壳10g。

【功效】 补肾为主，兼活血化痰开窍。

【主治】 血管性痴呆。

【方解】 血管性痴呆属中医“中风痴呆病”范畴。中医学认为“肾虚髓亏，脑府失养，痰瘀阻窍，神明失聪”是痴呆病的基本病机，临床治疗以补肾填精，活血通络，化痰开窍为基本大法。肾精充足则脑髓得养，脑络通畅心窍开通则神明复聪，故补肾通窍汤选用熟地黄、枸杞子、当归、白芍补肾填精，益髓健脑；益智仁补肾益智；黄芪大补元气；丹参、川芎、红花活血化瘀，疏通脑络；远志、石菖蒲、茯苓、陈皮、枳壳化痰开窍，醒神复聪，诸药合用共奏补肾填精，益髓健脑，活血通络，化痰开窍，醒神复聪之功。中药药理学研究显示：熟地黄、枸杞子、当归、白芍具有增强人体造血功能，改善脑组织能量代谢，补充大脑活性物质，增强记忆与抗衰老的作用；远志、石菖蒲的活性成分具有减轻和逆转氧自由基的损伤，增强学习记忆能力，防止脑组织萎缩的功效。

第二节 古方今用

一、三 生 饮

三生饮来源于《医方集解》，由生南星四钱，生川乌、生半夏各三钱，广木香一钱，人参一两，生姜组成，具有祛风除痰，散寒通络之功效，主治中风闭证，昏不知人，口眼㖞斜，半身不遂，咽喉作声，痰气上壅，舌苔白腻，脉弦滑。

《医方集成》记载：“三生饮，治中风卒然昏愦，不省人事，痰涎壅盛，语言蹇涩等证。李东垣曰：中风非外来风邪，乃本气自病也。凡人年逾四旬，气衰之际，或忧喜忿怒伤其气者，多有此证，壮岁之时无有也，若肥盛者则间有之，亦是形盛气衰而如此耳。昂按：此即东垣主乎气之说。生南星一两，生川乌去皮，生附子去皮，木香，每服一两。加人参一两煎。”方中天南星、川乌、附子均是有毒之品，生用毒性更大，三生饮以三味大毒之品不经炮制直接入方，用于治疗中风急症寒痰壅滞之证。古人对本方多有应用和论述，清代姚济苍的《卒中厥证辑要》甚至将其列为治疗卒中的主方。然而由于本方的峻烈毒性，当代医家对其效果少有探索。

实验研究证明，三生饮能抗氧化、扩张血管、降低血压、抑制血小板聚集等，能显著增加脑血流量和股动脉血流量，降低脑氧耗量，现代常用于治疗脑血管疾病。对于中风病痰浊瘀闭之阴闭证，方师常以涤痰汤合三生饮加减，祛风、化痰、开窍；若痰浊内闭而致亡阳者，内闭外脱，参照温开法，如用三生饮则应配与全方等量的人参。《辨症玉函》："倘阳虚而中者，用三生饮，必须用人参二两或三两，始可回生。与其日后用之，不若乘其欲绝未绝之顷多用人参，可转死回生之易也。"对于脑梗死伴癫痫，方师常以三生饮合蝎蜈散、导痰汤加减治疗，息风止痉、泻火解毒，痰火有出路，风邪无所凭，则神志转清而肢搐渐止。眩晕与头痛的形成机理甚多，气虚、血虚、阴虚、痰饮均可致眩晕与头痛，由寒痰引起者，亦可用此方加减治疗。

方中天南星、川乌、附子生用毒性大，必须注意用量用法，煎煮时间要长，宜改用制川乌、制南星、制附子，以减轻毒副作用。

二、安宫牛黄丸

安宫牛黄丸出自清代吴瑭《温病条辨》，载其"芳香化秽浊而利诸窍，咸寒保肾水而安心体，苦寒通火腑而泻心用之名方，兼治飞尸卒厥，五痫中恶，大人小儿痉厥之因于热者"。它与紫雪丹、至宝丹一起，合称为"中医温病凉开三宝"，而安宫牛黄丸最长于清热豁痰，开窍醒神，为"凉开三宝"之首，是中医临床各科治疗高热烦躁、神昏谵语等急危重症的重要抢救药物，至今已有 220 余年。其主要成分为牛黄、郁金、犀角、麝香、黄连、黄芩、栀子、朱砂、珍珠、冰片、雄黄、金箔，方中牛黄味苦性凉，清心解毒，息风定惊，豁痰开窍；麝香芳香开窍醒神；犀角苦凉，清心解毒，避秽开窍。三味相配，清心开窍，凉血解毒并为君药。臣以黄连、黄芩、栀子清热泻火解毒，以助牛黄、犀角清解心包热毒之力；冰片、郁金芳香避秽，化浊通窍，以内透包络，增麝香开窍醒神之效。佐以朱砂、珍珠镇心安神，以除烦躁不安；雄黄助牛黄以豁痰解毒。炼蜜为丸，和胃调中，金箔为衣，重镇安神，共为使药。全方清热泻火，凉血解毒，芳香开窍。方邦江教授常用安宫牛黄丸治疗热邪内陷、浊痰壅盛引起的高热不退、烦躁不安、神昏谵语诸证。

方邦江教授认为：心为君主之官，宫为宫殿、宫城，君王居住的场所，心包犹如君主之宫城，代君受邪，安宫牛黄丸善清内陷心包之邪热，使心不受邪扰，而能安居其位，且该方中又以牛黄为主药，故名"安宫牛黄丸"。现代药理研究表明，安宫牛黄丸具有：①清热作用；②对中枢神经系统具有明显的镇静作用；③脑保护及复苏作用；④抗惊厥等作用；⑤抗炎消肿作用；⑥抗病毒作用；⑦保肝作用。因而亦可用于中风昏迷及脑炎、脑膜炎、脑出血、脓毒症、肝昏迷见上述诸证者。

1. 脑梗死

方邦江教授认为安宫牛黄丸既能芳香开窍、清热解毒，又能化痰镇惊，配合西医治疗重型脑血管意外可取得较好疗效，是提高生存率、减少并发症较理想的治疗方法。方邦江教授临证使用安宫牛黄丸治疗脑血管意外（包括脑出血、脑梗死等），在病机方面都突出“痰热”二字，往往能取得较好效果。但方教授指出，安宫牛黄丸应用应注意以下几点。

（1）从中医角度而言，中风有多种表现，如果中风发生时，出现突然意识障碍、偏瘫，同时伴有烦躁不安，面红身热、口臭、大便秘结，舌苔黄腻等邪热内闭之象，此时用安宫牛黄丸正好对症。而属中风之脱证，表现为汗多肢冷、小便失禁，此时救治，需大补元气，用回阳救逆之药，如人参等，此时用与之相反作用的安宫牛黄丸适得其反，因此没有起效反而加重病情。安宫牛黄丸虽对中风急性期有治疗作用，但由于药性寒凉，要注意辨证使用，对于素体脾胃虚寒者尤其要慎用。痰热神昏的患者可以服用，但对于痰热不明显或脾胃虚寒的患者却不适合，用之反而会加重病情。如：同是昏迷的两名中风患者，一名可能要用清热化痰、醒神开窍的中药，而另一名则须采用温化痰湿、醒神开窍的中药。

（2）中风急性期后，多数患者遗有不同程度的后遗症（语言不利、半身不遂、口角歪斜），此时应尽早进入康复治疗。在康复期，中风患者可以进行各种康复训练和治疗，包括中医药治疗以及按摩、针灸等。此时，再服安宫牛黄丸不但无效，体质差的还会出现眩晕、腹泻等症状。因此，安宫牛黄丸不可久服或过服，即神志清醒后当停用，中病即止。

（3）安宫牛黄丸方中含朱砂、雄黄，不宜过量久服，肝肾功能不全者慎用。安宫牛黄丸原方里用的是犀牛角，因犀牛属国家重点保护的珍贵、濒危野生动物，现在多用水牛角代替。安宫牛黄丸没有预防中风的作用，只是缓解中风的症状而已。有些人按月服用安宫牛黄丸，这种做法完全没有必要，要预防中风的发生更重要的是治疗原发病，如对高血压、高脂血症、冠心病、心房纤颤、心功能不全、糖尿病等进行积极治疗，不可擅自长期服用安宫牛黄丸预防中风。

2. 昏迷

现代药理学研究显示安宫牛黄丸具有神经保护、解热镇静、抗炎作用。昏迷患者的综合治疗，包括下列措施：首先，预防各种并发症是长期昏迷患者苏醒的基本条件，尤其要注意防治肺部感染、营养不良、高热和癫痫的发生；其次，应用促醒药物；最后，积极治疗脑积水。安宫牛黄丸恰有如此功能，因而可积极运用。

3. 脑炎

安宫牛黄丸中天然牛黄对乙脑病毒有直接的杀灭作用，以胆红素对病毒的抑制作用为佳，猪去氧胆酸有明显效果。安宫牛黄丸抗多种病毒感染可能与牛黄的抗病毒作用有关。方邦江教授将安宫牛黄丸运用于脑炎等致高热神昏的疾病，能改善患者临床症状，缩短发热期，改善神志，控制抽搐，促进肝、肾和血液功能的恢复，减少并发症的发生。

4. 肺性脑病

肺性脑病多继发于慢性阻塞性肺疾病，是由呼吸衰竭所致缺氧、二氧化碳潴留引起的精神障碍、神经系统症状的一种综合征，多来势凶险，预后不良，西医对其治疗以无创或有创呼吸机为主，诸多患者不能耐受。中医治疗使用安宫牛黄丸配合呼吸兴奋剂等，多能起到较好效果。方邦江教授认为，肺主气，司呼吸，朝百脉而主治节；心主血，主神志，心肺同居上焦，在气血及精神活动方面相互为用。肺性脑病之意识昏迷为久病咳喘，痰瘀阻肺，阻遏清阳，蒙蔽心脑而发，多属实证、热证，故可予开窍醒神的安宫牛黄丸。抢救过程中除配合使用安宫牛黄丸清热醒脑开窍外，还注意通气、通大便等方法，使邪有所出，肺气得复，患者则能转危为安。

安宫牛黄丸在几十年的临床应用过程中，只要使用得当，没有发现肝肾功能损害等副作用，所以说安宫牛黄丸是国宝级治疗重症脑病的有效、安全药物。

三、癫狂梦醒汤

“癫狂”见于王清任《医林改错》：“癫狂一症，哭笑不休，詈骂歌唱，不避亲疏，许多恶态，乃气血凝滞脑气，与脏腑气不接，如同做梦一样。”癫病属阴，以精神抑郁，表情淡漠，沉默痴呆，语无伦次，静而多喜为特征；狂病属阳，以精神亢奋，狂躁不安，喧扰不宁，骂詈毁物，动而多怒为特征。王清任解释癫狂是因为气血凝滞脑气，与脏腑气不接所致。

癫狂梦醒汤，由桃仁、炙甘草、紫苏子、柴胡、木通、赤芍、大腹皮、陈皮、桑白皮、香附、半夏、青皮组成，具有活血理气，化痰开郁之功效，用于治疗癫狂，症见面色晦滞、舌质紫暗、舌下脉络瘀阻、脉沉涩者；或痰气郁结、表情淡漠、神志呆痴、不思饮食、脉弦滑者。

方邦江教授长期临证发现，目前原发性或继发性情志障碍性疾病高发，多属中医学“癫狂”“郁证”“不寐”范畴。其起病多因气郁、痰阻、血瘀。朱丹溪云：“气血冲和，万病不生，一有怫郁，诸病生焉。”神志类疾病多由气郁而起，气血同源，气行则血行，气滞则血阻；正所谓“血不利则为水”，血行不利，水液代谢失常聚湿成痰，痰浊阻滞可进一步加重气血运行不畅，从而痰瘀凝滞脑气，蒙蔽心神出现各种精神情绪障碍，痰、气、瘀三者互为因果，交结致病，因体内痰气瘀结，故常伴有气郁化热的情况存在。方师认为凡精神异常之阴证、阳证此方皆可治之，临床中也较常运用于焦虑、抑郁、失眠等常见病证中。方师常选丹栀逍遥散、越鞠丸、温胆汤加减配伍，遇有精神重症，非癫狂梦醒汤不能取效。临床中若遇疑难病证，如狂症（精神分裂症）、癫症（癔病）、痫症（癫痫发作）、厥症（气厥、血厥）、中风、脑血管痉挛、老年性痴呆等而伴有精神情绪异常的特点，辨证属于痰瘀互结，气郁化热者，均可用本方治之。此类病证常伴有气滞血瘀，痰气郁结的症状如胸胁胀满，咽中异物感，胃脘或腹部胀满不适，大便不畅、纳差等症，舌质常暗或有瘀点瘀斑，舌下脉络增粗或迂曲，舌苔白厚腻或黄腻，脉常见弦、弦滑。

四、温　胆　汤

最早见于唐代医家孙思邈所著《千金方》，书中标明此方出自南北朝姚僧垣的《集验方》（亡佚）。《集验方》温胆汤，由生姜（四两）、半夏（二两洗）、橘皮（三两）、竹茹（二两）、枳实（二枚炙）、甘草（一两炙）组成。方中生姜、橘皮用量最多，故千金温胆汤方性偏温，主治大病后胆寒所致的虚烦不得眠。宋代医家陈无择《三因极一病证方论》将《集验方》温胆汤中加茯苓、大枣，将生姜减少，竹茹用量未变，故陈氏温胆汤由温转平，主治胆郁痰阻，心胆虚怯。后世温胆汤多在陈氏温胆汤基础上加减，如黄连温胆汤，由清代医家在陈氏温胆汤基础上加入黄连，并以黄连为君，取其苦寒清热，燥湿泻火之功，对于痰火证更为适合。

临床报道温胆汤可用于治疗诸多疾病。方师认为，在脑病的临床治疗中，温胆汤适作加减可用于治疗肝胆脾胃不和而呈现痰证的脑梗死、头痛、眩晕、失眠、痴呆、癫痫、神经官能症等各种疾病。如痰浊眩晕，头痛，苔白腻滑，脉沉，加大生姜用量，并加用川芎、白芷、细辛、藁本；苔黄腻，舌暗红者加蔓荆子、代赭石、决明子、牡蛎；而血瘀重偏寒者，加红花、川芎、当归，并加大生姜用量；偏于热者加赤芍、丹皮、丹参、郁金等。兼有头痛，目眩，易怒，不寐，口苦，苔较腻而黄，脉弦数者，加龙胆草、山栀、黄芩、合欢花、合欢皮；如肝气郁结伴见胸胁胀闷不适，精神抑郁，失眠，舌苔厚腻，脉弦时，加柴胡、郁金、合欢花、合欢皮；如心悸，心烦不寐，口渴，舌尖红，苔较黄腻，加黄连、山栀、远志、酸枣仁；若阴虚火旺，肾虚不固，症见夜寐不安，精神恍惚，腰膝酸软，梦遗滑精，舌质红，脉细数，加知母、黄柏、生地黄、玄参、龙骨、牡蛎等。

温胆汤为善治痰证之方，湿性黏滞、病程缠绵，因痰致病者病程多长，久病入络，痰瘀交结，互为因果，且痰浊血瘀均属阴邪，易凝滞胶结难化，病难根除，因此临床应用温胆汤时，应注意随证适当选用养血通络、温经通络、清热凉血通络之活血通络药；又气为血之帅，气行则血行，“治痰不治气，非其治也”，调畅气机有利于化痰祛瘀，因此方中适当配伍理气药，可加强温胆汤的临床疗效。

五、川芎茶调散

“茶调”是宋代历史上出现的一种独特的药方制剂，其中，川芎茶调散是最知名的一种。该方出自《太平惠民和剂局方》，专门治疗头痛。川芎茶调散由七种“风药”组成，加甘草调和诸药。《医方集解》中提到头痛的治疗需要使用“风药”，因为只有“风药”可以到达头顶。在这个方子中，川芎是关键药物。它具有芳香和温暖的特性，能够通达头部，这使它成为治疗各种类型头痛的关键药物。它擅长祛除风邪，活血止痛，特别适用于治疗头顶或两侧的头痛。薄荷和荆芥这两种药物能够帮助川芎散发风邪而止痛，其中薄荷的用量最大，因为它的凉性能平衡其他风药的温热，同时考虑到风邪容易转为热和燥。羌活擅长治疗后脑连项的疼痛，而白芷则擅长治疗前额及眉棱骨的疼痛。李东垣曾说，治疗头痛必须使用川芎，如果效果不佳，可以增加一些其他药物，如羌活和白芷。细辛擅长治疗脑痛连齿，并能通畅鼻窍；防风则可以散发上部的风邪。而甘草则用来健脾和胃，调和各药，起到协调各种药物的作用。古时候川芎茶调散这个方子是用茶来配服的，茶的甘苦，既可以清理头部，又可以中和其他药物的热燥效果，帮助平衡升降，所以它也起到了一种辅助的作用。方教授临床使用常嘱患者加一把绿茶同煮。

除了各类头痛外，方教授在治疗神经痛时也常常使用川芎茶调散，如三叉神经痛，上半身的带状疱疹性神经痛等。对于面神经麻痹，如辨证属风寒者也可使用，常获得良效。

第六章 科 学 研 究

第一节 复元醒脑汤调控糖尿病脑梗死大鼠血管重建中Rab1介导的AT1R囊泡运输的分子机制①

一、项目的立项依据

脑梗死是糖尿病常见且非常严重的血管并发症，有关临床循证医学证明，糖尿病并发脑梗死发病率显著高于单纯性脑梗死，是非糖尿患者发病的数倍。近30年间我国糖尿病患者增长了3～6倍，糖尿病脑梗死的发生率正在急剧攀升，成为世界糖尿病流行病的中心，给我国带来巨大的社会和经济负担。对糖尿病脑梗死等血管并发症的发病机制及干预研究，已成为全球关注和研究的焦点和热点。

业已共识糖尿病脑梗死缺血损伤区血运重建，对缺血区神经功能修复具有重要作用，方邦江教授学术团队前期承担的国家自然科学基金研究结果，从不同机制证实缺血区域的血管新生对糖尿病脑梗死预后产生显著效应。但糖尿病脑梗死血管新生机制非常复杂，其机制未完全阐明。新近相关研究证据表明，Rab1 蛋白介导的血管紧张素Ⅱ 1 型受体（angiotensin Ⅱ type receptor，AT1R）囊泡运输，在血运重建过程中发挥重要作用。深入研究Rab1蛋白介导AT1R囊泡在血管新生方面的作用，将有望深入揭示糖尿病脑梗死发生、发展的病理机制，并将为临床治疗糖尿病脑梗死等糖尿病血管并发症提供新的思路和研发相关药物作用提供全新靶点。

血管紧张素Ⅱ（angiotensinⅡ，AngⅡ）是一种辛肽化合物激素，通过与细胞膜表面特异的受体结合，进而激活多种细胞内信号转导途径，发挥生物学效应。血管紧张素Ⅱ受体有两种亚型，血管紧张素Ⅱ 1型受体和血管紧张素Ⅱ 2型受体，二者均为七次跨膜G蛋白偶联受体超家族成员。研究证实，AngⅡ不但能增加内皮祖细胞（EPC）的数量，而且能改善内皮祖细胞的增生、迁移、黏附和体外血管生成能力。AngⅡ通过ATIR介导上调早期内皮祖细胞的血管内皮生长因子（vascular endothelial growth factor，VEGF）等多种促血管新生的细胞因子的表达，促进血管再生。在有关视网膜新生血管研究中显示，在新生血管发生发展过程中，AngⅡ与 VEGF 蛋白水平呈正相关，并且我们在糖尿病脑梗死大鼠 VEGF 蛋白表达实验研究中也发现类似结果，可以认为AngⅡ可能通过AT1R 来调节缺血组织中

① 国家自然科学基金项目，NO.81573923。

VEGF 表达并刺激 VEGF 产生促进血管新生。

目前研究表明，AT1R 功能的实现与其在胞内的运输密切相关，在内质网，AT1R 经过合成、折叠、装配后，输送到高尔基体进行翻译后的修饰，然后被输送到细胞膜表面，与 AngⅡ结合激发信号转导途径，然后结合 AngⅡ的 AT1R 进入胞内，在溶酶体被降解并被重复再利用。

细胞内囊泡运输是指囊泡将所携带的神经递质、蛋白质或者其他物质转运到特定细胞部位的过程，这些生物分子被包裹在脂质双层膜构成的囊泡中或位于囊泡膜表面，真核细胞通过不同类型囊泡完成蛋白质、多核苷酸、多糖等生物分子的跨膜运输，而 Rab 蛋白是囊泡运输重要的调节因子。Rab 蛋白，是 GTPases 的 Ras 超家族成员之一，与胞内蛋白在各细胞器之间的运输有关。Rab GTases 被命名为小 G 蛋白，属于 Ras 超家族，目前已经发现有 70 多种 Rab 蛋白，Rab 蛋白通过胞吐和胞吞的方式在囊泡运输中起重要作用。目前研究表明，Rab1 分布于内质网和高尔基体，并介导内质网至高尔基体的顺向蛋白运输，并且 Rab1 可调节血管内皮细胞等组织细胞 AT1R 从内质网经高尔基体到细胞表面的顺向运输，促进血管重构。

因此，进一步阐明 Rab1 蛋白介导的 AT1R 囊泡运输在糖尿病脑梗死血运重建机制中的意义，将为研究糖尿病脑梗死等糖尿病血管并发症等发病机制和治疗带来全新的方法。

糖尿病并发脑梗死，属中医“消渴病中风”病范畴，“复元醒脑法”根据已故全国名中医胡建华教授学术经验，并结合我们在长期临床实践和中医理论所提出，认为糖尿病脑梗死的发病主要以元气虚损为根本，“痰瘀互结、痰热生风”为核心病机，并自拟了复元醒脑汤（药物组成为人参、三七、石菖蒲、生天南星、水蛭、大黄、益母草），多年临床运用表明，复元醒脑汤对糖尿病脑梗死中患者的血糖、胰岛素抵抗和神经缺损症状等疗效显著，在前期完成的国家自然科学基金研究课题等项目的研究结果显示：复元醒脑汤可显著改善实验脑梗死面积、脑微循环动态变化、大鼠脑血流量变化、神经行为学体征、稳态葡萄糖输注率、缺血组织血管形态学、缺血区域新生血管密度，并提升缺血脑组织中 SDF-1、CXCR4、VEGF 基因和蛋白表达，增强内皮祖细胞增殖能力、迁移能力、黏附能力。方邦江教授新近主持的国家自然科学基金研究发现，复元醒脑法对 miRNAs 相关信息分子具有良性调控作用，其是促进血管再生，改善糖尿病脑梗死脑损伤的作用机制。

基于 Rab1 蛋白介导的 AT1R 囊泡运转在血管新生方面的作用以及我们前期研究工作基础，我们认为糖尿病脑梗死病理机制和复元醒脑法对其作用机制，与 Rab1 蛋白介导的 AT1R 囊泡运转影响血管新生的分子机制可能存在重要关联。据此，本项目拟通过体内、外实验，应用饱和配体测定法、激光共聚焦显微镜检测技术、细胞转染慢病毒包装的 Rab1WT、Rab1 小干扰 RNA（siRNA）基因沉默技术、蛋白质印迹等实验技术与方法，研究在缺血状态下，脑皮质微血管内皮细胞（brain microvascular endothelial cell，BMEC）和糖尿病脑梗死大鼠梗死部位缺血脑组织中 Rab1 的表达及其介导 AT1R 的运输变化，对糖尿病脑梗死发生与复元醒脑汤对其干预作用促进血管重构的分子机制，这将是一个具有理论和实际价值的重要切入点，为研究如何防治糖尿病脑梗死等糖尿病血管并发症提供新的思路和有效作用靶点，对深入探讨糖尿病发病机制、制定防治策略、新药研发具有重要现实与科学意义。

二、项目的研究目标、研究内容以及拟解决的关键问题

1. 研究目标

本项目拟通过体内、外实验，对糖尿病脑梗死大鼠脑梗死体积、组织形态学、新生血管密度进行检测，观察 Rab1 蛋白对糖尿病脑梗死大鼠缺血区域脑皮质微血管内皮细胞 AT1R 在细胞的分布影响，以及糖尿病脑梗死大鼠梗死部位缺血脑组织中 Rab1 的表达变化，以及复元醒脑汤干预作用的对比研究，以期从 Rab1 介导的 AT1R 囊泡受体作用途径探讨糖尿病脑梗死发生的病理机制和复元醒脑汤对治疗糖尿病脑梗死的作用机制。

2. 研究内容

（1）动物模型的复制：在链脲佐菌素（steptozotocin，STZ）复制糖尿病模型的基础上，采取自体血栓栓塞法制备大脑中动脉栓塞（MCAO）局灶性糖尿病脑缺血的动物模型。

（2）复元醒脑汤对糖尿病脑梗死治疗作用和促进血管新生的验证研究

1）复元醒脑汤对糖尿病脑梗死大鼠血糖、神经缺损体征、脑梗死体积变化，缺血区域新生血管密度的平行对照研究。

2）复元醒脑汤对糖尿病脑梗死大鼠脑缺血后皮质微血管超微结构干预作用的研究。

（3）Rab1 介导的 AT1R 囊泡运输在糖尿病脑梗死血管重构中的作用及复元醒脑汤的干预研究

1）体外实验：①Rab1 对糖尿病脑梗死大鼠脑皮质微血管内皮细胞的 AT1R 分布影响研究；②复元醒脑汤对 Rab1 蛋白介导的 AT1R 囊泡运输促进血管新生机制研究。

2）体内实验：①糖尿病脑梗死大鼠缺血区域脑组织的 Rab1 蛋白、AT1R、AngⅡ、VEGF 表达及相关性分析研究；②复元醒脑汤对糖尿病脑梗死大鼠缺血区域脑组织的 Rab1 蛋白、AT1R、AngⅡ、VEGF 表达的影响。

3. 拟解决的关键问题

1）拟通过体内、外实验，研究糖尿病脑梗死大鼠梗死脑皮质微血管内皮细胞和缺血部位脑组织中 Rab1 的表达变化，影响其介导 AT1R 的运输，调节血管重构，揭示糖尿病脑梗死及其相关并发症的病理机制。

2）观察复元醒脑汤对糖尿病脑梗死大鼠缺血脑组织及脑皮质微血管内皮细胞 Rab1 介导的 AT1R 囊泡运输过程中相关信息分子良性调节作用，阐释复元醒脑汤治疗糖尿病脑梗死的相关作用机制。

三、拟采取的研究方案

（一）研究方法

1）采用葡萄糖氧化法评价糖尿病脑梗死大鼠血糖代谢水平。

2）根据 Bederson 神经缺损体征评分法对糖尿病脑梗死大鼠进行神经缺损行为体征的评价。

3）使用光镜、透射电镜观察糖尿病脑梗死大鼠脑组织缺血后脑组织皮质的微血管超微结构的改变。

4）使用 TTC 染色法测定糖尿病脑梗死大鼠脑组织梗死体积。

5）采用蛋白质印迹法、实时荧光 PCR 技术检测糖尿病脑梗死大鼠缺血区域的脑组织 Rab1、AT1R、AngⅡ、VEGF 蛋白和基因的表达。

（二）实验内容

1. 体内实验方案

（1）实验动物和处理：健康 SD 大鼠，雌雄各半，22 月龄，无特定病原体（SPF）级，共 150 只，在常规适应性分笼喂养后按照正常对照组 30 只、糖尿病模型组 120 只，糖尿病模型组采用 STZ 注射法致糖尿病模型，模型成功后，连续高脂饮食饲养 2 周，再将糖尿病模型组按每组均等例数随机分为糖尿病脑梗死模型组（简称为模型组）、糖尿病脑梗死假手术组（简称为假手术组）、糖尿病脑梗死中药治疗组（简称为治疗组），糖尿病脑梗死西药治疗组（简称为对照组），造模成功后，对照组予二甲双胍 27mg/（kg·d），每日 2 次，尼莫地平 2.16mg/（kg·d），每日 2 次；治疗组药物每日按 10.4g/（kg·d），每日 2 次给以复元醒脑汤灌胃（参照陈奇主编《中药药理实验方法学》依实验动物与人体表面积比计算给药），模型组、假手术组予等容量的生理盐水灌胃，连续饲养 14 天后，所有大鼠均处死取材做有关指标测试。

模型制备：在 STZ 致糖尿病模型基础上，采用改良自体血栓法制备糖尿病脑梗死动物模型[前期国家自然科学基金项目（No.81072790、No.81273725）已熟练掌握该技术方法]。

（2）实验药物：复元醒脑汤（人参 10g，生天南星 15g，石菖蒲 12g，三七 10g，水蛭 10g，益母草 30g，制大黄 10g），由上海中医药大学附属龙华医院制剂室生产提供，浓度为 388g 生药/L。二甲双胍由中美上海施贵宝制药有限公司生产，尼莫地平由正大青春宝药业生产。

（3）观察指标与检测方法

1）血糖代谢评价：血糖采用葡萄糖氧化法。

2）神经缺损行为体征的评价：根据 Bederson 神经缺损体征评分法进行综合等级的评分。

3）梗死体积测定：采用 TTC 染色法。

4）缺血区域脑血管的病理形态学观察：标本采集和制备过程按常规进行，分别在光镜、透射电镜下观察脑组织缺血后脑组织皮质的微血管超微结构的改变。

5）新生血管的密度检测：采用免疫组织化学法检测。

6）糖尿病脑梗死缺血区域的脑组织 Rab1、AT1R、AngⅡ、VEGF 蛋白和基因的表达：采用蛋白质印迹法、实时荧光 PCR 技术检测。

2. 体外实验方案

（1）研究对象：糖尿病脑梗死大鼠缺血区域脑皮质微血管内皮细胞。

1）实验动物与处理：清洁级豚鼠 20 只（同体内实验），雌雄各半，造模方法和饲养条件与体内实验相同。

2）脑皮质微血管内皮细胞分离、鉴定与培养：前期国家自然科学基金项目（No. 81273725）已熟练掌握该技术方法。

（2）中药血清制备和给药：取体内实验相同条件大鼠 20 只，雌雄各半，每组 20 只，适应性喂养 3 天后，复元醒脑汤按规定剂量（药物及剂量同体内实验）分别给以灌胃，连续 3 天。于末次给药 1 小时后采血。取血清，离心、灭活、过滤除菌、-80℃冰箱保存备用。

血管内皮细胞接板后，分别加入空白血清与含药血清（5%），静置 37℃、5%CO_2 培养箱培养，药物作用 9 小时后按时收获细胞和上清用于测定[前期国家自然科学基金项目（No. 81273725）已熟练掌握该技术方法]。

（3）慢病毒包装 Rab1WT 和（或）siRNA 后的 AT1R 在细胞膜上的表达

1）实验分组：实验分空白对照组（A 组）、空白对照组加 RNA 干扰组（B 组）、药物血清干预组（C 组）、药物血清干预加 RNA 干扰组（D 组）四组。

2）大鼠野生型 Rab1 慢病毒表达载体的构建：从含有目的基因的质粒中，利用 PCR 方法钓取目的基因。将目的基因与酶切线性化的载体进行定向连接，其产物转化细菌感受态细胞。对长出的克隆先进行菌落 PCR 鉴定，再对 PCR 鉴定阳性的克隆进行测序和比对分析，比对正确的即为构建成功的目的质粒。最后将构建好的融合蛋白表达载体进行超纯去内毒素抽提。

3）将含有 Rab1 的目的基因特异序列的发夹结构 RNA（small hairpin RNA，shRNA）表达载体（siRNA 表达盒子，由上海吉凯基因化学技术有限公司提供）直接转染到培养获得的糖尿病脑梗死大鼠缺血区域脑皮质微血管内皮细胞，分别采用激光共聚焦显微镜和蛋白质印迹法观察其胞膜上、胞内内质网上 AT1R 的分布和蛋白表达。

4）采用蛋白质印迹法检测 Rab1 蛋白的表达和经细胞转染慢病毒包装的 Rab1WT 或 siRNA 后的大鼠脑皮质微血管内皮细胞标志分子（VEGF、AngⅡ）。

5）观察脑皮质微血管内皮细胞的形态、细胞增殖、细胞迁移。

四、项目的特色与创新之处

1）本研究基于国家名老中医学术思想和经验，结合临床从科研及临床实际出发，根据中医药的基本理论和名老中医的临床治疗经验，首创糖尿病脑梗死以元气虚损为根本，“痰瘀互结、痰热生风”为核心病机，使用毒性药和补益药为主体的治疗方法，临床疗效显著。是该疾病中医药理论的进一步提升和治疗方法的发展。

2）本项目基于 Rab1 蛋白介导的 AT1R 囊泡运输促进血管新生的研究证据，拟通过体内、外实验，从不同层面探讨 Rab1 蛋白介导的 AT1R 囊泡运输在糖尿病脑梗死发病中的作用机制和复元醒脑汤干预作用的效应机制和作用靶点。有关研究国内尚未见研究报道，是一个具有理论和实际价值的重要切入点，是在原有科研工作上的持续创新与深入。

3）本研究拟通过体内、外实验相结合，并应用饱和配体测定法、激光共聚焦显微镜检测技术、细胞转染慢病毒包装的Rab1WT、Rab1小干扰RNA（siRNA）基因沉默技术、蛋白质印迹法等实验技术与方法，在中医药同类研究中，体现了实验方法学和技术的先进性和可靠性。

五、代表性论文

Fuyuan Xingnao Decoction Promotes Angiogenesis Through the Rab1/AT1R Pathway in Diabetes Mellitus Complicated With Cerebral Infarction

（发表于 *Frontiers in pharmacology*）

Fuyuan Xingnao decoction（FYXN）, a traditional Chinese formula comprised of seven herbs, has been utilized to treat diabetes mellitus complicated with cerebral infarction（DMCI）for years. Yet, its protective and regulatory mechanism is poorly understood. The aim of the study is to investigate the effects of FYXN on DMCI in vitro and in vivo, as well as its mechanism in angiogenesis. For in vivo experiments, FYXN was administered to DMCI rats with streptozotocin（STZ）injection-induced diabetes. Then middle cerebral artery occlusion（MCAO）was conducted and the cerebral cortex sections of the rats were obtained. The ultrastructure of cerebral microvessels and new vessel density of ischemic penumbra were evaluated by the transmission electron microscopy（TEM）assay and immunohistochemistry, respectively. Protein and mRNA expression levels of Rab1/AT1R in cortex were assayed by Western blotting and real-time fluorescence quantitative real-time polymerase chain reaction（RT-qPCR）. In vitro, FYXN serum was produced in rats on the fourth day 2h after the last FYXN administration. Green fluorescence was observed after transfection with lentivirus packaged Rab1-WT or siRNA for 24h. The activity of brain microvascular endothelial cells（BMECs）treated with sera from these rats was tested by MTT assay and Transwell assays, respectively. The expression of AT1R on the cell membrane and endoplasmic reticulum of BMECs was evaluated by immunofluorescence staining. Protein expression levels of signaling molecules in the Rab1/AT1R pathways were also detected. Results showed that in vivo, FYXN treatment significantly intensified CD31 staining in the cortical areas and enhanced the mRNA and protein levels of AT1R, Ang Ⅱ, Rab1a, Rab1b and VEGF expression in ischemic cerebral cortex tissues. In vitro, the expression levels of AT1R, Ang II, Rab1a, Rab1b and VEGF in the cerebral infarction model group were significantly higher than those in the control group, with further increases after administration of FYXN drug serum. FYXN promoted the proliferation and migration of BMECs by activating the Rab1/AT1R signaling pathway. In conclusion, FYXN exerts a protective effect against DMCI by promoting angiogenesis via the Rab1/AT1R pathway, which provides strong evidence for the therapeutic effect of FYXN on DMCI.

第二节 SDF-1/CXCR4 轴在糖尿病脑梗死内皮祖细胞“归巢”中的调控作用与复元醒脑汤干预研究①

一、项目的立项依据

糖尿病脑梗死是糖尿病常见且严重的血管并发症，致残、致死率高，与非糖尿病性脑血管病相比，糖尿病脑梗死发病率及死亡率均是非糖尿病性脑血管病的 2～4 倍。随着老龄化社会进程加快和生活模式的改变，糖尿病患者日益增多，无论在发达国家还是发展中国家，糖尿病脑梗死发病的绝对人数还将不断增加，其已成为严重威胁人类健康的杀手和高额医疗费用支出的重要原因。因此，积极开展糖尿病脑梗死的防治研究是一项具有重要理论与现实意义的医学课题。

糖尿病脑梗死发病机制目前尚未完全明确。近年来有关研究证据表明，糖尿病时血管修复能力降低，其创伤愈合能力受损、微血管稀疏以及侧支化减少可能是一种重要的病理机制，而内皮祖细胞（endothelial progenitor cell，EPC）在这些过程中起着关键的调节作用。EPC 为骨髓派生的未成熟循环细胞，可分化为成熟内皮细胞参与血管的稳态生成，它们在成为内皮细胞成熟过程中，共享造血（CD34、CD133）和内皮（KDR、CD31 及 vWF）系统的标志，并且通过刺激可动员骨髓组织影响外周血组织，其中循环中的干/祖细胞运动到靶组织或骨髓的这一过程称为“归巢”（homing）。目前 EPC 在促进血管新生和再内皮化维持内皮完整性中的重要作用已得到学术界的广泛认同。现有越来越多的研究结果显示，糖尿病并发脑梗死等血管病变患者与糖尿病无血管病变患者相比，其循环 EPC 明显减少、黏附能力下降，并且与疾病严重程度密切相关，而经 EPC 移植后缺血外周血管病变的血液流动和血管密度得到显著改善。这些研究结果为我们利用 EPC 促进血管生成防治糖尿病缺血性中风奠定了基础和提供了一条可行性的防治策略，并有望成为这一领域的研究热点。

基质细胞衍生因子-1（stromal cell-derived factor-1，SDF-1），广泛表达于成人和啮齿类动物的很多正常器官中，SDF-1 属于内分泌型 CXC 趋化蛋白超家族，它包括两种同分异构体，SDF-1α 和 SDF-1β，但生物学效应相似。CXC 类趋化因子受体 4（CXC chemokine receptor type 4，CXCR4）是目前已知 SDF-1 的唯一受体。SDF-1/CXCR4 轴是指 SDF-1 和其特异性受体 CXCR4 相互作用而构成的一个介导信号转导、调控细胞迁移和祖细胞归巢的配体受体结构，表达 CXCR4 的造血祖细胞能够沿着 SDF-1 的浓度梯度迁移实现归巢过程。大量研究结果表明，SDF-1/CXCR4 轴是一条重要的内在针对缺血或损伤血管通路，对恢复骨髓到缺血组织的循环 EPC 归巢调控起着重要作用。有关糖尿病血管并发症的相关研究报告显示，糖尿病血管并发症其外周血 SDF-1、CXCR4 表达下降和 EPC 减少，提示糖尿病血管病变发病机制与 SDF-1、CXCR4、EPC 的功能和（或）数量变化密切相关，SDF-1、CXCR4、EPC 可能参与了糖尿病血管病变的发生与发展过程。

---

① 国家自然科学基金项目，NO.81072790。

VEGF 是重要的血管生长因子，其生物学功能不仅可选择性增强血管内皮细胞的有丝分裂，刺激内皮细胞增殖并促进血管形成，而且还可升高血管尤其是微小血管的渗透性，使血浆大分子物质外渗沉积在血管外的基质中，进而为细胞的生长和新生毛细血管的建立提供营养。现有研究证实：在缺氧因子的诱导下，不仅可以出现 VEGF 的高表达，SDF-1 的表达也可以明显升高，而且增高比例明显高于 VEGF。提示 SDF-1/CXCR4 轴与 VEGF 存在着某种相关性。在对微血管的发生及形成的研究中也证实了这种相关性：在糖尿病脑梗死大鼠缺血脑组织中 VEGF 表达水平增高，并且 VEGF 能够促进内皮细胞 SDF-1 的表达。同时，通过阻断 SDF-1/CXCR4 轴的生物学功能，可以起到抑制依赖 VEGF 的血管形成作用。我们在已完成的上海市公共卫生“新三年”行动计划建设项目“复元醒脑汤对糖尿病脑梗塞大鼠胰岛素抵抗与脑损伤的干预作用”课题研究中也发现糖尿病脑梗死大鼠脑组织 VEGF 蛋白的表达明显下调。由此可以看出，VEGF 不仅能刺激内皮细胞增殖促进血管形成，而且在 SDF-1/CXCR4 轴诱导血管新生的过程中对 SDF-1、CXCR4 的表达起着重要的调控作用。

SDF-1/CXCR4 轴在祖细胞归巢中的调控机制，以及其在糖尿病血管病变发生、发展中的作用，为我们深入探讨糖尿病脑梗死的病理机制和寻求治疗糖尿病脑梗死的有效防治策略提供了一种新的思路。

糖尿病并发脑梗死，中医称为“消渴病中风”，其理论渊源最早可追溯到《黄帝内经》，关于糖尿病脑梗死的中医病机一般认为气阴两虚、瘀阻脉络居多，并与风、火、痰、虚密切相关。我们在长期临床工作中发现，糖尿病脑梗死的发病主要以元气虚损为根本，痰瘀互结、痰热生风为病机核心。糖尿病脑梗死患者大多为中老年人，《素问·上古天真论》云“女子七七”，“男子八八”，“天癸竭”，肾元亏虚，形神俱伤，可为中风的发病基础，正如元代沈金鳌提出的“元气虚为中风之根也”，并且糖尿病患者病程日久，脏腑功能减退，生化衰败，无以奉养，元气衰甚。痰、瘀为元气虚所导致的中间病理产物，并且糖尿病患者肥胖者众，病延日久，“胖人多痰”“久病必瘀”，进一步促使了痰、瘀的产生，痰瘀胶结，实为贯穿糖尿病脑梗死始终的病机。痰瘀互阻，气血痹阻或者日久化火生风，风火相煽，遂发“中风”。据此，我们采取扶持元气为主，佐以逐瘀化痰、泄热息风、通络等促进醒脑开窍之法，以自拟复元醒脑汤（人参、生天南星、石菖蒲、三七、水蛭、益母草、大黄）治疗糖尿病脑梗死，方中人参大补元气为君；生天南星、石菖蒲豁痰泻浊开窍，其中天南星宜生用，已故全国名中医学术继承班导师、上海市名中医、全国著名中医专家胡建华教授认为，生天南星治疗中风疗效尤佳，制南星经漂洗炮制后，虽然毒性减轻，但有效成分也随之流失，其实生天南星煎煮后毒性即消失，在其数十年临床与动物实验中均未发现明显的毒副反应，我们在临床中也得到验证，并且屡见奇效；三七、益母草、水蛭活血逐瘀；大黄有泻热凉血以息风等功效。我们在既往上海市公共卫生“新三年”行动计划建设项目“复元醒脑汤对糖尿病脑梗塞大鼠胰岛素抵抗与脑损伤的干预作用”课题研究中发现，复元醒脑汤治疗糖尿病脑梗死取得良好临床疗效，并能显著降低空腹血糖（fasting plasma glucose，FPG）、空腹胰岛素（fast insulin，Fins）水平，提高胰岛素敏感指数（insulin resistance index，ISI），改善糖尿病脑梗死胰岛素抵抗。动物实验结果显示，复元醒脑汤能改善糖尿病脑梗死大鼠神经行为体征和缺血脑组织病理结构，降低脑系数、脑组织含水量、脑血管通透性，降低血糖、血胰岛素、C 肽和游离脂肪酸（free fatty acid，FFA）水平，提高胰岛素敏感指数，从而缓解脑水肿和改善胰岛素抵抗。动物实验结果还显示，复元醒脑汤能显著上调糖尿病脑梗死大鼠脑组织 VEGF 蛋白的表达，提示复元醒脑汤治疗糖尿病脑梗死的作用机制与促进糖尿病脑梗死缺血脑组织的血管修复与新生有着密切的关系。

基于上述研究思路与我们前期研究结果，我们认为复元醒脑汤治疗糖尿病脑梗死的作用机制可能与 SDF-1/CXCR4 轴对 EPC 的归巢调控，促进缺血脑组织的血管修复与新生有着重要关系。因此，本项目拟采用激光多普勒检测技术、透射电镜技术、正常葡萄糖-高胰岛素钳夹技术、激光共聚焦显微镜、流式细胞仪检测技术、蛋白质印迹法、实时荧光定量聚合酶链反应（PCR）等实验技术和方法，通过对糖尿病脑梗死大鼠脑血流量变化，缺血组织血管形态学改变，稳态葡萄糖输注率（glucose infusion rate，GIR），SDF-1、CXCR4、VEGF 蛋白及其 mRNA 表达水平，EPC 形态学、数量、增殖能力、迁移能力、黏附能力等观察与测定，以及复元醒脑汤对其干预作用的对比研究，以期从 SDF-1/CXCR4 轴对 EPC 的归巢调控作用途径阐释糖尿病脑梗死发生、发展的病理机制，以及复元醒脑汤治疗糖尿病脑梗死作用机制与有效作用靶点。本项目的开展，将有助于进一步揭示糖尿病脑梗死的发生机制与防治规律，为临床治疗糖尿病脑梗死等血管并发症提供客观的实验依据，具有重要的科学意义与良好的运用前景。

二、项目的研究目标、研究内容以及拟解决的关键问题

1. 研究目标

通过对糖尿病脑梗死大鼠 SDF-1、CXCR4、VEGF 蛋白及其 mRNA 表达水平，EPC 形态学、数量、增殖能力、迁移能力、黏附能力等实验指标的观察与测定，以及复元醒脑汤对其干预作用的对比研究，以期从 SDF-1/CXCR4 轴对 EPC 的归巢调控作用途径揭示糖尿病脑梗死发生、发展的病理机制，阐释复元醒脑汤治疗糖尿病脑梗死作用机制与有效作用靶点，为深入研究糖尿病脑梗死的病理机制与临床治疗提供实验与理论依据。

2. 研究内容

1）在 STZ 致糖尿病模型基础上，采用自体血栓栓塞法制备大脑中动脉闭塞（middle cerebral artery occlusion，MCAO）局灶性糖尿病脑缺血动物模型。

2）采用激光多普勒血流仪检测糖尿病脑梗死大鼠复元醒脑汤治疗前后脑血流量变化。

3）观察糖尿病脑梗死大鼠经复元醒脑汤治疗后神经缺损体征、梗死体积、脑组织含水量、脑血管通透性、缺血脑组织形态学的对比变化。

4）动态监测复元醒脑汤治疗后糖尿病脑梗死大鼠血糖、血胰岛素、稳态葡萄糖输注率，研究复元醒脑汤对糖尿病脑梗死大鼠胰岛素抵抗的干预作用。

5）糖尿病脑梗死大鼠经复元醒脑汤治疗后脑组织 SDF-1、CXCR4、VEGF 蛋白及其 mRNA 表达水平的对比变化。

6）糖尿病脑梗死大鼠经复元醒脑汤治疗后外周血 EPC 形态学、数量、增殖能力、迁移能力、黏附能力的对比变化。

3. 拟解决的关键问题

1）阐明在 SDF-1/CXCR4 轴对 EPC 的归巢调控作用途径中，SDF-1、CXCR4、VEGF 信息分子，以及 EPC 形态、数量、功能在糖尿病脑梗死发生、发展中的作用。

2）揭示 SDF-1、CXCR4、VEGF 信息分子，以及 EPC 形态、数量、功能等在 SDF-1/CXC4R 生物学轴的良性调控，验证其是否为复元醒脑汤抗糖尿病脑梗死后脑损伤的重要作用机制与有效作用靶点。

三、拟采取的研究方案

（一）研究方法

拟采用激光多普勒检测技术、透射电镜技术、正常葡萄糖-高胰岛素钳夹技术、流式细胞仪检测技术、激光共聚焦显微镜、蛋白质印迹法、实时荧光定量 PCR 等实验技术与方法，对糖尿病脑梗死大鼠脑血流量变化、缺血组织血管形态学改变、稳态葡萄糖输注率，SDF-1、CXCR4、VEGF 蛋白及其 mRNA 表达水平，EPC 形态学、数量、增殖能力、迁移能力、黏附能力等进行复元醒脑汤治疗前后的对比研究。

（二）实验方案

1. 研究对象、分组与处理

健康 SD 大鼠，雌雄各半，22 月龄，SPF 级，共 120 只，由上海西普尔-必凯实验动物有限公司提供，在常规适应性分笼喂养后按照正常对照组 30 只、糖尿病模型组 90 只进行随机分组，糖尿病模型组采用 STZ 注射法致糖尿病模型，模型成功后，连续高脂饮食饲养 2 周，再将糖尿病模型组按每组均等例数随机分为糖尿病脑梗死模型组（简称模型组）、糖尿病脑梗死假手术组（简称假手术组）、糖尿病脑梗死治疗组（简称治疗组），完成造模后，治疗组每日按 10.4g/（kg · d），每日 2 次给以复元醒脑汤灌胃（参照陈奇主编《中药药理实验方法学》依实验动物与人体表面积比计算），模型组、假手术组予等容量的生理盐水灌胃，连续饲养 3 天后每组随机取 6 只大鼠行脑含水量、脑血管通透性检测，其他实验大鼠连续检测大脑中动脉供血中心缺血区 MCAO 造模前，MCAO 造模后 0 天、7 天、14 天各时间点局部脑血流量的变化，连续饲养 14 天后，所有大鼠均处死取材做有关指标测试。

2. 模型制备

参照相关文献在 STZ 致糖尿病模型基础上，采用改良自体血栓法制备糖尿病脑梗死动物模型。

制备糖尿病大鼠模型：模型组、假手术组、治疗组三组大鼠腹腔注射溶于 0.1mol/L 枸橼酸钠缓冲液中的 STZ 试剂，按 STZ 50mg/kg 体重，1 周后成模（血糖＞16.7mmol/L），并连续高脂饮食饲养 2 周。

实施自体血栓栓塞性大鼠脑梗死模型手术：①制作血栓：将模型组、治疗组两组糖尿病大鼠用戊巴比妥钠麻醉后，穿刺股静脉抽血 0.5ml 加入 75U 凝血酶。立即混匀。注入 2 根连续硬膜外麻醉导管内，静置 15min。用生理盐水清洗掉血凝块表面的红细胞。显微镜下选择富含纤维素的血栓切成1～2mm小段，放入pH为7.4的磷酸缓冲液（PBS）中静置5小时。使其凝缩，吸入导管备用。②制作脑梗死模型：大鼠麻醉后手术钝性分离出左侧颈总、颈内、颈外动脉。离断颈外动脉，结扎翼腭动脉。动脉夹夹闭颈总动脉和颈内动脉，在颈外动脉远端剪口。导管插入颈内动脉，松开颈内动脉夹。缓慢将血栓注入颈内动脉，拔出导管，结扎颈外动脉近心端。松开颈总动脉夹。缝合皮肤。③假手术组不将套管插入颈外动脉、不制作血栓，余同手术组，手术过程中保持肛温（37±0.5）℃。

3. 实验药物

复元醒脑汤（人参10g、生天南星15g、石菖蒲12g、三七10g、水蛭10g、益母草30g、制大黄10g），由上海中医药大学附属龙华医院制剂室生产提供，浓度为388g生药/L。

4. 观察指标与检测方法

（1）神经缺损行为体征的评价：根据Bederson神经缺损体征评分法进行综合等级评分。

（2）脑血流量变化：激光多普勒血流仪测定。

（3）大鼠脑组织含水量的检测：采用干湿重法。

（4）大鼠脑血管通透性的检测：采用伊文斯蓝法。

（5）梗死体积：采用TTC染色法。

（6）脑组织病理形态学观察：脑组织标本的采集和制备按常规进行，分别在光镜、透射电镜下观察脑缺血后皮质微血管超微结构的改变。

（7）血糖、血胰岛素测定：分别采用葡萄糖氧化法、放射免疫法测定。

（8）GIR：采用正常葡萄糖-高胰岛素钳夹技术测定。

（9）脑组织SDF-1、CXCR4、VEGF mRNA表达水平检测：采用实时荧光定量PCR技术检测。

（10）脑组织SDF-1、CXCR4、VEGF蛋白表达水平检测：采用蛋白质印迹法。

（11）EPC形态学、数量、增殖能力、迁移能力、黏附能力分析：采用体外细胞培养，参照文献分别以通过激光共聚焦显微镜鉴定和流式细胞仪检测细胞表面标志，显微镜下观察形态，分析EPC增殖能力、迁移能力、黏附能力。

四、项目的特色与创新之处

1）本项目从临床实际出发，根据中医理论并结合全国著名中医专家胡建华教授的临床经验，总结元气虚损为根本，痰瘀互结、痰热生风为糖尿病脑梗死的病机核心，提炼验方复元醒脑汤治疗糖尿病脑梗死，经临床和基础研究证实其疗效可靠，是治疗方法上的突破与中医理论的提升。

2）在国内率先采用老龄大鼠为研究对象复制糖尿病脑梗死动物模型，切合糖尿病脑梗死多发于中老年人的临床实际，并且使用自体血栓法制作MCAO模型，模型成功率高，梗死范围恒定，可重复性好，是一种更符合糖尿病脑梗死病理生理变化的动物模型。

3）本项目在前期研究成果基础上，在国内率先从SDF-1/CXCR4轴对EPC的归巢调控作用途径揭示中药促进糖尿病脑梗死缺血脑组织血管修复与新生的分子机制，是科研思路上的深入与创新。

4）采用国际公认评价胰岛素抵抗的金标准——正常葡萄糖-高胰岛素钳夹技术评价糖尿病脑梗死胰岛素抵抗状况，并将激光共聚焦显微镜、蛋白质印迹法、实时荧光定量 PCR 等实验技术与方法，纳入糖尿病脑梗死防治的分子机制研究，在同类研究中具有方法学和研究途径的先进性和可靠性。

五、代表性论文

复元醒脑汤对糖尿病脑梗死大鼠脑组织 SDF-1、CXCR4、VEGF 基因及蛋白表达作用的研究

（发表于《中国中医急症》2016 年 8 月第 25 卷第 8 期）

【摘要】 目的：观察复元醒脑汤对糖尿病脑梗死大鼠脑组织 SDF-1、CXCR4、VEGF 基因及蛋白表达的干预作用。方法：120 只健康雄性 SD 大鼠随机分为正常对照组、假手术组、模型组、治疗组各 30 只。造模完成后，治疗组予以复元醒脑汤，假手术组、模型组予以 0.9%氯化钠注射液，灌胃 7 天。测定比较各组实验大鼠脑组织 SDF-1、CXCR4、VEGF 的 mRNA 及蛋白表达水平。结果：各组脑组织 SDF-1、CXCR4、VEGF 三种基因及蛋白表达具有类似趋势，由高到低依次为正常对照组、治疗组、模型组及假手术组。正常对照组高于假手术组；治疗组高于模型组。结论：复元醒脑汤可上调 SDF-1、CXCR4 及 VEGF 的 mRNA 及蛋白表达水平，改善受损血管内皮功能及修复功能而促进局部血管再生和侧支循环建立。

第三节 复元醒脑法促进糖尿病脑梗死血运重建中 microRNAs 的作用①

一、项目的立项依据

糖尿病并发脑梗死是糖尿病常见的血管合并症，致残、致死率极高。大量临床研究表明，糖尿病脑梗死是全球性高发病症，糖尿病患者的发病率和死亡率均高于非糖尿病脑梗死患者 2～6 倍。随着我国膳食结构的西方化和人口老龄化，以及人口基数的不断增加，糖尿病脑梗死患病率和患病的绝对人数还将不断攀升。因此，积极探索和深入研究糖尿病脑梗死的有效防治方法与发病机制，是一项具有重要社会意义和科学意义的医学课题。

近年来许多研究发现，糖尿病脑梗死在缺血损伤区有血管新生，在相当程度上促进缺血区神经功能修复，我们前期国家自然科学基金项目（SDF-1/CXCR4 轴在糖尿病脑梗死内皮祖细胞的“归巢”中的调控作用与复元醒脑汤干预研究）的研究结果也证实了这种现象，

① 国家自然科学基金项目，NO.81273725。

积极促进缺血区的血运重建已经成为治疗糖尿病脑梗死等血管并发症的共识。然而缺血后血管新生机制十分复杂，积极深入探寻其调控途径仍是该领域的研究重点和难点。目前有关研究证据表明，微小 RNAs（microRNAs，miRNAs）在糖尿病及其血管等并发症的发生、发展过程中具有重要作用，深入研究 microRNAs 可能为糖尿病以及其并发症的诊断和治疗带来全新的方法。

microRNAs 是一种长度在 19～22 个核苷酸的全新的、非编码、短序列、具有多物种高度保守表达并可调节基因表达的小分子 RNA。这类小分子 RNA 通过与其靶 mRNA 分子的 3′端非编码区互补结合，在转录后水平抑制靶基因的蛋白表达。microRNAs 是一种全新的基因表达调控因子，microRNAs 是细胞内最大的基因家族之一，现有证据表明，在人类 microRNAs 可调控约 30%的基因表达，几乎参与调控所有生物学过程，其发现彻底改变了“所有基因调控者都是蛋白”的传统观念，已成为当前生命科学研究的热点。

已有研究显示，microRNAs 是葡萄糖动态平衡的调节器。这种新型的非编码 RNA 通过与靶 mRNA 互补配对而在转录后水平对基因表达进行负调控，导致 mRNA 降解或翻译抑制。microRNAs 不仅直接调控胰岛素分泌、胰岛发育、胰岛 β 细胞分化，间接调控葡萄糖和脂类代谢，而且还可调节胰岛素在靶组织中的信号转导及功能的发挥，对胰岛素抵抗产生重要影响，从而在糖尿病及其并发症的发生、发展过程中发挥着关键性作用。

血管病变是糖尿病主要并发症，高血糖破坏血管，并且使创伤愈合能力受损，表现微血管稀疏以及侧支化减少，导致血液流速不足，造成局部缺血，是糖尿病脑梗死等血管并发症的重要病理机制。对于这一机制，迄今一直不十分清楚。因此，更好地了解糖尿病相关血管并发症背后的分子机制，对于改进糖尿病的治疗显得十分迫切。新近由英国、意大利等国科学家组成的一研究小组研究发现，糖尿病患者缺血组织中，miRNA-503 表达非常高，血浆中 miRNA-503 水平也高于正常水平。miRNA-503 过度表达会损害血管内壁内皮细胞功能，从而影响缺血后血管生成。而通过抑制细胞周期蛋白 E1（Cycline E1，CCNE1）和细胞分裂周期蛋白 25 抗体（cell division cycle 25 A，CDC25A）蛋白，则可降低 miRNA-503 表达，从而改善血管内皮细胞功能，帮助微血管网络形成。利用患有糖尿病并有肢体局部缺血症状的小鼠模型，研究人员确认抑制 miRNA-503，可以起到恢复血液供应的作用。这一结果表明，miRNA-503 对糖尿病相关的血管并发症治疗具有重要临床意义。在另一项由 Wang 等对糖尿病 GK 大鼠（2 型糖尿病模型大鼠）的心血管上皮细胞的 miRNA 表达谱进行的芯片分析的研究中发现 miRNA-320 在糖尿病 GK 大鼠中表达上调。其中的 miRNA-320 负调控胰岛素样生长因子 1（insulin-like growth factor 1，IGF-1）、胰岛素样生长因子 1 受体（insulin-like growth factor 1 receptor，IGF-1R），是糖尿病诱发的血管病变的重要因素，miRNA-320 抑制剂有可能成为一种有效的治疗手段。IGF-1 是一种调节细胞生长和分化的重要生长因子，是与胰岛素具有一定同源性的肽类激素，主要在肝脏合成和分泌，在血管中 IGF-1、IGF-1R 和 IGF 结合蛋白存在，组成一个 IGF-1 作用轴，以旁分泌和自分泌的形式对血管系统起到生理和病理调节作用，IGF-1 还能刺激血管内皮细胞迁移和增殖，稳定血管内皮功能，并且在其他学者的研究中还证实，IGF-1 作为神经营养因子能够促进大鼠局灶性脑缺血区新生血管的生成，是公认的促血管新生生长因子。

microRNAs 在糖尿病血管并发症发生、发展中的作用，为我们深入探讨糖尿病脑梗死的病理机制和寻求治疗的有效靶点提供一种全新的思路。

糖尿病并发脑梗死，属中医“消渴病中风”病范畴，关于本病有较早认识，可追溯到春秋战国时期《黄帝内经》。关于糖尿病脑梗死的中医病机，一般认为气阴两虚、络脉瘀阻为基本病机。根据已故全国名中医胡建华教授学术经验，并结合我们长期临床实践和中医理论，我们认为：糖尿病脑梗死的发病主要以元气虚损为根本，痰瘀互结、痰热生风为病机核心。糖尿病脑梗死患者以中老年人居多，《素问・上古天真论》云“女子七七”，“男子八八”，“天癸竭”，肾元亏虚，形神俱伤，可为中风的发病基础，正如元代沈金鳌提出“元气虚为中风之根也”，并且糖尿病患者病程久长，脏腑功能减退，生化衰败，无以奉养，元气衰甚；痰、瘀为元气虚所导致的中间病理产物，并且糖尿病患者肥胖者众多，而“胖人多痰”，病延日久，则“久病必瘀”，进一步加重了痰、瘀的潴留。痰瘀胶结，实为贯穿糖尿病脑梗死始终的病机。痰瘀互阻，气血痹阻或者日久化火生风，风火相煽，遂发“中风”。据此，我们提出了以扶持元气为主，佐以逐瘀化痰、泄热息风、通络为辅的复元醒脑法，以自拟复元醒脑汤（人参、生天南星、石菖蒲、三七、水蛭、益母草、大黄）治疗糖尿病脑梗死取得良好临床疗效。我们在主持已完成的上海市资助临床课题项目研究中发现复元醒脑法对糖尿病脑梗死具有显著临床疗效，并显示出对血糖、胰岛素抵抗的良好调节作用的整体效应。教育部博士点研究课题和前期国家自然科学基金课题（SDF-1/CXCR4 轴在糖尿病脑梗死内皮祖细胞的“归巢”中的调控作用与复元醒脑汤干预研究及其他相关研究）的实验报告结果表明，复元醒脑法能改善糖尿病脑梗死大鼠神经行为学体征，脑血流量变化、缺血组织血管形态学、稳态葡萄糖输注率（评价胰岛素抵抗）等方面均显示了良好的治疗效果。促进血管新生、改善糖尿病脑梗死大鼠脑缺血后血液重建方面的研究初步结果显示，糖尿病脑梗死大鼠 SDF-1、CXCR4 表达下降，EPC 减少和其增殖能力、迁移能力、黏附能力降低，复元醒脑汤能显著上调糖尿病脑梗死大鼠脑组织 VEGF 蛋白的表达，以促进缺血后血流重建。但在研究中我们对 SDF-1/CXCR4 轴信号通路进行阻断后发现，EPC、VEGF 表达虽有减低，但仍然有相当的表达，提示糖尿病脑梗死促进血管新生方面尚存在其他调控机制。microRNAs 在糖尿病血管并发症中对血管重建的调控作用，可能与复元醒脑汤促进糖尿病脑梗死缺血脑组织的血管修复与新生的机制有着密切的关系，这一研究将是具有重要理论与应用价值的切入点。

基于上述研究思路与我们前期研究结果，我们认为复元醒脑法对糖尿病脑梗死的作用机制可能与 microRNAs 基因表达调控因子促进缺血脑组织的血管血运重建有着重要联系。因此，本项目拟通过动物实验，借助 RNA 干扰技术，观察糖尿病脑梗死大鼠脑缺血后皮质微血管超微结构的改变，脑微循环动态变化，IGF-1、IGF-1R、CCNE1、CDC25A 蛋白的表达，miRNA-503 和 miRNA-320 基因表达，以及复元醒脑法对其干预作用的对比研究，探讨复元醒脑汤对脑皮质微血管内皮细胞（brain microvascular endothelial cells，BMEC）microRNAs 阻断抑制的作用，以期从 microRNAs 对基因表达调控作用途径揭示复元醒脑法改善糖尿病脑梗死血运重建的分子机制与有效作用靶点。本研究对进一步揭示糖尿病脑梗死的病理本质认识和防治策略革新将是一条全新的途径，为研究糖尿病脑梗死脑缺血后血管新生的调控作用提供可靠实验依据，具有广阔的运用前景和重要的科学意义。

二、项目的研究目标、研究内容以及拟解决的关键问题

1. 研究目标

本项目拟通过体内、外实验，对糖尿病脑梗死大鼠缺血区域新生血管密度进行检测，观察脑缺血后皮质微血管超微结构的改变，脑微循环动态变化，IGF-1、IGF-1R、CCNE1、CDC25A 等蛋白表达，miRNA-503 和 miRNA-320 基因沉默后的变化，以及复元醒脑法对其干预作用的对比研究，以期从 microRNAs 对基因表达调控作用途径揭示糖尿病脑梗死发生、发展的病理机制，阐释复元醒脑汤治疗糖尿病脑梗死作用机制与有效作用靶点。

2. 研究内容

（1）复元醒脑法对糖尿病脑梗死作用效应研究

1）在 STZ 致糖尿病模型基础上，采用自体血栓栓塞法制备 MCAO 局灶性糖尿病脑缺血动物模型。

2）不同组别实验动物脑微循环的动态变化：磨薄顶骨建立颅窗，采用正立微循环观察系统，动态观察模型建立后 0min、10min、20min、30min、40min、50min、60min 时小鼠脑细静脉中红细胞流速、血管管径、白细胞滚动和黏附、白蛋白漏出等的变化。

3）糖尿病脑梗死大鼠经复元醒脑汤治疗后神经缺损体征评分、血糖、血脂、脑梗死体积变化，评价疗效。

4）不同组别实验动物脑组织病理形态学观察：脑组织标本的采集和制备按常规进行，分别在光镜、透射电镜下观察脑缺血后皮质微血管超微结构的改变。

5）糖尿病脑梗死大鼠经复元醒脑汤治疗后缺血区域新生血管密度变化。

（2）复元醒脑法对糖尿病脑梗死促进缺血组织血运重建靶向机制研究

1）观测治疗不同状态下 microRNA-320 及其靶基因 IGF-1、IGF-1R 动态变化，探讨 microRNA-320 在复元醒脑法对糖尿病脑梗死血管新生中的作用机制。①在体外实验下，将含有 microRNA-320 目的基因特异序列的 shRNA 表达载体，转染到培养获得的糖尿病脑梗死大鼠缺血区域 BMEC，观察 BMEC 的形态、增殖、迁移、血管形成，检测 IGF-1 及其受体的表达。②检测复元醒脑汤对糖尿病脑梗死脑缺血组织 microRNA-320 抑制状态下的影响，以及 IGF-1、IGF-1R 变化和对脑血管新生的影响。

2）观测不同组别实验动物 microRNA-503 及其上游调节分子 CCNE1、CDC25A 蛋白变化，探讨 microRNA-503 在复元醒脑法治疗糖尿病脑梗死血管新生中的作用机制。

3. 拟解决的关键问题

1）通过体内、外实验，研究 miRNA-503 和 miRNA-320 在糖尿病脑梗死脑组织和血管内皮的表达，以及其上游分子 CCNE1、CDC25A 和下游靶基因 IGF-1、IGF-1R 蛋白的变化和之间的相互关系，阐释 miRNA-503 和 miRNA-320 负性调控作用在糖尿病脑梗死发生、发展中的病理机制。

2）通过动态研究复元醒脑汤对糖尿病脑梗死大鼠 miRNA-503 和 miRNA-320 及其相关调控信息分子 CCNE1、CDC25A、IGF-1、IGF-1R 蛋白等表达影响与血管新生之间的关系，揭示复元醒脑法促进血运重建，改善脑损伤的作用机制与有效作用靶点。

三、拟采取的研究方案

（一）研究方法

拟采用正立微循环观察系统、透射电镜技术、流式细胞仪检测技术、激光共聚焦显微镜、蛋白质印迹法、实时荧光定量 PCR 等实验技术与方法，通过观察糖尿病脑梗死大鼠神经缺损行为体征，血糖、脂质代谢，新生血管密度变化，缺血组织血管形态学改变，梗死体积、脑微循环的动态变化，IGF-1、IGF-1R、CCNE1、CDC25A 蛋白表达，缺血脑组织 miRNA-503 和 miRNA-320 基因表达水平等进行复元醒脑汤治疗前后的对比研究。

（二）实验内容

1. 体内实验方案

（1）研究对象、分组与处理：健康 SD 大鼠，雌雄各半，22 月龄，SPF 级，共 150 只，由上海西普尔-必凯实验动物有限公司提供，在常规适应性分笼喂养后按照正常对照组 30 只、糖尿病模型组 120 只分配，糖尿病模型组采用 STZ 注射法致糖尿病模型，造模成功后，连续高脂饮食饲养 2 周，再将糖尿病模型组按每组均等例数随机分为糖尿病脑梗死模型组（简称模型组）、糖尿病脑梗死假手术组（简称假手术组）、糖尿病脑梗死中药治疗组（简称治疗组），糖尿病脑梗死西药治疗组（简称对照组），完成造模后，治疗组药物每日按 10.4g/（kg・d），每日 2 次给以复元醒脑汤灌胃，对照组给予二甲双胍 27mg/（kg・d），每日 2 次、尼莫地平 2.16mg/（kg・d），每日 2 次（参照陈奇主编《中药药理实验方法学》依实验动物与人体表面积比计算）灌胃，模型组、假手术组予等容量的生理盐水灌胃，连续饲养 14 天后，每组取 3 只大鼠进行脑微循环的动态观察，其他所有大鼠均处死取材做有关指标测试。

（2）模型制备：STZ 致糖尿病模型基础上，采用改良自体血栓法制备糖尿病脑梗死动物模型[前期国家自然科学基金项目（SDF-1/CXCR4 轴在糖尿病脑梗死内皮祖细胞的“归巢”中的调控作用与复元醒脑汤干预研究），已熟练掌握该技术方法]。

（3）实验药物：复元醒脑汤（人参 10g、生天南星 15g、石菖蒲 12g、三七 10g、水蛭 10g、益母草 30g、制大黄 10g），由上海中医药大学附属龙华医院制剂室生产提供，浓度为 388g 生药/L。

（4）观察指标与检测方法

1）神经缺损行为体征的评价：根据 Bederson 神经缺损体征评分法进行综合等级评分。

2）血糖、脂质代谢评价：血糖采用葡萄糖氧化法、氧化酶法测定血清总胆固醇含量；甘油磷酸氧化酶法测定血清甘油三酯浓度；免疫比浊法测定血清 apo-A1 与 apo-B 浓度；磷钨酸-镁沉淀法检测血清 HDL-胆固醇浓度，分析不同组别对血脂水平差异脑血流量变化。

3）新生血管密度检测：采用免疫组织化学法检测，在新生血管内皮细胞的胞质中标记为棕黄色的颗粒，用显微图像分析系统计算每毫米新生血管的数量，求其平均值。

4）脑缺血脑组织病理形态学观察：标本的采集和制备按常规进行，分别在光镜、透射电镜下观察脑缺血后皮质微血管超微结构的改变。

5）梗死体积：采用 TTC 染色法。

6）脑微循环的动态变化：磨薄顶骨建立颅窗，采用正立微循环观察系统，动态观察模型建立后 0min、10min、20min、30min、40min、50min、60min 时大鼠脑细静脉中红细胞流速、血管管径、白细胞滚动和黏附、白蛋白漏出等的变化。

7）IGF-1、IGF-1R：采用免疫组化和蛋白质印迹法。

8）CCNE1、CDC25A 蛋白表达：采用免疫组化和蛋白质印迹法。

9）缺血脑组织 miRNA-503 和 miRNA-320 基因表达水平检测：采用实时荧光定量 PCR 技术检测。

2. 体外实验方案

（1）研究对象：糖尿病脑梗死大鼠缺血区域 BMEC。

1）实验动物与处理：清洁级豚鼠 20 只（同体内实验），雌雄各半，造模方法和饲养条件同体内实验。

2）BMEC 分离、鉴定与培养：参照王洪伟等介绍的方法[王洪伟，孟庆海，金澎，等，2010. 脑微血管内皮细胞和脑肿瘤干细胞共培养的体外实验研究[J]. 中华神经外科杂志，26（7）：657-660.]

（2）中药血清制备和给药：取体内实验相同条件大鼠 20 只，雌雄各半，每组 20 只，适应性喂养 3 天后，复元醒脑汤按规定剂量（药物及剂量同体内实验）分别给以灌胃，连续 3 天。于末次给药 1 小时后采血。取血清，离心、灭活、过滤除菌、–80℃冰箱保存备用。

血管内皮细胞接板后，分别加入空白血清与含药血清（5%），静置 37℃、5%CO_2 培养箱培养，药物作用 9 小时后按时收获细胞和上清用于测定。

（3）miRNA-320 基因沉默

1）实验分组：实验分空白对照组（A 组）、空白对照组加 RNA 干扰组（B 组）、药物治疗组（C 组）、药物治疗组加 RNA 干扰组（D 组）四组。

2）在体外实验下，将含有 microRNA-320 目的基因特异序列的 shRNA 表达载体（siRNA 表达盒子）直接转染到培养获得的糖尿病脑梗死大鼠缺血区域 BMEC，观察 BMEC 的形态、增殖、迁移、血管形成以及 IGF-1 及其受体表达的变化。

四、项目的特色与创新之处

1）本项目从临床实际出发，根据中医理论和名老中医经验，通过大量长期临床验证，创造性提出糖尿病脑梗死病机核心和治疗法则，指导临床并揭示其科学性，是中医理论的提升与发展。

2）本项目基于 microRNAs 在糖尿病血管并发症中对血管重建的重要调控作用，将体内实验和体外实验相结合，在整体、器官、组织、分子水平和基因、蛋白质等不同层面，从 microRNAs 对基因表达的负性调控机制研究复元醒脑法治疗糖尿病脑梗死的血管新生的物质基础与中医治疗的靶向机制，国内尚未见类似研究报道，是具有重要理论与应用价值的切入点，是科研思路上的持续创新。

3）本项目将基因沉默、正立微循环观察系统、蛋白质印迹法、实时荧光定量 PCR 等实验技术与方法，纳入中医药临床基础研究，在同类研究中具有方法学和研究途径的先进性和可靠性。

4）根据糖尿病脑梗死临床发病实际，我们选择了以老龄大鼠为研究对象，在具备糖尿病病理特征基础上，采用改良自体血栓法制备糖尿病脑梗死动物模型，通过前期国家自然科学基金项目实践与改进，建立了一种可靠和更能接近临床的糖尿病脑梗死大鼠动物模型。

五、代表性论文

复元醒脑汤对糖尿病脑梗死大鼠 microRNA-503 及 CCNE1、CDC25A 蛋白表达的影响及对促进血管新生的实验研究

（发表于《中国中医急症》2018 年 11 月第 27 卷第 11 期）

【摘要】 目的：观察复元醒脑汤对 microRNA-503 及 CCNE1、CDC25A 蛋白表达的影响，探讨复元醒脑汤促进糖尿病脑梗死血管新生的分子机制。方法：150 只健康雄性 SD 大鼠随机分为空白对照组、假手术组、模型组、西药治疗组、中药治疗组，每组 30 只。采用腹腔注射链脲佐菌素（STZ）后予以高能量高脂肪饲料喂养 2 周的方法复制糖尿病大鼠模型，制模后采用线栓法制备糖尿病脑梗死动物模型。完成造模后，中药治疗组灌胃复元醒脑汤；西药治疗组灌胃二甲双胍、尼莫地平；空白对照组、假手术组、模型组均灌胃等量的 0.9%氯化钠注射液。各组连续灌胃 14 天后处死取材。免疫荧光法检测脑梗死区域的血管新生，微循环观察仪检测脑梗死区域血管微循环状况，实时荧光定量 PCR 法检测脑组织 microRNA-503、CCNE1、CDC25A 基因表达水平，利用蛋白质印迹法检测 CCNE1、CDC25A 蛋白表达水平。结果：与模型组相比，中药治疗组和西药治疗组的脑梗死区域都出现血管新生增多，血管管径增粗，血流加快，蛋白渗漏减少，少见白细胞黏附现象且中药治疗组优于西药治疗组；各实验组脑组织的 CCNE1、CDC25A 基因及蛋白表达水平由高到低依次为：空白对照组、假手术组、中药治疗组、西药治疗组、模型组。各实验组脑组织 microRNA-503 基因的表达水平由低到高依次是：空白对照组、假手术组、中药治疗组、西药治疗组、模型组，中药治疗组和西药治疗组均显著低于模型组。结论：复元醒脑汤通过上调 CCNE1、CDC25A 的表达，从而抑制 microRNA-503 的表达水平，促进梗死组织区域的血管新生，改善脑部微循环。

第七章 薪 火 传 承

第一节 方邦江教授诊治重症脑病探微

重症脑病包括重症感染或其他脏腑损伤后出现的脑窍损伤，以及外伤或脑络瘀阻导致脑髓失养，神志不清，肢体瘫痪等症状，可归于中医“神昏”范畴。重症脑病可分为抢救、促醒与康复三个阶段。其中，抢救和促醒阶段，诊疗的及时性，方案的有效性，对患者的预后具有重大意义。

一、抢救阶段注重固本复元

方邦江教授认为，重症脑病在内外致病因素的作用下，早期即可表现为急性虚证，具有急、重、虚的临床特征。急性虚证产生的病因病机关键在于各种疫疠毒邪突感导致人体正气的急剧耗损，从而出现气血、津液、阴阳严重亏损，阳气外越甚至阴阳离决。正气亏耗是临床各种急危重症容易产生严重后果的根本原因，正气大虚于一时，是临床急危重症中最严重的一种正邪交争的病理形式，在急危重症的抢救当中具有重要地位。及时固本复元是重症脑病抢救的关键，治疗时需要应用大补元气、温肾纳气、敛阴养血之品，注意药物剂量要大，药味要少，药性要专，如独参汤、四逆汤、来复汤等。

二、促醒阶段复元醒脑开清窍

方邦江教授认为，重症脑病核心病机为“元气亏耗、痰瘀互阻、风火相煽”。除祛瘀化痰、息风清热、通络开窍之外，强调以固本复元为本，自拟复元醒脑汤治疗。通过大量的临床实践及基础研究证实，复元醒脑汤效果显著，疗效确切。复元醒脑汤由人参、三七、大黄、胆南星、石菖蒲、水蛭、益母草等药组成，体现了复元醒脑法治疗脑损伤的精髓。人参能大补元气，复脉固脱，为拯危救脱要药，《本草汇言》谓其“补气生血，助精养神之药也”，元气足则脾气充盈，肺气宣畅，则痰浊无以化可生；气为血之帅，气行则血行，气虚则血瘀，血行则瘀血不生；达扶正祛邪之目的，乃治本之药。胆南星，祛风痰而能解痉止厥，性凉兼有清热之功，在本方中主要针对“痰热生风，风火相煽”病机。水蛭破血通经；三七入肝经血分，功善止血，又能化瘀生新，有止血不留瘀，化瘀不伤正的特点；大黄通腑泻下，清热解毒，具有祛痰化瘀之功，兼顾“痰”“瘀”，与三七合用，一通一涩，止血而不留瘀；石菖蒲化浊祛痰、芳香开窍；益母草尤善解郁平肝、活血祛风；全方通中寓补，气血同调，标本兼顾，起到改善脑血流，保护脑细胞功能的作用，在重症脑病治疗中常常有力挽狂澜之效。对此，方师深有感触，赞许有加。

三、涤痰泄热治神昏

脑窍贵在清灵通利，一旦闭阻，则脑神失养，神机不运而变证丛生。颅内感染、心肺复苏后缺氧缺血性脑病或颅脑损伤合并脓毒症出现神昏者，方邦江教授认为其病机为邪毒炽盛，痰瘀阻滞，清窍被蒙，耗伤正气。据此，痰火痹热闭阻清窍，火扰元神者，则可出现神志昏迷、烦躁、谵语、抽搐等症；痰湿闭阻清窍，元神被困者，则可见神志模糊、语言不清，甚则昏不知人等症；热踞痰壅极为凶险，痰热交蒸，则风动痰厥矣。痰阻则窍闭，闭不开则脱变。邪毒耗伤正气，内闭外脱可迅速出现气血阴阳暴脱之坏症。方教授治疗重症脑病神昏者，以涤痰泄热、清心开闭为主要手段，处方常用全蝎涤痰、开瘀、解毒、息风定惊；胆南星祛风痰；川贝母、天竹黄清痰热；犀黄镇惊、解毒、化痰；羚羊角粉入心、肝二经，气血两清，有清热泻火解毒之效，善治热病神昏、壮热、躁狂、抽搐等症；麝香开窍慧神。

四、通法在重症脑病中的运用

方邦江教授认为重症脑病的核心病机为“元气亏虚、痰瘀互阻、风火相煽”，病位在脑，脑府不通，元神不使导致患者神志不清。“府以通为用”，脑府气血流通，阴阳平衡，才能发挥司元神，主持四肢百骸的正常生理功能。广义的通法是指祛除病邪，改善全身气血津液运行状态，从而达到调整脏腑功能目的的治疗方法。脑为元神之府，故需遵循“通”法要则，必通补兼施，补即是通。通法可分为通腑法、通窍法、通补法、通络法等。通腑法应用于腑气不通，痰瘀阻滞中焦，胃肠浊热不得外泄者。通窍法是利用药物等手段开通机体与外界的通道，以逐邪从窍而出的方法。通补法以内治或外治或内外同治，本着“气血流通即是补”，或补气，或行气，或补血，或活血，或止血，抑或两者兼行，通利脉道，达到气行则血行，使气血调。通络法用于疏通经络，打开脉络瘀阻，驱散风寒等邪气，宣畅络脉气血。方邦江教授以“脑府以通为用”指导重症脑病的临床治疗，尤其在急性脑梗死的治疗中广泛运用。方教授自拟的复元醒脑汤中所用大黄清热解毒，通腑泻下，为通腑之法，三七、水蛭活血通络，为通络之法，石菖蒲、胆南星祛风开窍化痰，为通窍之法，人参大补元气，为通补之法，诸药合用，体现“通府以复元神”之意，是通法运用于中风病治疗的体现。

第二节　方邦江教授运用安宫牛黄丸治疗脑病经验

安宫牛黄丸，出自吴鞠通的《温病条辨》，载其：“芳香化秽浊而利诸窍，咸寒保肾水而安心体，苦寒通火腑而泻心用之方。”安宫牛黄丸最长于清热豁痰，开窍醒神，为“凉开三宝”之首，兼治飞尸卒厥，五痫中恶，大人小儿因热而发痉厥者。方中牛黄得日月之精，通心主之神。犀角主治百毒，邪鬼瘴气。珍珠得太阴之精，而通神明，合犀角补水救火。郁金草之香，梅片木之香，雄黄石之香，麝香乃精血之香，合四香以为用，使闭固之邪热温毒深在厥阴之分者，一齐从内透出，而邪秽自消，神明可复也。黄连泻心火，栀子泻心与三焦之火，黄芩泻胆、肺之火，使邪火随诸香一齐俱消散。朱砂补心体，泻心用，合金箔降痰而镇固，再合珍珠，犀角为督战之主帅，共奏清热解毒，豁痰开窍之功。临证主治热邪内陷导致的高热不退、烦躁不安、神昏谵语、浊痰壅盛、小儿惊风诸证。现代药理研究表明，安宫牛黄丸具有：①清热作用；②对中枢神经系统明显的镇静作用；③脑保护及复苏作用；④抗惊厥等作用；⑤抗炎消肿作用；⑥抗病毒作用；⑦保肝作用。不愧为治疗重症脑病的国宝级药物。

方邦江教授认为安宫牛黄丸既能芳香开窍、清热解毒，又能化痰镇惊，是非常好的中医促醒药物，配合西医治疗重症脑病可取得较好疗效，在救治危急重症中发挥了重要作用，能够提高生存率、减少并发症。常用于治疗急性脑血管病、肝昏迷、肺性脑病、颅脑外伤或心肺复苏后缺氧缺血性脑病、颅内感染性疾病、小儿高热惊厥以及各种重症感染导致高热神昏属热闭心包者。根据患者的病情轻重和体质状况，一般每日1～4丸，对于重症脑病往往每日4～6丸。方教授认为安宫牛黄丸治疗重症脑病时，应抓住热、风、痰三个病机特点。对于辨证为寒湿或脾胃虚寒、正气亏虚者应慎用。虽然安宫牛黄丸促醒、清热、开窍、化痰效果显著，但不可久服或过服，神志清醒后即当停用，中病即止，肝肾功能不全者慎用。

案一 脑 梗 死

姜某，男，69岁，因“突然昏迷、右侧肢体偏瘫2小时”入院。

神昏，右侧半身不遂，喉中痰鸣，呕吐暗红色涎沫1次，舌暗红，苔黄，脉弦。既往有高血压病史5年；3年前曾患脑梗死，经治基本痊愈。体格检查：体温36.8℃，脉搏83次/分，呼吸20次/分，血压180/110mmHg。神志浅昏迷，双瞳孔等大等圆，对光反射存在，右侧鼻唇沟变浅，舌不能伸出。查体：颈软，胸廓对称，双肺呼吸音粗，腹软，肝脾肋下未触及，肠鸣音正常，右侧上下肢肌力2级，肌张力稍高，左侧肌力、肌张力正常，右侧巴宾斯基征阳性。头颅磁共振（MRI）诊断为双额叶、左顶叶梗死。

中医诊断：中风（中脏腑）。

西医诊断：脑梗死；高血压3级（极高危）。

治法：西医予吸氧、活血、清除自由基、营养脑细胞、控制血压等治疗。

中医四诊合参，治宜清热开窍、涤痰息风。重用安宫牛黄丸，每次1粒，每日3次，溶化灌服，连服3日。

第4日患者神志清醒，基本能对答，肌力恢复至4级。安宫牛黄丸减至每日1粒，继服3日。

以后中药内服，调理 3 周，临床治愈出院。半年后随访，血压正常，坚持日常家务劳动。

案二 脑 出 血

侯某，男，68 岁。

头痛、头晕、血压升高 10 余年，长期服降压药物。今晨起突发昏仆，意识不清，口眼㖞斜，右侧肢体瘫痪，面红身热，牙关紧闭，口噤不开，喉间痰鸣，时有抽搐，脉弦滑，肺部可闻及痰鸣音。

证属中风中脏腑。治当清肝息风、辛凉开窍，以天麻钩藤饮化安宫牛黄丸 1 粒，鼻饲，并加用脱水、降压、保护脑细胞等西药。

后患者神志略清醒，舌强语謇，继服安宫牛黄丸，每次 1 粒，每日 3 次。

1 周后，患者意识较前清晰，语言较为流利，部分肢体功能恢复。继服天麻钩藤饮，并配合针灸康复治疗。

按 方邦江教授认为使用安宫牛黄丸治疗脑卒中时，需抓住热、风、痰三个关键病机，才能取得良好效果。同时方教授指出使用安宫牛黄丸治疗应注意以下几点：一是从中医角度而言，中风有多种表现，如果中风发生时，出现突然意识障碍、偏瘫，同时伴有烦躁不安、面红身热、口臭、大便秘结、舌苔黄腻等属中风热闭者适宜使用。见神志昏迷，不省人事，面青、身凉、手撒肢冷、额汗如油、苔白等寒闭神昏者不宜使用。安宫牛黄丸药性寒凉，此时使用则适得其反，加重病情。故要注意辨清寒热，热闭者清热化痰、醒神开窍，寒闭者温化痰湿、醒神开窍。对于素体脾胃虚寒者，出现痰热神昏的患者也应中病即停，以防出现脱证。二是中风恢复期或后遗症期，多数患者仍会存在不同程度的神经系统损伤症状，如口角歪斜、语言不利、半身不遂、肢体麻木、头晕头痛等，此时继续服用安宫牛黄丸不但无效，体质差的还会出现乏力、纳差、晕眩、腹泻等症状。故而安宫牛黄丸不可久服或过服，在中风患者神志转清、病情平稳后当停用，中病即止。三是安宫牛黄丸方中含有一些小毒的矿物药，如朱砂、雄黄，长期大量服用安宫牛黄丸有过量中毒的风险，肝肾功能不全者更应慎用。社会上有人认为四季节气交替时服用安宫牛黄丸可以清内毒，预防中风，这种做法是没有中医理论依据的。安宫牛黄丸药性寒凉峻猛，只适宜作急症应急之用，没有预防中风的作用。预防中风需根据每个人的体质辨证调节，祛邪扶正才能起到积极作用。

案三 缺氧缺血性脑病

汤某，女，外院手术中突发心脏停搏，经心肺复苏后心搏恢复，但意识丧失，深度昏迷，遂送入医院急诊。送至医院急诊科时，患者已持续昏迷 10 日。神昏、高热、气促、咳黄痰、呼吸机辅助呼吸。必须争分夺秒进行促醒治疗，否则很可能进入植物人状态。患者辨证属“痰热蒙窍”，故用传统中药安宫牛黄丸，并配合西医促醒、高压氧等措施，持续治疗 3 日后，患者症状明显好转，可以睁眼，并有不自主的肢体活动。1 周后，患者渐渐恢复正常体征，并可行走和进食。

按 缺氧缺血性脑病的治疗，越早开始越好，防止已经形成的病理生理改变对受损神经细胞的进一步损害，从而减少后遗症的发生。对惊厥、脑水肿和脑干症状的处理应积极和及时，一旦出现，力争在最短时间内将其控制或消除。另外，应用促醒药物，改善脑循环，兴奋脑细胞。促醒药物主要为：①神经兴奋剂，如甲氯芬脂、纳美芬等；②阿片受体拮抗剂，如纳洛酮；③清除脑自由基类药物，如依达拉奉；④钙离子拮抗剂，如尼莫地平；⑤中医药，如安宫牛黄丸等，能够清热解毒、化痰开窍。

现代研究表明，安宫牛黄丸中朱砂能抑制中枢神经系统兴奋，起镇静和催眠作用，外用能抑杀皮肤细菌及寄生虫；雄黄含三硫化二砷，能抑制巯基酶以影响细胞代谢，从而抑制生长迅速的细胞；冰片含右旋龙脑，对大肠杆菌、金黄色葡萄球菌有抑制作用；麝香含各种甾醇，具有兴奋中枢神经、强心利尿、促进腺体分泌的作用；珍珠粉含碳酸钙及多种氨基酸，与牛黄合用具有抗感染的功效；黄连含多种生物碱，主要为小檗碱，亦具有抗感染的功效；黄芩含类黄酮成分可显著抑制淋巴细胞增殖。故安宫牛黄丸具有抗炎、抑制细胞代谢、抗感染等复合作用。

案四 病毒性脑炎

赵某，42岁。高热、抽搐、昏迷3日。

患者感冒后出现高热、抽搐、昏迷。神经系统检查：病理征阳性。血常规：白细胞计数8.2×10^9/L，中性粒细胞百分比65%。脑脊液检查：压力高，外观清亮，静置24小时后无菌膜生长，细胞计数为120×10^6/L，以单核细胞为主，蛋白略高，糖正常，氯化物正常。诊断为“病毒性脑炎”。西医予抗感染、降颅压、控制惊厥、纠正水电解质紊乱、营养支持、吸氧、吸痰、保留胃管等治疗，仍时有高热、意识模糊。中医予安宫牛黄丸鼻饲，每日3丸，分2次鼻饲管注入。24小时热退，吞咽反射出现，神志转清。36小时抽搐停止。1周后病情基本控制，后调理半个月出院。

按 安宫牛黄丸有镇静、抗惊厥、解热、抗炎、降低血压、降低机体耗氧量等作用，还对细菌内毒素性脑损害有一定保护作用。应对多种病毒感染可能与天然牛黄的抗病毒作用有关。多年来，安宫牛黄丸广泛运用于脑炎等致高热神昏的疾病，相关报道也较多，安宫牛黄丸能改善患者临床症状，缩短发热期，提高越期率，促进肝、肾和血液功能的恢复，减少并发症的发生。

案五 肺性脑病

患者，男，92岁。主因“反复咳嗽、咳痰、气促20余年，加重伴意识障碍3日”由急诊收入院。

患者既往有吸烟史60余年，慢性阻塞性肺疾病、肺心病20余年。3日前，患者无明显诱因出现胸闷、气促、咳黄痰，无胸痛、心悸，夜间不能平卧，喘憋，出汗，大便3日未解，遂收住入院。入院后查体：体温38.8℃，血压150/80mmHg，心率110次/分，呼吸

26次/分；双眼球结膜水肿，双侧瞳孔等圆，对光反射存在；胸廓呈桶状，双肺呼吸音粗，两下肺可闻及湿啰音，双肺少量痰鸣音；可闻及干鸣音，心界叩诊向左扩大，心率110次/分，双下肢水肿；舌暗红，苔黄燥，脉滑数。

入院后诊断：慢性阻塞性肺疾病急性加重，Ⅱ型呼吸衰竭；肺源性心脏病，心功能Ⅱ级；高血压3级（极高危）。

入院后急查血气分析：pH 7.15，动脉二氧化碳分压（$PaCO_2$）98mmHg，动脉血氧分压（PaO_2）54mmHg，动脉血氧饱和度（SaO_2）86%，剩余碱（BE）10.2mmol/L，碳酸氢根（HCO_3^-）36mmol/L。后经抗感染、解痉、化痰、平喘、强心、扩冠、利尿等治疗，仍呼吸困难、喉间痰鸣、意识淡漠。建议给予气管插管、呼吸机辅助治疗，但家属坚决拒绝，要求药物治疗。后予尼可刹米、洛贝林静脉滴注兴奋呼吸中枢。患者3日未解大便、神昏、痰鸣、舌红、苔黄等热象明显，辨证属肺胀之痰热蒙窍证，遂嘱其自服安宫牛黄丸1粒以清热开窍。3小时后患者偶有意识清醒。复查血气分析：pH 7.26，$PaCO_2$ 78mmHg，PaO_2 64mmHg，$Sa0_2$ 90%。查体：血压145/90mmHg，心率80～90次/分。考虑服用安宫牛黄丸有效，嘱其再服1粒。1日后患者意识逐渐转清，继予安宫牛黄丸，每日3次，每次1粒。后排大便1次，继续施以抗感染、改善通气、排痰、通便等措施。后$PaCO_2$逐渐降至57mmHg，意识一直清楚，未再反复，2周后好转出院。

按 肺性脑病发病机制较为复杂，主要是肺部损害致二氧化碳潴留及缺氧，引起高碳酸血症及低氧血症，加之因肺部循环障碍及肺动脉高压更进一步诱发或加重脑组织的损害，发病来势凶险，预后不良。西医对其治疗以无创或有创呼吸机为主，患者多不能耐受。中医治疗使用安宫牛黄丸配合呼吸兴奋剂等，多能起到较好效果。方邦江教授认为，心肺同居上焦。心肺在上，心主血，肺主气；心主行血，肺主呼吸，心主血脉，上朝于肺，肺主宗气，贯通心脉，两者相互配合，保证气血的正常运行。肺为诸脏之长，为心之盖，痿则内叶焦而皮毛不荣，金为火燥，水难卫母，热气留着，上扰于心，故见心神不明，可予安宫牛黄丸开窍醒神。实验研究表明安宫牛黄丸能减轻家兔实验性脑水肿的脑组织含水量；牛黄、麝香能兴奋呼吸中枢，增强中枢耐缺氧能力。肺与大肠相表里，除开窍醒神外，清肺热还注意运用通气、通大便等方法，使浊邪外排，肺气得清，正气得复，最终患者转危为安。

案六 脓毒症

胡某，女，89岁。发热3日伴咳嗽。

患者3日前出现发热、咳嗽，自服药物后不见缓解。今日上午咳嗽加剧，自测体温38.5℃，遂来院急诊。刻下：发热，咳嗽气急，痰白、量多、质黏稠，舌质暗红，苔薄白而干，脉细数。患者既往有高血压、冠心病、糖尿病、脑梗死病史。查体：神清，体温38.2℃，血压130/80mmHg，心率92次/分，房颤，杂音未及，呼吸23次/分，双肺呼吸音粗，可闻及痰鸣音；腹平软，无压痛及反跳痛，双下肢压迹（－）；神经系统检查正常。实验室检查：白细胞计数8.4×10^9/L，中性粒细胞百分比76.7%，C反应蛋白（CRP）62.3mg/L。胸片示：左下肺斑片状影，左下肺炎。入院后予以拉氧头孢、莫西沙星控制感染，二羟丙茶碱、氨溴索、氢化可的松琥珀酸钠祛痰平喘抗炎，同时予以对症支持治疗。5日后患者咳嗽、咳痰症状未见缓解，两肺仍满布湿啰音，同时出现呼吸困难、不能平卧、双下肢浮肿等症。复查血常规示：白细胞计数 10.7×10^9/L，中性粒细胞百分比 74.5%，CRP：23mg/L。患者感染症状未得到有效控制，故调整抗生素为美罗培南联合利奈唑胺。患者咳嗽气急症状加重，端坐呼吸，不能平卧，痰黄量多，痰中时带鲜血，并出现神志改变，双下肢浮肿加重，少尿，血压 90/50mmHg。急予血管活性药物，同时予安宫牛黄丸口服，每日 3 粒。后患者病情逐渐好转，神志转清，呼吸困难、发绀逐渐好转，体温回升，咳嗽、咳痰症状好转。逐步停用抗生素，2 周后患者痊愈出院。

按 脓毒症为临床危急重症，当早期干预、积极治疗。本病患者主要由于火毒炽盛、邪热内侵，加之治疗不当或治疗失时，以致正不胜邪，客于营血，内犯脏腑而成。脓毒症根据其临床表现可分为虚实两类：病变初期以实证为主，表现为“正盛邪亦盛”的病理变化；随着病情的不断深入发展，表现为“虚实夹杂”的复杂证候；极期突出在“正衰邪盛”及“正衰邪衰”的状态，由脏器的功能失调最终发展为“脏器衰竭”的局面；恢复期多表现为“正虚邪恋”的状态。本案患者感染不能得到控制，最后发展为脓毒症，针对本病现代医学治疗多采取抗感染、液体复苏、激素及对症治疗；中医根据不同阶段及不同证候类型采取不同的疗法。本案患者后期神昏、喘急、咳黄痰、高热、咳血、便秘，加之患者年高且既往有高血压、糖尿病、冠心病等，病情危重，稍有不慎即可危及生命，故采用中西医结合疗法，并应用安宫牛黄丸，病情得到缓解，痊愈出院。

此外，安宫牛黄丸还常用于急性胰腺炎、肝炎、中暑、毒蛇咬伤、一氧化碳中毒等急危重症，此处不再一一列举。

方邦江教授临证之时，主张早期使用，每次 1 丸，每日 1 次；小儿 3 岁以内每次 1/4 丸，4～6 岁每次 1/2 丸；对于极危之候，可大剂服用，可至每日 3 丸。方教授认为临床使用应注意：①本品为热闭神昏所设，寒闭神昏不得使用。②本品处方中含麝香，芳香走窜，有损胎气，孕妇慎用。③服药期间饮食宜清淡，忌食辛辣油腻之品，以免助火生痰。④本品处方中含朱砂、雄黄，不宜过量久服，肝肾功能不全者慎用。⑤在治疗过程中如出现肢寒畏冷、面色苍白、冷汗不止、脉微欲绝，由闭证变为脱证时，应立即停药。⑥高热神昏、中风昏迷等口服本品困难者，当鼻饲给药。

方邦江教授认为，中药也有保质期。中成药一般是 2～3 年，最多是 5 年；中药饮片一般是 1 年。当然，像枳壳、陈皮、半夏、麻黄、吴茱萸等陈放使用，效果可能会更好一些。安宫牛黄丸属中成药，药中的天然麝香、牛黄属芳香药，易挥发香药，存放会影响疗效。所谓安宫牛黄丸年代越久越好的说法，实无科学依据。

综上所述，安宫牛黄丸的确能治疗多种疾病导致的高热、神昏症状，其起效之神速足以使那些认为中医是“慢郎中”的人刮目相看。但我们也要认识到事物的两面性，该药起效神速是因方中所用药物均是猛药峻剂，治疗时应中病即止，不可长时间服用，否则可导致药物蓄积而出现中毒症状，损害身体健康，走向治疗疾病的反面。同时，该药的作用一定程度上是建立在综合用药的基础上的，与现代医学的结合使安宫牛黄丸焕发新的生机，其运用延伸到了临床的各个领域。当前有必要对该药的作用机制深入研究，弄清药物的副作用及禁忌证，完善药物的使用说明，拿出明确的基础研究及临床证据，规范其临床应用，造福更多的患者，从而真正做到光大中医中药。

第三节 方邦江教授序贯疗法治疗中风病撷英

中风病是临床最常见的疑难危急重症，为中医四大难证“风、痨、臌、膈”之首，以猝然昏仆、不省人事、半身不遂、口眼歪斜、语言不利为主症。病轻者可无昏仆而仅见半身不遂及口眼歪斜。中风急性期则是发病后 2 周以内，中脏腑者可延至 1 个月。国内中医急症脑病组对中风的定义，认为中风病是多种原因使“脑脉痹阻或血溢脑脉之外”所致，明确中风的病位在脑，与现代医学的脑卒中相似。

方教授认为中风病乃脑府为病，治疗应从脑府出发，调神治脑。方邦江教授治疗中风不拘出血性或缺血性中风，谨守病机、辨证施治、扶正固本、标本兼顾、形神同调。形成中风病“序贯疗法”学术思想。

一、未病先防，以“平”为期

从病机看，中风病发生多为平素脏腑气血亏虚或阴阳失于平衡，导致病理产物如“痰、瘀、湿、毒”等的堆积，加之内外因诱发而成病。现在医学将其归为血管危险因素，如高血压、糖尿病、高脂血症、高尿酸血症、高同型半胱氨酸血症、吸烟、酗酒、肥胖等。方邦江教授提倡治未病理念，谨察患者的体质或先兆症状，从调整痰瘀体质着手预防中风病的发生。结合长期的临床实践，辨别阴阳，提出了“以平为期”的学术理论。高血压是中风最常见的危险因素，方邦江教授常运用活血潜阳法改善高血压患者的血管硬化，药用益母草、川芎、南星、竹茹、羚羊角粉、杜仲等，朱良春教授指出：“益母草有显著的清肝降逆作用，但用量必须增至 60g，药效始宏。”方邦江教授根据患者的血压水平，有时用至 90～120g，对顽固性高血压疗效显著。对于糖尿病患者，因小血管损伤后期常并发中风病，方师在健脾滋阴的同时配伍逐瘀泄热、化痰祛湿药物，如鬼箭羽、虎杖、生大黄、泽泻、胆南星、苍术、竹茹等。

二、既病防变，复元醒脑

方邦江教授通过长期的临床实践，提出了中风病“元气虚损为根本，痰瘀互结、脑窍闭阻，神灵失用”的核心病机。其中在脑病急性期注重扶正、通腑、开窍、活血、祛风多维度协同治疗，实践并开拓了中医通法在急性重症脑病中的应用。依据中风病的核心病机，方教授提出了以扶助元气为本，泄热息风、逐瘀化痰、开窍通络为辅的复元醒神法，并自拟复元醒脑汤，在临床治疗中风病中取得良好的临床疗效。实验研究显示复元醒脑汤可以改善血脑屏障通透性，减少缺血再灌注损伤对血脑屏障的破坏，减轻脑水肿进展程度，改善微血管内皮细胞的损伤和炎症细胞浸润，进而减轻细胞水肿，促进局部神经与血管的再生和侧支循环的建立，改善神经缺损症状。这可能是复元醒脑汤治疗脑梗死的重要机制之一。

三、病后防复，多管齐下

在恢复期与后遗症期，方邦江教授主张重视后期的调护，防止再次发生中风。

（1）久病必虚：方教授认为气虚而痰瘀阻滞为中风恢复期及后遗症期的主要病机，在治疗上十分推崇王清任及其创立的补阳还五汤，并参补阳还五汤重用黄芪，常用至150g，甚或更大剂量。

（2）久病入络：中风病后期以肢体麻木不仁、瘫痪不遂，肌肤麻木瘙痒，眩晕，口角流涎等中经络症状为主。《临证指南医案》中提出“经主气，络主血”，久病入络，气血俱病。针对中风“久病入络、病邪深痼”的病机特点，方师每每伍以活血通络药，尤善用虫类药，如水蛭、全蝎、地龙、蜈蚣、乌梢蛇等。

（3）久病成痹：中风病后遗症期正气亏虚，气血运行不畅，病久痰浊瘀血阻于经隧，深入关节筋脉而发为痹证，表现为关节拘挛僵直、屈伸不利、肌肉萎缩僵硬、疼痛不仁。其病因与外感风寒湿之邪而成痹不同，为内风、内湿、痰瘀之邪所导致。方教授依据风、寒、湿、热、瘀、虚的不同，辨证施治，巧用虫药、藤类药物，配合养血活血、滋阴敛阳药物相伍治疗，可事半功倍。

（4）防止再中：中风病的特点有三高，发病率高、致残率高、复发率高。方教授认为预防再中与治疗中风同等重要，应明辨病机，分而治之。在再中的危险因素中，方师认为阴虚与痰浊最为多见，在遣药组方时常加用枸杞、熟地黄、山茱萸、黄精、山药等补肝脾之阴；乌梅、芍药敛阴潜阳；薏苡仁、茯苓、苍术、白术等健脾祛湿化痰之品。

四、善用虫类药

清代医家叶天士言：“病久则邪风混处其间，草木不能见其效，当以虫蚁疏络逐邪。”方邦江教授在治疗中风病时善用虫类药物，乌梢蛇味甘而性平，能祛风湿，蠲痹通络；土鳖虫味咸而性寒，功能破血逐瘀；僵蚕味咸辛而性平，能祛风止痉，又能化痰散结；广地龙清热解毒，又能通经活络；露蜂房味甘而性平，祛风止痛；中风急性期多见阳亢、风火、痰热等症状，虫类药性多偏寒凉、味多咸甘、性多沉降，可宣风泄热，息风止痉。中风恢复期多见痰瘀交阻，气血亏虚，虫类药为血肉有情之品，既可攻逐走窜，通经达络，搜剔疏利，又有一定的补益作用，故效用佳良，有时可起到挽澜作用。

方邦江教授指出虫类药种类特殊，多属破气耗血伤阴之类，部分为有毒之品，且富含异种蛋白，故在临证应用时需辨证明确，选药精当，并注意配伍、剂量、疗程。应以小剂量为主，不可过量久服，适当配以地黄、当归、鸡血藤等养血滋阴之品，以制其燥烈之性。对于毒性较大的药物，如斑蝥、蟾酥等，尤当谨慎使用，掌握祛邪而不伤正的原则。同时方师建议虫类药物研粉、生用为佳，不宜久煎，既可提高药性，也能节约药材。

五、针 药 结 合

除了中药治疗，根据中医传统理论基础，方邦江教授及其学术团队运用“荣神醒脑”

针刺方法治疗脑病，尤其是在脑血管病方面取得显著成效。

《黄帝内经》认为“头为诸阳之会”“脑为髓海”“脑为元神之府”，五脏六腑之气血循经络上荣于脑，滋养元神，通过心神任物，指挥内脏四肢皮肉功能协调。因此脑是心神正常运作的基础。荣脑醒神针法，通过振奋经气起到脑神清明，平衡阴阳，沟通内外的作用。主穴选取内关、水沟、足三里。水沟属于督脉，为督脉及手、足阳明经之会。又名人中、鬼宫，为常用急救要穴。能沟通任督阴阳经气以协调阴阳，且督脉“入属于脑”，故可开窍启闭、宁心安神。内关属手厥阴心包经，为本经络穴，通手少阳三焦经，又是八脉交会穴之一，通于阴维脉，别名阴维穴。刺之可祛邪。内关是急救要穴之一。心包代心受邪，心主血脉，故心包经也主脉所生病，用之可醒脑开窍、宣闭固脱、宁心安神。足三里为足阳明胃经之合穴，胃经也是循目系入络脑。胃为水谷之海，主消纳水谷。胃气盛则消纳畅流，气血充沛；针刺足三里可调理脾胃、补中益气、通经活络、疏风化湿、扶正祛邪，对中风病有标本兼治的作用。三穴合用，共奏荣脑醒神、理气化痰、疏通经络之功。配合局部取穴，可增强脑神对四肢皮肉的统摄作用。四肢活动不利，刺极泉、尺泽、委中；吞咽困难，刺上廉泉、旁廉泉、金津、玉液；手指拘挛，刺八邪、上八邪等。

六、用药兼顾脾胃

在中风病急性期运用大量祛风化痰、活血化瘀的药物同时，方邦江教授仍不忘用白术、山药、甘草等顾护脾胃的药物，正所谓留得一分胃气，便得一分生机。脾胃乃后天之本，气血生化之源，脾胃亏虚，则气血生化乏源，痰阻内生，水谷精微不能输布至各个脏腑，影响补益药物的疗效。特别是中风后遗症期肢体痿废不用者，方教授常运用大剂量黄芪配伍补脾益胃之白术，共奏益气健脾之效，顾护脾胃的同时，亦是“治痿独取阳明”的体现。

七、注重生活调摄

方邦江教授认为中风病患者需注意综合调摄。《黄帝内经》说“静则神藏，躁则神亡”，遇事要镇定冷静，事情过后，不要把它长期放在心上。培养乐观的人生态度，提高心理上的抗逆能力。保持精神内守，则病安寿延。饮食上注意口味清淡，少食用生冷刺激性食物，禁烟酒。起居有常，劳逸结合，避免疲劳，做好防寒保暖工作。适宜运动可调节脏腑功能，使机体阴阳气血平衡协调。传统保健运动中“五禽戏”“太极拳”“八段锦”“易筋经”等可增强体质，有益身心。偏瘫患者要加强患肢的活动，可进行各种功能锻炼。言语不利者，要多读书读报，注意语言功能训练。长期卧床者，需要陪护者多做被动运动，注意皮肤护理，防止肺炎、褥疮等并发症。

第四节　方邦江教授诊治代谢综合征经验

代谢综合征是指人体的蛋白质、脂肪、糖类等物质发生代谢紊乱的病理状态，是一组复杂的代谢紊乱症候群，是导致脑血管疾病的危险因素之一。代谢综合征具有多项特点：多种代谢紊乱集于一身，包括肥胖、高血糖、高血压、血脂异常、高血黏度、高尿酸、高脂肪肝发生率和高胰岛素血症，这些代谢紊乱是心、脑血管病变以及糖尿病的病理基础，多认为上述疾病的共同原因就是肥胖，尤其是中心性肥胖所造成的胰岛素抵抗和高胰岛素血症；可造成多种疾病风险增加，如高血压、冠心病、脑卒中甚至某些癌症，包括与性激素有关的乳腺癌、子宫内膜癌、前列腺癌等；这些疾病有共同的预防及治疗措施，即防治好一种代谢紊乱，会有利于其他症状的治疗。中医学文献中无代谢综合征相应病名，根据其临床表现特点，将其归属于“脾瘅”“肥胖”“消渴”“痰饮”等范畴。

一、肾气亏虚是根本，肝脾失调是关键

方教授认为代谢综合征是在多食肥甘、过逸少劳、情志不畅、先天不足等多种因素的共同作用下肝、脾、肾、三焦功能失常，其中肾气亏虚是根本，肝脾失调是关键。肾主水，肾之阴阳为五脏阴阳的根本，对津液代谢的所有环节都起着主持和调节作用，同时肾阳对水液还有着气化蒸腾作用。“肾阳为开”“肾阴为合”，阴阳失衡，开合失调，或肾中阳气亏虚，蒸腾气化无力，则水液代谢障碍。肝主疏泄、脾主运化，肝与脾对人体水谷精微的调节、运行、输布起着重要的作用，若肝脾失调、木不疏土、脾失健运使得水谷不化，则水液代谢障碍。湿聚为水、积水成饮、饮凝成痰，痰湿内生。清代张志聪《黄帝内经灵枢集注》曰：“中焦之气，蒸津液化，其精微溢于外则皮肉膏肥，余于内则膏脂丰满。”脾失健运，水谷精微不能正常化生为气血津液，而为膏、为浊。膏浊、痰湿阻滞气机、阻碍脏腑，或脏腑虚衰不能推动血行，气血运行不畅，或阴虚内热、灼津炼液、血行涩滞，或久病入络，均可以造成瘀血内生。痰瘀郁而化热，浊、热、痰、瘀等病理产物不断堆积，凝结成浊毒、火毒、痰毒、瘀毒、风毒等毒邪。具有痰湿特征的代谢综合征患者临床表现为形体肥胖、肢重身倦、头晕、口黏、苔厚腻、脉滑等；具有血瘀特征的代谢综合征患者多表现为面色晦暗、口唇紫暗、舌有瘀斑或瘀点、舌暗等。痰瘀互结证患者则容易出现局部肿块刺痛，胸脘腹胀，头身困重，或四肢倦怠，舌质暗有瘀斑，脉弦或沉涩。

二、膏浊、痰瘀、毒邪为病之标

膏浊、痰瘀、毒邪既是肝脾肾三脏功能失调，代谢失常的病理产物，又是引起代谢综合征发生发展的病理因素。《说文解字》云：“膏者，脂也。”《脾胃论》曰：“脾胃俱旺，能食而肥，脾胃俱虚，少食而肥。”膏浊膏脂积于腹部，则为腹型肥胖，表现为纵腹垂腴；聚而为痰，浸淫血脉，或流于血脉，则成血脉痰浊，致血脉狭窄、血行涩滞。痰瘀聚于脉道又可加重“血浊”的形成，日久血脉硬化。《外证医案汇编》：“蓄则凝结为痰，气渐阻，血渐瘀，流痰成矣。”可见痰浊瘀血相互影响、相互转化，痰瘀贯穿着代谢综合征病程的始终。痰瘀互阻，化风生热，风火相煽，易发为中风；且痰瘀滞留体内，病程长、病情缠绵，久聚化火，暗耗阴精，阴亏风动，气血逆乱，上犯脑窍，发为中风。《灵枢・血络论》中“血

少黑而浊”概括了代谢综合征膏浊与痰瘀的病理特征。毒邪由诸邪蕴化而成，在代谢综合征发病过程中，毒邪较少单一为害，常兼夹其他邪气合而为患，如瘀毒、痰毒、风毒、火毒等，从而导致原有的脏腑功能紊乱加剧，形成恶性循环，从而使病情复杂。毒邪凝聚胶结，损伤脑络，则发为中风，且毒邪的盛衰决定了中风病病势的轻重缓急及预后。由于毒邪常表现为多因素相兼为病，故病机多样，病情复杂，影响康复。膏浊、痰瘀、毒邪，三者互结，停于血脉之中，气血运行障碍，病势缓慢，但渐进加重，变证百出。若阻于脑络，脑络挛急闭阻，气血渗灌失常，发为缺血性卒中；若损伤脑络，脑络破损，血溢脉外，则发为出血性卒中；清窍失养则头晕头痛；血脉失养，经络不和，则半身不遂或出现麻木疼痛等感觉异常的症状；邪阻耳目，则视物模糊、耳鸣耳聋；痰毒阻于脑窍，甚至意识昏蒙昏愦，或有不同程度的痴呆。

现代医学研究认为，膏浊、痰瘀和毒邪与代谢综合征病程中的血液流变学改变、炎症反应及脂类、蛋白质代谢异常相关。临床高血脂、脂肪肝、肥胖等病变都属“膏浊”“痰浊”为病的具体表现；“痰”可理解为血管内斑块形成、高血脂、血糖、尿酸升高等病理改变；“瘀”可认为是血管基底膜增厚、血液呈高凝状态、血液流动速度减慢等病理变化，多见于高血压、糖尿病等疾病；“毒邪”一指炎性因子、自由基物质、微小血栓等机体在代谢过程中产生的废物，二指由于代谢障碍，超出生理需要量的物质，如高血糖毒素等，三指生理物质异位存在，如脂肪异位沉积。由此可见，代谢综合征引发脑卒中，乃膏浊、痰瘀、毒邪阻于脑络所致，可用现代医学所提及的代谢障碍、脑微循环障碍等学说来解释。

三、清热治疗大法

代谢综合征以痰、瘀、火互结为标，肝脾肾亏虚为本，可表现为胃火、肝火、心火、脾湿、痰浊、血瘀等。热与痰结则为痰热，热与血结则为血热，热与湿结则为湿热。故方教授在治疗上本着气由热损、津由火耗的思想。以清热为法，少佐养阴生津、活血化浊。热清而气阴自复，痰浊自消。常采用黄连温胆汤等治疗。选用清热燥湿药物，如黄柏、黄连、黄芩、龙胆、苦参等；清热解毒药物，如大青叶、蒲公英、红藤、半边莲，白花蛇舌草、鬼箭羽、马鞭草等；清热生津药物，如生地黄、天花粉、玄参、丹参、芍药等；清热软坚药物，如牡蛎、鳖甲、海藻、昆布等。

四、重视全身调理，强调改善生活习惯

方教授指出代谢综合征，出现全身功能退化，综合调理全身功能尤为必要。健康的生活方式有利于代谢综合征的治疗和预防。而健康的生活方式首先在于良好的养生观念，即健康的身体、心灵和灵魂，存正气、舒情志、静灵魂，达到身心灵合一，天人合一。其次应戒除烟酒等不良生活嗜好。最后合理安排作息时间，有规律地运动，避免剧烈的运动，避免突然受冷刺激。最后应控制体重，减少高嘌呤、高脂肪和高糖食物的摄入，适当摄入

优质蛋白质，增加新鲜蔬菜的摄入。

五、临床验案

患者某，男，45岁，浙江嘉善人，因“反复下肢关节肿痛5年余”于2018年8月9日来门诊求医。

患者于2013年7月饮啤酒后出现左足第一跖趾关节疼痛，于当地医院测尿酸585μmmol/L，诊断为痛风，口服秋水仙碱后疼痛消失。2017年3月及9月再次出现上述症状，服秋水仙碱后疼痛好转后未予进一步治疗。1周前因饮啤酒后再次出现左足第一、二跖趾关节肿痛，肤色红，触之发热，按之凹陷，服用秋水仙碱后关节肿痛未缓解，且出现肝功能损害，求中医治疗遂来诊。查患者舌暗红苔黄厚腻，边有齿痕，脉弦滑。既往有高血压病史。

西医诊断：痛风性关节炎。

中医诊断：痹证（浊瘀闭阻）。

治以泄化浊瘀，解毒除湿，蠲痹通络。

处方如下：土茯苓90g，萆薢15g，威灵仙30g，丹参30g，三七9g，水蛭6g，延胡索30g，泽泻30g，桃仁6g，红花9g，苍术15g，胆南星48g，蕲蛇9g，益母草60g。14剂，日1剂，蕲蛇用黄酒、醋炒脆后捣碎，余药常规水煎，以药汤送服蕲蛇粉，早晚各1次。

二诊（2018年8月23日）：患者左足第一、二跖趾关节疼痛明显缓解，肿胀较前消退，纳一般，眠安，二便调。舌暗红苔薄黄腻，边有齿痕，脉弦滑。

前方去益母草，加虎杖30g，14剂，煎服法同前。

三诊（2018年9月6日）：患者左足第一、二跖趾关节肿痛明显缓解，纳可眠安，二便调。舌暗红苔黄，边有齿痕，脉弦滑。继续上方14剂。

随访至今未再发。

按 朱丹溪《格致余论》云：“痛风者，大率因血受热已自沸腾……肝浊凝滞，所以作痛，夜则痛甚，行于阳也。”该患者长期饮酒致脾胃湿热内蕴，阻滞气机，致使关节肿胀疼痛，治拟泄化浊瘀，解毒除湿。首诊时运用痛风方加减，配以胆南星、延胡索止痛，水蛭、三七、丹参活血祛瘀通络，重用益母草祛瘀通络、消肿止痛，苍术健脾祛湿。二诊时疼痛症状改善，去益母草加虎杖增强清热利湿之力后效佳，三诊续方清除余邪，排泄尿酸。

六、常用药对

半夏与茯苓：适用于代谢综合征中出现痰浊病理因素的患者。半夏味辛温，归脾、肺、胃经，可降逆止呕，消痞散结，燥湿化痰。茯苓味甘而淡，可利水渗湿，健脾宁心，使水湿得以下行。如《名医别录》中记载：“止消渴，好睡，大腹，淋沥，膈中痰水，水肿淋结。开胸腑，调脏气，伐肾邪，长阴，益气力，保神守中。”二药相须而用，祛湿、燥湿，利水消痰，相辅相成。可用于代谢综合征眩晕心悸、小便不利而恶心呕吐患者，方如小半夏加茯苓汤。

山楂与丹参：适用于代谢综合征血瘀明显患者。山楂味酸甘，性微温，可消食积，化瘀滞，丹参味苦微寒，善活血通经，祛瘀止痛，两药相伍，寒温并进，增强化瘀疗效，临床根据寒热调整比例，可增强活血散瘀之功，临床对出现胸胁胀痛、气滞烦闷者具有较好的效果。

半夏与瓜蒌：适用于代谢综合征水液运化失常的痰浊闭阻型患者。半夏味辛温，沉降。辛者开痞气，温燥祛寒湿，沉降下逆气，入脾则使湿去脾健痰无生源，入肺则肺得宣化而痰无留所，入胃则使气降而呕逆自止；瓜蒌甘寒滑润，上清肺胃之热涤痰导滞，宽中利气，润燥通便。瓜蒌与半夏二药配伍，寒温并用，燥润相施，化痰祛湿，宽胸理肺。临床对于痰多乏力，胸中闷满者具有较好疗效。

黄芪与白术：代谢综合征患者病情发展到后期，常因病致虚，表现为脾肾两脏由盛及衰。因脾为后天之本，主运化，脾阳不足，则运化无力，水饮内停，凝聚成痰；又因肾主水液，肾阳虚，则水凝成痰。黄芪味甘，性微温，功效补气升阳，固表止汗，配伍白术健脾渗湿，上升脾气，下利水湿，既可补气升阳，又可补虚固表，脾肾双补，使得痰湿得以温化。如《本经逢原》记载："同白术、防风则运脾湿。"临床用于疾病后期出现胃纳欠佳、神疲乏力，甚至腰膝酸软、四肢逆冷、五更泄泻者。

第五节　方邦江教授治疗脑卒中后多汗症经验举隅

脑卒中后多汗症是脑卒中较为少见的并发症，此前曾有脑梗死后出现病灶对侧偏身或局部排汗增多的个案报告。方教授认为此症状为自主神经受累的表现之一，脑卒中若累及自主神经系统，则可能出现血管调节功能障碍，腺体分泌障碍，心率、血压、睡眠调节障碍，膀胱、直肠括约肌功能障碍等自主神经受损的临床症状。方教授临床中善于发现脑卒中的特殊表现，从患者的就医体验为着眼点，慧眼独具，解决患者主要问题。

一、中医药治疗效果显著，副作用小

方教授认为此病的发病机制与交感神经高级中枢损伤，使其对外周交感神经抑制减少，从而导致外周交感神经过度兴奋有关。多汗症患者汗腺与其周围的神经分布未见组织学异常，由于汗腺仅受交感神经节后纤维支配，当外周交感神经功能亢进时，即可出现汗腺分泌亢进的临床表现。目前认为支配汗腺的自主神经中枢部分位于岛叶皮质、杏仁核以及下丘脑后区，当脑梗死病灶累及自主神经中枢部分时，即可出现汗腺功能调节异常。

方教授认为中医药治疗此症具有独特的优势和疗效明确，副作用少的特点。中医学认为此症多为病后体虚、情志不调、饮食不节等所致。张仲景《伤寒论》对汗量有非常传神的描述，汗少有"微似有汗"，稍多者如"絷絷汗出""濈然微汗出"，汗多有"大汗出""遂漏不止"等，同时提供了丰富的治疗方法。方教授认为《伤寒论》等同于目前的专家共识，根据不同的病因病机给出了相应的推荐意见，在临床中依法施治，多有效验。

方教授总结多汗症的治疗原则为“观其脉症，知犯何逆，随证治之”。王庚晨应用桂枝汤治疗脑肿瘤术后多汗症，结果表明桂枝汤不仅具有良好的治疗效果，并且其在治疗过程中无其他不良的并发症；而对照药物硫酸阿托品能有效调节神经功能和抑制汗腺分泌，但其副作用较大，且会使患者对药物产生依赖。西医治疗方法包括药物疗法和手术疗法，药物治疗效果难以持久，副作用不能被患者很好地耐受；手术治疗并发症包括气胸、血胸、代偿性多汗、味觉性多汗、心率减慢、霍纳综合征等，其中代偿性多汗作为胸交感神经切断术的常见并发症，影响患者手术满意度。

二、辨证以阴阳为纲

方教授在临证过程中注重疾病与人体气血、津液、阴阳之间的关系，在多年的急危重症临床实践中提出了“急性虚证”理论，构建了较为完整的理论体系。在多汗症的治疗中注重辨识人体气血、津液、阴阳的损耗，临床中注意分析自汗与盗汗的区别和联系。方教授认为虞抟《医学正传》对二者的划分过于机械化：“自汗者，无时而濈濈然出，动则为甚，属阳虚……盗汗者，寝中而通身如浴，觉来方知，属阴虚……大抵自汗宜补阳调卫，盗汗宜补阴降火。”认同张景岳的观点：“自汗盗汗亦各有阴阳之证，不得谓自汗必属阳虚，盗汗必属阴虚也。”方教授认为脑卒中后多汗症临床中以下述 4 个证型为主，临床中可兼见，临证可突破常规，诸法合用。

1. 阳虚证

此证对应《伤寒杂病论》中“大汗出”“遂漏不止”条文，对应方证为“桂枝加附子汤证”“四逆汤证”和“四逆加猪胆汁汤证”，此时的表现只有大汗，不伴大下利，未达到四逆汤证“内拘急、四肢疼、厥逆恶寒”的程度；也不伴“吐已下断”，未达到四逆加猪胆汁汤证“汗出而厥，四肢拘急不解，脉微欲绝者”的程度，上述两种表现均为临床危重症，不在本文讨论范围内。汗液是津液的一种，汗出过多导致机体津液不足；根据“津血同源”理论，津液与血液之间相互依存，“津脱”可导致“血亡”；“气”与“血”之间存在“气推动血液的循行”和“血载气”的关系，血的不足可导致阳气不能有效地通达于机体的各个部位，轻者表现为体表恶风，重者出现小便难和四肢微急，难以屈伸。此种表现的原因可分为两个方面：其一为外在因素引起汗出不止，导致津液不足，外在因素可以引申为医家误治、机体所处环境的变化、疾病的特殊临床表现等；其二为津液和血液的不足，导致阳气不能通达而出现的种种临床表现。此两者相互影响，机体自我调节能力强则汗出减少，津液恢复，血液充足，阳气布达；机体自我调节能力不足则出现恶性循环，阳气不足致“气不摄津”，汗出持续不能缓解，机体津液及血液不能得到有效的补充，阳气不能布达于肌表及内脏，出现阳虚为主的临床表现。

《灵枢·营卫生会》言：“内开腠理，毛蒸里泄，卫气走之，固不得循其道。此气慓滑疾，见开而出，故不得从其道，故命曰漏泄。”此处“漏泄”与“遂漏不止”具有非常高的契合度，仲景将此理论与临床实践相结合，发展了汗出与营卫不和的认识，并给出了治疗方法桂枝加附子汤。方中桂枝辛温，温通卫阳以祛风解肌，芍药酸苦微寒，益阴敛液而和营气，桂枝与芍药配伍，一散一敛，调和营卫。生姜辛温，佐桂枝辛甘化阳以和卫气，因脾胃为营卫化生之本，故用大枣味甘性温，健脾益胃，更助芍药滋阴和营。炙甘草性味甘温，补中益气，与桂枝、生姜相配辛甘化阳而调卫，与芍药、大枣相伍能酸甘化阴而调营，功兼调和诸药。另加一味附子以复卫阳而固密肌表，使卫阳复而腠理固密则漏汗止，自汗自愈。

2. 阴虚证

此证多见于盗汗，典型表现为入睡后汗出，醒后则汗止。卫气昼行于阳而寤，夜行于阴而寐。阴虚则热，虚热伏于阴，寐时卫气归于阴，而遇阴分内伏之虚热，两阳相加而致阴液外泄而汗出；阴虚致盗汗，汗出伤阴，阴虚则阳亢，虚阳外越，蒸腾阴津而汗出。对此证，方师以当归六黄汤为主治之。该方出自李东垣《兰室秘藏》，被誉为“治盗汗之圣药”。方中熟地黄、生地黄、当归合用既能滋阴养血，又能清热凉血，黄芩、黄连、黄柏清热燥湿，清上中下三焦之热，黄芪益气固表，合当归、熟地黄以养血益气，气血充足则汗不易泄。

3. 气虚证

此证曾有临床报道，主要表现为脑梗死后出现病灶对侧偏身或局部排汗增多。对于此证患者，方师十分推崇补阳还五汤，并参补阳还五汤重用黄芪，用量常超 120g，甚至更大剂量，亦可煎水代茶，频频饮之。此证发生多以气虚为先，气为血之帅，气虚则血行迟滞，津液亦不能布达；气不能顾护津血，则血溢脉外为瘀，津液溢出腠理为汗。

4. 寒热错杂证

此证病情复杂，多汗的伴随症状寒热并见，临床表现纷杂难辨，多见于上热下寒证。上热表现为目赤、心烦易怒、五心烦热、不寐，下寒表现为大便溏泻、腹部喜温畏寒，四末不温等。方教授认为脑为髓海，心主血脉，心血上荣于脑，脑髓得养则髓海充足；肾藏精，主骨生髓，脑髓为肾精所化，肾精足则脑髓充。生理状态下心火温煦肾水，肾水凉润心火，水火既济，生机盎然；脑卒中后打破此平衡，心火亢于上，肾水寒于下，水火未济，表现为上热下寒、寒热错杂的症状，以乌梅丸化裁治之。

三、病 案 举 例

患某，女，69 岁，上海浦东人。2021 年 8 月 3 日初诊。

患者 2021 年 5 月突发“脑梗死”，积极治疗后遗留右侧肢体乏力，伴有盗汗，夜尿频多，1 小时 1 次，严重影响生活，故求诊于方教授，观其舌红，苔薄黄腻，脉细弦缓。伴有乏力，足冷，睡眠时好时坏，烦躁不安，动则汗出。方教授认为，患者中风病，根据临床表现辨证为气虚痰阻证。患者夜间盗汗明显，初看似阴虚内热，但其同时伴有四肢冷，白天烦躁不安，动则汗出，可知患者中风后元气受损，痰浊内蕴，导致汗出失常。予以当归六黄汤加减：黄芪 45g，陈皮 9g，黄连 6g，黄芩 15g，黄柏 15g，熟地黄 15g，生地黄 15g，当归 9g，牡蛎 30g，麻黄根 6g，知母 15g，苍术 9g，玉米须 30g，酸枣仁 45g，牡丹皮 15g，怀山药 15g，山萸肉 45g，泽泻 15g，茯苓 15g。7 剂，水煎服，每日 2 次，饭后 1 小时服用。

2021 年 8 月 10 日复诊，诉服药后盗汗及起夜好转，舌红苔白腻，脉弦滑缓，前方加入水蛭 6g，苏木 9g，鸡血藤 30g，去玉米须。7 剂，水煎服，每日 2 次，饭后 1 小时服用。服药后汗出症状明显减少，夜尿减为 2 次，睡眠好转。后守方调养月余，巩固疗效。

按 方师强调"经典是基础，师承是关键，临床是根本"，非常注重中医经典著作的学习，同时指出要读懂经方的内涵意义，要懂得思考，不能死记硬背。许多医家认为自汗为气虚，盗汗为阴虚，所以盗汗的治疗常用滋阴泻火法，当归六黄汤是一张治疗盗汗的经典方剂，原方组成："当归、生地黄、熟地黄、黄柏、黄芩、黄连，以上各等分，黄芪加一倍。"方教授认为黄芪是当归六黄汤中的君药，并非单纯地固表止汗，而是用于治疗元气亏虚。《脾胃论》中说："或曰：湿之与汗，阴乎阳乎？曰：西南坤土地，脾胃也。人之汗犹天地之雨也，阴滋其湿，则为雾露为雨也，阴湿寒，下行之地气也，汗多则亡阳……《内经》曰：气虚则外寒，虽见热中，蒸蒸为汗，终传大寒，知始为热中，表虚之阳……"李东垣把汗证的病位定位在脾胃，病因则是脾胃内伤，痰湿阻碍气机生化，郁而生热，虚火内蒸，迫津外泄，而成盗汗。虚火耗气，也可伤阴，汗出过多则亡阳（气），也可亡阴（津）。方教授认为此患者为内伤盗汗，其病因是中风病损伤气血，伤及中焦脾胃之气，经络郁滞，湿热内生，阻碍气机，同时兼有肾气不足。治疗以补气血，养津液，益脾肾为本，升清化浊为主，兼泻火除湿。方教授认为盗汗者需辨清外感内伤，脏腑虚实，用方需明其理，灵活变通，此患者如单纯使用滋阴降火法治之，可能加重脾胃负担，导致病情迁延。方师强调临证时须突破思维定式，仔细辨别方证要点，才能下药入神，效如桴鼓。

第六节 方邦江教授辨治眩晕病经验

眩晕是临床内科门诊及急诊常见的疾病，通常为患者的一种主观感受，表现为患者自身对环境或空间的一种旋转性运动错觉，是机体对空间的定位障碍引起的一种运动性或位置性错觉。宋代以前，眩晕并没有统一的命名和认识，也不是一个固定的疾病，大多医家将"眩"与"晕"分开描述。宋代陈无择《三因极一病证方论》中提出"夫寒者……挟风则眩晕"，最早将"眩"与"晕"并称。至明末清初时期，眩晕病名基本统一。眩是指眼花或眼前发黑，晕是指头晕甚或感觉自身或外界景物旋转。二者常同时并见，故统称为眩晕。轻者闭目即止；重者如坐车船，旋转不定，不能站立，或伴有恶心、呕吐、汗出，甚则昏倒等症状。

一、病因病机

《素问·至真要大论》云："诸风掉眩，皆属于肝。"指出眩晕与肝关系密切。《灵枢·海论》说："髓海不足，则脑转耳鸣，胫酸眩冒。"《灵枢·卫气》曰："上虚则眩。"提出因虚致眩。汉代张仲景承起《黄帝内经》，并根据痰饮形成机理，采用三焦辨证之法及相应治法。孙思邈《备急千金要方》则首先提出风、热、痰致眩的论点。刘完素主张眩晕的病因病机应从"火"立论："所谓风气甚而头目眩运者，由风木旺，必是金衰，不能制木，而木复生火，风火皆属阳，多为兼化。"《医学正传》中提出"血瘀致眩"。虞氏在《医学正传·卷四·眩运》中说："外有因呕血而眩冒者，胸中有死血迷闭心窍而然。"对跌仆外伤致眩晕已有所认识。古代医家认为眩晕与髓海不足、肝风、风热、血虚、痰湿、邪中、瘀血等因素有关。西医多见于梅尼埃病、高血压、低血压、脑动脉硬化、椎-基底动脉供血不足、贫血、神经衰弱等。

方邦江教授认为眩晕是神经内科最常见的病症之一，其病性以虚者居多，故张景岳谓："眩运一证，虚者居其八九，而兼火、兼痰者不过十中一二耳。"病因多虚实夹杂，年老或过劳导致肝阴虚损，日久及肾，水不涵木，风气内动而致眩；或气病及血，气滞血瘀，脉络凝滞，上注之气血不足，则上虚而眩晕生；或脾气受损，膏粱厚味不得化生为精微，则内生痰湿阻碍气机，清阳不升则致眩；或因情志不遂，肝失疏泄，久之内耗肝阴，阴不制阳而致肝阳上越而为眩；肝脾肾亏虚为本，痰浊内阻、瘀血停着，风火上扰为标，清窍受扰发为眩晕。

二、辨证论治

风火痰瘀是眩晕常见的标象，故方邦江教授常用羚羊角、栀子、连翘、钩藤、桑叶、菊花等清热平肝；石决明、珍珠母、磁石、牡蛎等金石类药物重镇潜阳；胆南星、竹茹、天竹黄等化痰降火；赤芍、川芎、桃仁、红花等活血消瘀；肝脾肾三脏亏虚是眩晕的根本，常用人参、熟地黄、枸杞、茯苓、白术、杜仲等药物调补。标盛则先治其标，不宜使用过于滋腻的药物。对于眩晕日久，瘀阻较盛者可加用蝉衣、僵蚕、蜈蚣、全蝎等虫类药物除痰通络以增疗效。

由高血压引起的眩晕，方师善用羚羊角粉与大剂量的益母草，活血潜阳，朱良春教授指出："益母草有显著的清肝降逆作用，但用量必须增至 60g，药效始宏。"方邦江教授在临证时常用至 90～120g，每获良效。

三、经验方

方邦江教授总结前人经验，结合多年临床实践，凝炼出经验方用于临床治疗眩晕，每获佳效，现介绍如下。

1. 止眩汤

【组成】 法半夏 9g，炒白术 10g，天麻 10g，橘红 9g，茯苓 15g，泽泻 15g，川芎 6g。

【功效】 祛痰息风。

【主治】 眩晕（风痰上扰）。

【方解】 止眩汤由半夏白术天麻汤和泽泻汤加减而成，主要治疗风痰上犯导致的眩晕。方中半夏辛温，燥湿化痰，降逆止呕，因其长于燥湿祛痰，治湿痰必当取用；天麻甘平柔润，能入肝经，尤善平肝息风而止眩晕，天麻乃定风草，为治风之神药。其与半夏相配，化痰息风而止眩之力尤强，二药均为治风痰眩晕头痛之要药。《脾胃论》云："足太阴痰厥头痛，非半夏不能疗。眼黑头眩，风虚内作，非天麻不能除。"白术及茯苓均为健脾除湿药，一燥一渗，使水湿除而脾气健；橘红燥湿化痰，理气宽中；泽泻泻水湿，行痰饮；白术治痰饮停聚，诸阳不升之头目昏眩；泽泻合白术，重在利水，兼健脾以制水；川芎则为本方引经药，《本草汇言》曰："能去一切风，调一切气。"其辛窜上达脑窍，通络除痉，平息肝风，全方共行健脾燥湿、化痰息风通络之功效。现代药理研究表明：半夏具有降压、调脂、抗炎、抑制中枢神经系统、修护脑功能障碍等作用；天麻主要成分天麻素能增加外周动脉血管弹性，具有降低血管阻力、提高心脑血管血流量及温和的降压作用。眩晕较甚者，可加龙骨、牡蛎、僵蚕、胆南星等以加强化痰息风之力；呕吐甚者加代赭石、竹茹、生姜。后循环缺血、耳源性眩晕、颈源性眩晕等属风痰上扰者均可加减应用。

2. 复方平眩汤

【组成】 天麻 12g，白术 12g，法半夏 9g，陈皮 9g，附片 9g，川芎 9g，石菖蒲 9g，泽泻 15g，车前子 15g，龙骨 25g，牡蛎 25g，茯苓 30g，甘草 6g，生姜 3 片。

【功效】 温阳利湿，平肝活血。

【主治】 梅尼埃病。

【方解】 中医学认为，眩晕多为脏腑内伤，风、火、痰、瘀尤其是痰浊上犯清窍，或气血衰耗、清窍失养所致。本病与肝、脾、肾、脑之关系极为密切。病性属本虚标实。治疗则补肝脾肾之虚，同时清风、火、痰、瘀等标实。复方平眩汤集利湿、化浊、平肝、活血、温阳于一炉，乃标本兼顾之方。药用天麻、龙骨、牡蛎平肝息风；法半夏、陈皮化痰降浊；茯苓、泽泻、车前子淡渗利湿；附片、白术补益脾肾，使痰饮得以活化，以绝生痰之源；川芎祛瘀通窍。药中病机，故有较好的疗效。

第七节　方邦江教授辨治头痛病经验

头痛首载于《黄帝内经》,《黄帝内经》称之为"首风""脑风"，指出外感与内伤是其主要病因。如《素问・风论》:"新沐中风，则为首风""风气循风府而上，则为脑风"。并认为六经病变皆可导致头痛。

一、病 因 病 机

头痛是临床常见的自觉症状，是指因外感六淫或内伤杂病，头部脉络拘急或失养，清窍不利，以头痛为主要表现的病证。

头痛病位在头，头为"诸阳之会""清阳之府"，又为髓海之所在，居于人体之最高位。五脏六腑之精气皆上注于头，手足三阳经亦上循头面。若六淫之邪上犯清空，阻遏清阳；或肝郁阳亢，上扰清空；或痰瘀痹阻经络，壅遏经气；或气血亏虚，肾精不足，头部经脉失养而挛急，均可导致头痛的发生。

外感头痛常由风、寒、暑、湿、燥、火等外邪上扰清空，壅滞经络，络脉不通，不通则痛；内伤头痛常因情志失常、头部外伤、饮食或房事不节、先天不足、久病体虚等内邪阻络，清窍不利，精血不足，清阳不升，脑髓失荣，不通或不荣则痛。本病可单独出现，亦可伴发于多种急慢性疾病之中，如脑膜炎、高血压、颈椎病、脑血管病、脑肿瘤等，头痛有时也是某些相关疾病加重或恶化的先兆。

二、辨 证 论 治

方邦江教授强调辨治头痛首先要区分是外感头痛还是内伤头痛。外感疾病的头痛，头痛因病而新作，多伴有畏寒身热、肌肉酸痛等，根据病因不同需辨清风、寒、湿、暑、热。内伤头痛则疼痛反复发作，或轻或重，并有虚实之别，如血虚、气虚、肝虚、肾虚等虚证见症，风火、痰浊、瘀血等实证见症。外感头痛可运用川芎茶调散类方药，内伤头痛应辨证遣方用药，方选天麻钩藤饮、半夏白术天麻汤类。若头痛日久缠绵，病程较长，可从虚、瘀论治，叶天士所谓“久痛入络”“久病多虚”，选方参用加味四物汤、通窍活血汤。清代王清任《医林改错·头痛》：“查患头痛者无表证，无里证，无气虚，痰饮等证，忽犯忽好，百方不效，用此方[血府逐瘀汤]一剂而愈。”

头痛的发生常有诱因，针对诱发病机，可选药煎汤。如气交之变因风寒诱发，用紫苏梗、白芷、生姜煎汤服。如因风热、暑热诱发，用薄荷、菊花泡开水冲服；遇劳则发者用党参、黄芪、升麻、炙甘草、大枣煎汤服；肝肾亏虚，遇恼怒辄发者，用枸杞子、菊花、白芍、夏枯草煎汤服；无其他症状者，用淡茶水即可，茶性苦降，善清头目。

三、引经药的应用

头为诸阳之会，手足三阳经络皆循头面，厥阴经上会于巅顶。方师临床治疗头痛，除遵循辨证论治原则外，还注意根据发病部位之异，参照经络循行路线，选择引经药，分经论治。《丹溪心法·头痛》：“头痛须用川芎，如不愈各加引经药。太阳川芎。阳明白芷。少阳柴胡。太阴苍术。少阴细辛。厥阴吴茱萸。”太阳经头痛，多在头后部下连于项，选用羌活、蔓荆子、川芎；阳明经头痛，多在前额部及眉棱骨等处，选用白芷、葛根；少阳经头痛，多在头之两侧，并连及耳部，选用柴胡、黄芩；厥阴经头痛，则在巅顶部位，或连于目系，选用藁本、吴茱萸。至于瘀血头痛，则头痛多见于刺痛、钝痛、固定痛，或有头部外伤及久痛不愈史，常用赤芍、桃仁、红花等；痰浊头痛，常见恶心呕吐，宜半夏、苍术、南星。

四、善用虫类药

部分慢性头痛，病程长，反复发作，经年难愈，头痛部位固定，呈刺痛，部分患者头痛频率与程度渐进加重，可选用蝉衣、僵蚕、全蝎、蜈蚣、地龙等虫类药祛瘀通络止痛。虫类药具息风解痉，镇痛、镇静之功，直趋高巅之位，久病入络者用之，可获良效。全国著名老中医朱良春先生指出：“用常法治疗久不效者，当用虫类药搜剔，始能奏效。”

方邦江教授依据头痛发作的特点，临床应用钩蝎散治疗头痛，屡用屡效。钩蝎散由全蝎、钩藤、紫河车、地龙组成，四药各等分，共研细末，每服 3g，1 日 2 次冲服，也可装胶囊吞服。方中全蝎为主药，祛风平肝，解痉定痛。地龙平肝镇静为臣药，此二药皆具较强的搜风剔邪之功。因朱老认为此病原因虽多，但均与风阳上扰有关。佐以钩藤，清心热，平肝风。然“久病多虚”，故伍以补气血、养肝肾之紫河车，以标本兼治。方师认为虫类药属破气耗血伤阴之品，紫河车滋阴养血以制偏胜，实是此方奥妙之处。

方邦江教授提倡虫类药物应以小剂量为主，研粉、生用为佳，不宜久煎，在使用时要注意有无过敏反应。虫类药性多为辛平或甘温，息风搜风效佳但性多燥，宜配伍养血滋阴之品，如生地黄、石斛、当归、鸡血藤等，这样才能制其偏而增强疗效。

五、注重调护

方邦江教授提倡头痛患者平时应当适寒温，慎起居，适当进行体育锻炼，增强体质；在饮食上宜食用清淡易消化之物，忌肥甘厚味、动风、辛辣刺激之品，并禁烟酒；起居有常，注意休息，避免疲劳，保持环境安静，避免强光刺激；年轻人工作与生活节奏快、压力大，导致长期处于精神紧张、情绪波动、失眠多梦的状态，这也是头痛的病因之一，故需要重视情志调节，可用丹栀逍遥散、黄连温胆汤、越鞠丸等疏肝清热解郁治疗。另外，中医非药物疗法，如针灸、保健按摩法也可选择使用。

第八节 方邦江教授辨治颤病经验

颤病是以头部及肢体摇动、颤抖、不能自主为主要临床表现的一种病症。轻者表现为头部摇动或者手足的微动；重者可见头部的震摇和肢体的震颤不止，甚至是肢体拘挛，失去生活自理的能力。现代医学中所说的帕金森病、帕金森综合征、特发性震颤、小脑性震颤、肝豆状核变性以及甲状腺功能亢进等，凡是表现出有震颤临床特征的疾病，均属于中医“颤病”范畴。现将方师对此病的诊治经验分享介绍如下。

一、分清风、火、痰、瘀、虚，随证治之

“颤，摇也；振，动也。风火相乘，动摇之象，比之瘛疭，其势为缓。”方邦江教授认为颤病的基本病机是肝风内动，筋脉失养。病理性质总属本虚标实，与肝肾脾等脏器密切相关。颤病可分为外感及内伤两大类，外感者除风证外，可兼杂其他六淫之邪。内生风邪也需按病因区分，有肝阳化风、血瘀生风、痰热动风、血虚生风、阴虚风动等。发病多与肝的气血阴阳失调有关，明代楼英在《医学纲目·颤振》中曰：“风颤者，以风入于肝脏经络，上气不守正位，故使头招面摇，手足颤掉也”“此证多由风热相合，亦有风寒所中者，亦有风夹湿痰者，治各不同也”。中老年发病者，多因脏腑亏虚所致，王肯堂在《证治准绳·颤振》中指出：“此病壮年鲜有，中年以后乃有之，老年尤多。夫老年阴血不足，少水不能制盛火，极为难治。”瘀血亦可引动内风，因肝气郁结，脏腑功能失调，气滞而血瘀，

或年迈体虚，肾脏精血亏虚，血涩致瘀，或脾胃健运功能失常，聚湿成痰，日久为瘀，且久病多瘀。方教授认为瘀血为本病过程中的病理产物，同时也是致病因素。

二、调肝脾肾之虚，加用血肉有情之品

肝属风，颤病的病机总离不开肝，如《素问·至真要大论》云："诸风掉眩，皆属于肝。"肝主身之筋脉，若机体阳气亏虚或津血不足，致筋脉失养，引起震颤之象，即为"掉"之意。《素问·天元纪大论》曰："在天为风，在地为木，在脏为肝。"肝肾同源，肾为先天之本，主藏精生髓，中老年以后，肾阴精亏虚，脑髓失养，不能主持于下而致颤证。脾为先天之本，脾胃虚弱，气血生化乏源，致后天之精无法补养先天之本，肝血肾精化生不足。

方教授治疗颤病偏实证者常选用天麻钩藤饮、羚角钩藤汤、镇肝熄风汤以平肝潜阳，息风止颤。若患者合并心悸难眠等症状时，喜用珍珠母配合疏肝息风药物。其中珍珠母味甘、咸，性寒。入肝、心经。如《饮片新参》谓之："平肝潜阳，安神魂，定惊痫，消热痞。"常用珍珠母30g，症状重者可用至60g，入汤剂先煎。合并头痛头晕者，常配合生牡蛎、石决明。

对于偏虚证者多选用滋水清肝饮、大定风珠、地黄饮子等滋养肝肾，润燥息风。如耳鸣眼花，潮热汗出，腰膝酸软者，配合女贞子、墨旱莲、熟地黄等。如心火亢盛，失眠多梦，情志焦躁者，可配合黄连、灵磁石、青礞石等以清心镇静安神。如心悸失眠、脉结代者，加用酸枣仁、远志、炙甘草、甘松等。气血亏虚者，配合当归补血汤以益气补血。精血亏虚较剧者，加用血肉有情之品，如鳖甲凉血滋阴散瘀，龟甲滋肾健骨、补血养心，鹿角胶滋补肝肾、补益精血，紫河车补肾益精、养血益气等。

三、息风活血贯穿始终，擅用虫类药物

颤病一般病程较长，除"久病及肾"外，还要注意"久病必瘀"，因虚风不息，扰逆窜动，影响气化，水道不畅，经气受阻，气血瘀滞，故方教授治疗本病亦注重辅以活血祛瘀止颤。方邦江教授认为肝肾精血不足，虚阳虚风内动，瘀血阻滞经络，筋脉失于濡养是颤病的重要病机，确立了平肝息风，活血通络，滋阴潜阳，补肾固精的基本治法。

对于瘀血较重者，尤其合并高血压、冠心病、糖尿病等同时存在时，要注意痰瘀为患，常使用血府逐瘀汤、通窍活血汤、桂枝茯苓丸等。

当本病迁移日久反复加重，痰凝血瘀，加入一般活血化瘀药而不见效时，方师常联合全蝎、蜈蚣、水蛭、地龙、乌梢蛇等虫类搜风通络止痉药物。

四、情志舒畅，适当运动是颤病康复的关键

方教授认为在本病发病过程中情志因素的作用也需引起重视。本病发生过程中多遇患者情绪过激后出现头部或肢体颤动，也会因情绪起伏加重。情志过激，容易引起五脏六腑

损伤、脏腑气机失调，病情发展变化，同时颤病日久，患者易出现情绪障碍，如焦虑、抑郁等，使其生活质量受到更大的影响。因此在临床诊治过程中，应注重患者情绪因素，对其心理进行疏导，令其恢复平稳的心态，以积极、乐观的态度对待生活，加快康复。方教授强调对患者的日常防护，注意避免易引发颤病的危险因素，如中风、颅脑损伤等。另外，颤病患者保持适量的活动，可促进血液循环和新陈代谢，可配合康复训练，以达到改善肢体肌肉力量、身体机能的目的，功能锻炼要合理、适度、循序渐进，不能过度劳累，要持之以恒。最终达到提高生活质量，延缓病程进展，减少并发症发生的目的。

第九节　方邦江教授辨治癫痫经验

癫痫属于中医“痫病”范畴，由先天或后天因素使脏腑功能失调，气机逆乱，元神失控所导致的一种发作性神志异常性疾病，临床表现主要为突然意识丧失，甚则仆倒，不省人事，两目上视，口吐涎沫，强直抽搐，或口中怪叫，移时苏醒，醒后一如常人。历代有“风痫”“痰痫”“惊痫”等分类名称。

一、分清病因，急性期以“复元醒脑”为主

痫病是临床较为常见的疑难病症，所辖范围甚广，既可见于外感疾病，又可见于内伤疾病，治疗极为棘手。方教授认为，痫病需分清病因，有因先天而生，《素问·奇病论》曰：“人生而有病癫疾者……病名为胎病，此得之在母腹中时，其母有所大惊，气上而不下，精气并居，故令子发为癫疾也。”后天而得者大致可分为两类，一类因内科重症、外伤疾病继发此病，病机多为痰、火、瘀、虚。《丹溪心法·痫》曰：“无非痰涎壅塞，迷闷心窍。”另一类则由于情志内伤，气逆不顺，痰浊内生，上蒙清窍，横窜经络，内扰神明而发病。《三因极一病证方论·癫痫叙论》：“癫痫病，皆由惊动，使脏气不平，郁而生涎，闭塞诸经，厥而乃成。或在母胎中受惊……或饮食不节，逆于脏气。”治疗上根据患者五脏虚实情况，给予育阴、益气、养血等治本之法，同时抓住“风、火、痰、瘀”等标邪，灵活变通，随证治之。

痫病早期主要以风、火为标，发病急遽，病情变化迅速，王肯堂言：“痫病发则昏不知人，眩仆倒地，不省高下，甚而瘛疭抽掣，目上视，或口眼歪斜，或口作六畜之声。”《古今医鉴·五痫》提出痫病的特点为“发则猝然倒仆，口眼相引，手足搐搦，脊背强直，口吐涎沫，声类畜叫，食顷乃苏”。方邦江教授提出痫病急性期应扶持元气为主，佐以逐瘀化痰、泄热息风、通络等促进醒脑开窍之法，复元醒脑汤全方以通为法，脑府通，元神使，对于痫病疗效确切，有显著保护脑功能的作用。

二、中后期注重扶正祛邪

方师认为癫痫治疗应扶正祛邪、标本同治、虚实兼顾。病程迁延者多为虚实夹杂，无

论是因虚致痫或因痫而致虚，治疗时既要注重息风止痉以治标，又要益气健脾，固本培元以治本。

中后期因风动火耗导致气血津液亏损，出现痰、瘀、虚夹杂，此时需辨清阴阳。阴证者见昏愦嗜睡、头昏脑涨、喉中痰鸣、痰黏不爽、心中悸动、口干不欲饮、纳少不饥、便黏如涕、眼神呆滞、面色晦暗、手足浮肿、舌体胖大或淡嫩、苔白厚腻、脉滑或弦滑等。属阳证者见抽搐痉挛、烦急躁动、胡言乱语、便秘口苦、两颊色红、易惊悸、不寐、舌红、苔黄厚腻、脉滑数或浮大等。

何秀山《重订通俗伤寒论》说："血虚生风者，非真风也，实因血不养筋，筋脉拘挛，伸缩不能自如，故手足瘛疭。"方教授用药注重扶正祛邪兼顾，使用酸甘养阴、滋补肝肾、滋阴息风之品，如白芍、熟地黄、何首乌、山茱萸等，健脾养血之品，如人参、白术、茯苓等，重镇潜阳之品，如珍珠母、石决明、生龙骨、生牡蛎等，平肝息风止痉之品，如天麻、钩藤、僵蚕等。强调治疗中一旦取效，不可随意易药或停药，更不可单独治标或单独治本。

石菖蒲与郁金：用于痰浊蒙蔽脑窍引起者。其中，石菖蒲味辛，性温，入心、胃二经，行散走窜，通气开窍。如《神农本草经》记载："主风寒湿痹，咳逆上气，开心孔，补五脏，通九窍，明耳目，出声音。"有醒脾开胃、宁神开窍的功效。郁金味苦，性微寒，入心、肺、肝、胆经，宣通气血，既入气分能解郁行气，又入血分能散瘀凉血，为疏解肝郁、消胀除满、清心开窍要药。石菖蒲偏温以开窍醒神为主，郁金偏寒以清心解郁为要。两者相配，气血同治，寒温并用，共奏行气化浊、解郁开窍之功。

僵蚕与地龙：用于风痰阻络所致癫痫。僵蚕味辛咸，性平，入肝、肺经，行散兼软坚散结，可祛风清热、化痰散结解痉。地龙味咸性寒，入肝、脾、膀胱经，祛风清热、息风通络、解痉止痛。僵蚕辛咸，偏于升散，能化痰散结、祛风解痉；地龙咸寒，可清热息风，通络止痉。二药相伍，一升一降，升降协调，增强息风止痉，通络止痛的作用。

茯苓与枳壳：用于痰浊阻滞引起的癫痫。茯苓味甘淡，性平，入心、脾、肾经，渗利湿浊、宁神健脾。枳壳味苦，性微寒，入脾、胃经，可宽中行气、消胀除满。两者相伍，一补一泄，可健脾利水、行气消胀。

三、灵活辨证运用虫类药

息风定惊是虫类药的另一功效，适用于温热病热极动风、小儿惊风、肝阳化风等所致的眩晕昏仆、抽搐痉挛、项强肢颤，或风阳挟痰、痰热上扰之癫痫，风毒内侵之破伤风等症。常用羚羊角、水牛角、牛黄、石决明、地龙、全蝎、蜈蚣、僵蚕等药；如大青膏用蝎尾、乌梢蛇等治疗惊痫，止痉散用全蝎、蜈蚣等治疗急慢惊风、流脑、乙脑昏迷、抽搐等。

方邦江教授认为癫痫的发病与风、痰关系最为密切。风盛生痰，阻滞气机，蒙蔽清阳，加重神昏；痰浊郁久化热、化火生风，加重抽搐之症，风痰相兼可使痫作加重。正如叶天士曰："虫蚁灵动，飞走迅速，其飞者升，走者降，血无凝著，气可宣通""风邪留于经络，须以虫蚁搜剔"。虫类药善于祛风、息风，尤其"搜风"最为擅长。方教授在先师朱良春国医大师治疗乙脑极期验方夺痰定惊散[其方为：炙全蝎 15 只，巴豆霜 0.25g，犀黄 3.5g，硼砂1g，飞朱砂1.5g，飞雄黄1.2g，陈胆星3g，川贝、天竺黄各1.5g，麝香0.15g（后入），共研极细末，密贮，每服0.7g，幼儿0.4g，每日1～2次，一般鼻饲后3～4小时，排出黑色而杂有黄白色黏液的大便，即痰消神苏，未排便者，可续服一次]基础上，创新用于重症脑病合并呼吸衰竭、癫痫、高热等多种并发症患者，疗效确切。该阶段以“痰”为主要矛盾。盖热踞痰壅极为凶险，痰热交蒸，则风动痰厥矣。是以“风”则多变，“痰”则最险，痰阻则窍闭，闭不开则脱变。方师治疗脑病神昏者，以清心开闭为目标，以涤痰泄热为主要手段。方中之全蝎，不仅有祛风定惊之功，并可攻毒、通络、散结，张山雷认为蝎尾有“开痰降逆”之功，由于此物开痰解毒、息风定惊功著，故用为主药；巴豆霜之应用，是受到《外台秘要》桔梗白散（桔梗、川贝、巴豆）的启示，巴豆峻攻，急破其脓，驱毒外出；更以胆星祛风痰；川贝、天竹黄、硼砂清痰热；雄精、朱砂解毒坠痰；犀黄镇惊、解毒、化痰；麝香开窍慧神。全方共奏化痰开闭、通腑泄浊、息风定惊之功。

癫痫为顽疾，其病程多冗长，反复发作，日久不愈。然而，“久病必瘀”“久病入络”。如叶天士指出：“经年累月，外邪留着，气血皆伤，其化为败瘀凝痰，混处经络。”故方教授治疗病程较长者，常常配伍虫类药物，如全蝎、蜈蚣、僵蚕、地龙等药，增强息风定痉，豁痰开窍之效。对于癫痫抽搐发作频繁，反复迁延难愈者，可加用乌梢蛇，因蛇类药专于搜风通络，能外达皮肤，内通经络，其搜骨透风之力最强。然而虫类药虽效专力猛，但多具毒性，故使用时应辨证精准、合理配伍，在剂量、疗程选择方面保持谨慎，达到“祛邪而不伤正”的目的。

第十节　方邦江教授辨析情志病探微

中医情志理论源于《黄帝内经》，《黄帝内经》对情志产生的机理、情志与脏腑的关系、情志致病的规律、调理情志的方法及情志调节在养生中的重要作用等有较系统的阐述。明代张景岳将《黄帝内经》中喜、怒、思、悲、恐等五志和《三因极一病证方论》中喜、怒、忧、思、悲、恐、惊等七情，合称为“情志九气”。古代医籍中情志病常常包括传统的癫狂、百合病、脏躁、郁证、不寐等。病因以多种情志因素混合诱发居多。方教授认为情志病包括两方面的含义：其一指因情志刺激而致病，如焦虑抑郁、脏躁、恐病等；其二则是慢病重病伴发情志病，如心悸、不寐、胃痛、头痛等证伴发情志病。

一、调畅气机是情志病治疗的基石

方邦江教授认为，情志病与“气”的运动失常密切相关。如《素问·举痛论》说：“余知百病生于气也，怒则气上，喜则惊则心无所依，神无所归，虑无所定，故气乱矣。”中医理论认为肝为将军之官，主疏泄，调畅情志，具有通调全身气机的功能。若肝主疏泄的功能失常，则气机不畅、肝气郁结，情志活动随之异常，日久或情志刺激严重时便会产生情志病。

方教授认为因肝主疏泄进而调节情志，因此治疗情志病多从疏肝入手，十分重视疏肝调肝，多采用疏肝理气、解郁安神治法，选择如逍遥散、龙胆泻肝汤等加减，常用药物有柴胡、陈皮、远志、茯苓、木香、半夏、黄芩、酸枣仁等。对于女性伴心情郁闷者，方师常加用玫瑰花、梅花、代代花、合欢皮等，疏肝理气解郁的同时兼有养颜美容之效，为药食两用之佳品。

方师认为久服疏肝理气易耗气，故在疏肝同时不忘健脾益气。脾为气血生化之源，脾气虚弱，气血化生不足，心神失养，则忧伤烦闷、多思烦躁，失眠，噩梦。同时脾胃升降与人体气机运行关系密切，《四圣心源》曰："升降之权，则在阴阳之交，是谓中气……脾升则肝肾亦升，故木水不郁；胃降则心肺亦降，故火金不滞。火降则水不下寒，水升则火不上热……中气乃和济水火之机，升降木金之轴。"方师强调治疗情志病不是一味疏肝治疗，找到全身气机紊乱关键点，才能切中病机，获得佳效。

二、从"瘀"论治情志病

方邦江教授指出很多情志病常日积月累而成，因此多伴有脏腑本气的不足，气血阴阳失衡，表现为痰瘀交阻，甚则化风动火，虚和瘀往往同时兼见，单纯疏肝理气对于病程较长者效果不佳。方师从《医林改错》的癫狂梦醒汤的条文拓展运用，提出情志病从"瘀"论治理论。方师认为情志病正气亏虚为本，肝气郁结为因，痰瘀互结为病理结果，久病暗耗阴血，临床常见"气阴两虚，痰瘀互结"。在临床治疗中提出治"瘀"的同时不忘其本，注重辨虚实，实证者以活血化瘀，开窍醒神治疗为主。

《医林改错》记载癫狂梦醒汤治"哭笑不休，詈骂歌唱，不避亲疏，许多恶态，乃气血凝滞，脑气与脏腑气不接，如同作梦一样"。方教授根据其病机为气血凝滞脑气而致情绪失常，将其拓展运用治疗情志病。方中桃仁为主药，归心、肝经，能活血祛瘀、善行血滞，并引瘀血下行。桃仁治疗脑神疾病可追溯到《伤寒论》，主治"如狂、发狂"等证。柴胡、香附疏肝理气解郁。青皮、陈皮开胸行气。苏子、桑白皮、半夏降气化痰，肺藏魄，桑白皮、苏子亦有定魄之效。大腹皮利水渗湿，甘草缓急建中。全方共起消瘀化痰，理气利水，调达气机之效。

治虚亦当补虚，虚者需辨阴阳气血，以益气养阴、温阳益肾、补气健脾等方法为主，辅以理气、活血、利水、开窍等法。方教授对情志不遂，思虑过度，暗耗气血，表现出脏躁之症者，在临床治疗中，常拟加味甘麦大枣汤（浮小麦、炙甘草、大枣、酸枣仁）治疗，阴虚者配合百合地黄汤，虚烦重者配合珍珠母、牡蛎、石决明等，阳虚者可配合紫石英、石钟乳等，精亏者加用阿胶、鳖甲胶等，亦可取得较好效果。

三、情绪疏解是情志病好转的关键

情志病的治疗简单而又复杂，其关键在解除心结。医生需关心患者，通过悉心关爱与劝慰，打消其思想顾虑。方教授治疗情志病时，除了药物的调治，同时给予心理健康疏导，引导患者换位思考。医生的语言开导对于患者有时比药物更有效，《灵枢·师传》曰："人之情，莫不恶死而乐生，告之以其败，语之以其善，导之以其所便，开之以其所苦，虽有无道之人，恶有不听者乎？”言语劝慰要有具体的方式和方法。方教授认为每个人的先天遗传和后天环境中所受到的教育和社会文化影响各不相同，所以形成了各自不同的个性，需要区别对待，灵活进行个体化的言语疏导。《景岳全书》中说道：“其在女子，必得愿遂而后可释，……其在男子，使非有能屈能伸，达观上智者，终不易解也。……不可不详加审察。”因此对于情志病患者方教授有时亲切，有时威严，有时批评，根据不同类型灵活调整。同时鼓励患者适当运动，旅游散心，转移注意力等，这也是中医心理“移情易性”疗法的体现。

第十一节　方邦江教授辨治不寐经验

不寐在古籍中称为“不得眠”“目不瞑”或“不得卧”。现代医学称其为“失眠”。不寐的临床表现如入睡难、易醒、睡眠浅等。有研究显示近年来，我国社会飞速发展，生活压力越来越大，导致不寐发病人数越来越多，且不寐作为多种现代疾病的并发症，发病率进一步增加，引起了临床关注。方教授认为不寐可分为虚实，病位在心，但其具体证候取决于肝胆脾胃肾等诸脏腑功能的协调状态。诊治该病时需细心观察患者的生活环境及心理状态，一些药物以外的事项有时对该病的治愈有很大的影响。

一、实证多以痰瘀、痰热为主要表现

方教授认为实证不寐多以痰瘀、痰热常见，《脾胃论》曰：“痰湿凝滞于内，则阴火炽盛，营不能上养心神，卫不能固摄于表，故而不得眠。”临床上，痰热导致的失眠，大多数表现为头重胸闷，神疲乏力，多梦健忘，口干苦，舌苔白厚腻，并多见心烦难入睡，嗳气，或见目眩等表现。这一类患者常予清化痰湿，和中安神治疗，临床上可选用黄连温胆汤、天麻钩藤饮等清热化痰。黄连温胆汤出自陆廷珍《六因条辨》，由黄连、半夏、陈皮、茯苓、枳实、竹茹、大枣、炙甘草组成，主治胆失清净、痰热内扰所致之头痛眩晕、心悸气短、痞满纳呆、口苦泛恶、惊悸少寐、胸脘懑闷，胸痛以及中风、癫、狂等病症。方教授常加用胆南星 15～45g，增强化痰效果。痰瘀互结所致失眠可表现为入睡困难，易醒，醒后难入睡，多梦，或伴头昏身痛，腹胀，恶心欲呕，食欲差，消化不良，舌质淡暗有瘀斑，舌苔厚腻等症状。另外，痰瘀的存在常常也是失眠反复发作，导致慢性失眠的重要诱因。治疗上在清化痰热的基础上加用桃仁、红花、延胡索、川芎等活血祛瘀。

二、虚中夹实，注意虚实同治

《灵枢·大惑论》曰：“卫气不得入于阴，常留于阳。留于阳则阳气满，阳气满则阳跷盛，不得入于阴则阴气虚，故目不瞑矣。”可见不寐的病机以阳盛阴衰，阴阳失交为主。《灵枢·营卫生会》：“黄帝曰：老人之不夜瞑者，何气使然？少壮之人，不昼瞑者，何气使然？

岐伯答曰：壮者之气血盛，其肌肉滑，气道通，营卫之行不失其常，故昼精而夜瞑。老者之气血衰，其肌肉枯，气道涩，五脏之气相搏，其营气衰少而卫气内伐，故昼不精，夜不瞑。”气血虚衰，气道不畅是失眠的主要病理表现。方教授认为失眠患者，尤其是中老年人往往虚实夹杂，治疗应补益气血、调整阴阳，气血足则营卫之气化生有源，络脉充盈，睡眠质量可逐渐改善。心虚者可见心悸、怔忡、虚汗、神志抑郁甚或错乱，可选用安神定志丸、生脉饮等。肾虚可见腰酸乏力、二便不利、耳鸣、健忘等，可选用地黄丸、肾气丸类药物。肝虚可见头晕、目眩、善怒、胁痛、筋挛等，可选用温胆汤、酸枣仁汤等。心主血，肾藏精，心肾两虚则血燥精竭，肾气虚则气走于下，心气虚则火炎于上。肝肾同源，肝肾阴虚则生内热，风火内动，水火不交，肝阳上扰而加重虚损。所以补心养肝益肾，以交水火，潜浮阳。久病必瘀，对于慢性失眠，需要加用活血、化痰、清虚热药物，避免用大苦大寒、大辛大热药物。

三、病程中注意疏肝

外界诱发的负面情绪常常是很多年轻人出现失眠的原因。方教授认为此类失眠以肝气不舒为主。《素问・灵兰秘典论》曰：“肝为将军之官。”肝脏体阴而用阳，以血为体，以气为用，在志为怒，不良情绪引起肝疏泄功能失常则肝气不畅，气郁而化火，风火相煽，风借火势，火助风威，风火扰动心神，或肝火炽盛，燔灼阴血，肝阴不足，肝阳上亢。依据辨证治法可分为疏肝、平肝、清肝、滋阴、潜阳等，药物常用柴胡、丹皮、菊花、薄荷、梅花、桑白皮等疏肝、清肝，肝风内动者加用钩藤、羚羊角等平肝息风，生地黄、女贞子、山茱萸、酸枣仁等滋阴养血以养肝之体，鳖甲、龙骨、牡蛎、石决明等潜阳。除药物外，方教授对于焦虑失眠患者常嘱其劳逸结合，适当外出活动散心，药物自煎，转移注意力，可增强治疗效果，这也是中医移情易性治疗的体现。

附　　录

附录一　制定的行业标准、指南（脑病方向）

1.《安宫牛黄丸临床应用专家共识》（2022）
2.《急诊检验能力建设与规范中国专家共识》（2020）
3.《猝死中医临床诊疗专家共识》（2020）
4.《卒中相关性肺炎诊治中国专家共识（2019 更新版）》（2019）
5.《安宫牛黄丸急重症临床应用专家共识》（2019）
6.《中国蘑菇中毒诊治临床专家共识》（2019）
7.《中国县级医院急诊科建设规范专家共识》（2019）
8.《中国急性缺血性脑卒中急诊诊治专家共识》（2018）
9.《中国急性缺血性脑卒中中西医急诊诊治专家共识（2018）》（2018）
10.《中国急性缺血性脑卒中中西医急诊诊治专家共识院内救治解读》（2018）
11.《2018 美国急性缺血性卒中早期管理指南解读》（2018）
12.《参附注射液急重症临床应用专家共识》（2018）
13.《中国急诊高血压诊疗专家共识（2017 修订版）》（2018）

附录二　科学研究项目（脑病方向）

1. 中医医院应急和救治能力建设. 国家中医药管理局，2022 年医疗服务与保障能力提升补助资金（中医药事业传承与发展部分）（编号：国中医药办规函[2022]185 号）

2. 国家紧急救援基地建设. 上海市卫生健康委员会.（编号：ZY（2021-2023）-0101-01）

3. 上海市“新三年”行动计划：长三角专科专病联盟项目——中医急诊科. 上海市卫生健康委员会卫生健康政策研究课题项目（编号：ZY（2021-2023）-0302）

4. FGF21 介导 AMPK 信号通路在糖尿病性脑梗死血管新生中的调控作用与复元醒脑汤干预机制. 国家自然科学基金（编号：81973811）

5. 基于扶正祛邪经方“补中益气汤”治疗多重耐药菌医院获得性肺炎的多中心、随机、对照临床研究. 上海市科委科技创新行动计划（编号：18401971600）

6. 上海市重点临床专科中医急诊科（编号：shslczdzk04401）

7. 上海市重要薄弱学科——急诊与危重病学. 上海市卫生健康委员会（编号：2016ZB0207）

8. SDF-1/CXCR4 轴在糖尿病脑梗塞内皮祖细胞“归巢”中的调控作用与复元醒脑汤干预研究. 国家自然科学基金（编号：81072790）

9. 复元醒脑法促进糖尿病脑梗死血运重建中 microRNAs 的作用. 国家自然科学基金（编号：81273725）

10. 复元醒脑汤调控糖尿病脑梗死血管重建中 Rab1 介导的 AT1R 囊泡运输的分子机制. 国家自然科学基金（编号：81573923）

11. 中药上市后再评价关键技术研究. “重大新药创制”科技重大专项“十二五”实施计划（编号：2009ZX09502-030）

12. 缺血性中风综合防治方案和疗效评价的示范研究. 国家“十一五”科技支撑计划（编号：2006BAI04A02）

13. 中西医结合卒中单元治疗缺血性脑卒中疗效评价的示范研究. 国家“十一五”科技支撑计划（编号：2006BAI04A02）

14. 复元醒脑汤干预糖尿病脑梗死内皮祖细胞血管新生的实验研究. 教育部高等学校博士学科点（博导类）专项科研基金（编号：20103107110003）

15. 喘证、中风、外感热病中医临床路径的制定、优化、推广. 国家临床重点专科建设项目利用个体化诊疗平台评价中医药延缓糖尿病血管并发症疗效的研究. 北京市科技重大项目中医药防治重大疾病临床个体诊疗评价体系的研究课题（编号：H020920010330）

16. 成人缺血缺氧性脑病、AECOPD、脓毒症中医临床诊疗方案与相关基础研究. 上海市重要薄弱学科建设项目

17. 基于 microRNAs 在糖尿病脑梗死血管中的基础与研究. 上海市教育委员会重点项目（编号：13ZZ097）

附录三　专业论文（脑病方向）

（一）期刊论文

1. 董丽，王志刚，李东峰，等. 中药治疗气分暑热型病毒性脑膜炎疗效分析[J]. 上海医药，2023，44（7）：25-27，80.

2. 贺晨明，李菲，刘君，等. 基于网络药理学和分子对接技术探讨复元醒脑汤治疗脑梗死作用机制[J]. 国际中医中药杂志，2023，45（1）：81-89.

3. 贺晨明，方邦江，邬鑫鑫，等. 基于《中华医典》挖掘明清时期治疗眩晕的用药规律[J]. 世界中医药，2023，18（15）：2215-2219.

4. 崔夏雨，姜超，贺晨明，等. “急性虚证”理论在急危重症中的临床应用与实践意义——方邦江学术思想与临床经验研究[J]. 湖南中医药大学学报，2023，43（8）：1439-1444.

5. 蒲玉婷，张文，徐湘茹，等. 复元醒脑汤对大鼠局灶性脑缺血损伤后血管新生的影

响[J]. 时珍国医国药，2023，34（3）：530-533.

6. 蒲玉婷，张文，邬鑫鑫，等. 中药多靶点治疗脑梗死机制研究概述[J]. 中国中医急症，2023，32（2）：364-367.

7. ZHANG W，SUN C P，PENG Y L，et al. Isolation and identification of two new sargentodoxosides from Sargentodoxa cuneata and their agonistic effects against FXR[J]. Nat Prod Res，2022，36（14）：3665-3672.（通讯作者方邦江）

8. PU Y，ZHANG W，XU X，et al. A retrospective study investigating the anxiety and depression level of novel coronavirus Omicron patients in 2022[J]. Medicine（Baltimore），2022，101（51）：e32438.（通讯作者方邦江）

9. 李菲，方邦江，姜超，等. 基于“急性虚证”探讨益气活血方治疗急性脑血管病疗效机制[J]. 陕西中医，2022，43（9）：1252-1255.

10. 彭伟，赵平，邬鑫鑫，等. “全程补虚”在脓毒症防治中的应用策略探析[J]. 中国中医急症，2022，31（6）：1019-1021.

11. ZHANG W，SUN C，ZHOU S，et al. Recent advances in chemistry and bioactivity of Sargentodoxa cuneata[J]. J Ethnopharmacol，2021，270：113840.（通讯作者方邦江）

12. DENG D，QU Y，SUN L，et al. Fuyuan xingnao decoction promotes angiogenesis through the Rab1/AT1R pathway in diabetes mellitus complicated with cerebral infarction[J]. Frontiers in Pharmacology，2021，12：616165.（通讯作者方邦江）

13. 邓冬，刘文平，周爽，等. 从“脑为元神之府”探讨中风急性期的辨治方略[J]. 中华中医药杂志，2021，36（3）：1485-1488.

14. 凌丽，耿赟，方邦江. 代谢综合征与脑卒中相关性的中西医认识[J]. 时珍国医国药，2021，32（10）：2479-2481.

15. 俞志刚，方邦江，孙丽华，等. 缺血性脑血管病患者血小板高反应性与脑梗死分型及预后的关系[J]. 中国实用神经疾病杂志，2021，24（22）：1933-1944.

16. 方邦江，彭伟. 中西医结合治疗危重症创伤的策略[J]. 中华卫生应急电子杂志，2021，7（4）：231-233.

17. JIANG C，WANG T，XU Y，et al. A retrospective study of Yiqi-Huoxue Decoction on blood pressure in patients with acute ischemic stroke[J]. Medicine，2020，99（48）：e23187.（通讯作者方邦江）

18. 张春蕾，方邦江. 医学留学生中医急诊教学实践与探索[J]. 上海医药，2020，41（3）：53-55.

19. 黎元元，方邦江，刘健，等. 30013 例悦安欣苦碟子注射液安全性医院集中监测[J]. 世界中医药，2020，15（1）：30-34.

20. 姜超，王婷，李敏，等. 短时清晨血压变异性对急性缺血性脑卒中病人预后的影响[J]. 中西医结合心脑血管病杂志，2020，18（24）：4240-4242.

21. 彭伟，卜建宏，肖汉琼，等. 方邦江治疗痛风临床经验初探[J]. 中华中医药杂志，2020，35（3）：1266-1268.

22. 张文，周爽，孙成鹏，等. 大血藤化学成分研究[J]. 上海中医药杂志，2020，54（11）：

85-88.

23. 姜超，王婷，方邦江，等. 益气活血方治疗栓子阳性急性缺血性脑卒中病人中医证候疗效评价的随机对照试验[J]. 中西医结合心脑血管病杂志，2020，18（19）：3181-3184.

24. JIANG C，WANG T，XU Y，et al. Effectiveness of Fuyuan Xingnao Decoction for patients with diabetes mellitus combined cerebral infarction：A protocol for systematic review[J]. Medicine，2019，98（39）：e17273.（通讯作者方邦江）

25. 顾小生，方邦江. 补肾通窍汤治疗血管性痴呆 68 例临床疗效[J]. 上海医药，2019，40（5）：45-46，52.

26. 邓冬，周爽，叶苗青，等. 中药复方治疗糖尿病合并脑梗死机制的研究进展[J]. 中国实验方剂学杂志，2019，25（13）：214-223.

27. 王长德，游毅，程潇，方邦江，等. 通经活络方改善发作期偏头痛及对血浆 ET、CGRP 的影响研究[J]. 中国中医急症，2019，28（9）：1543-1546.

28. 彭博，方邦江，邓冬，等. 方邦江教授治疗痛风的经验[J]. 吉林中医药，2019，39（8）：1001-1003，1012.

29. 孙丽华，叶苗青，沈俊逸，等. 复元醒脑汤干预糖尿病脑梗死大鼠缺血脑组织血管新生的实验研究[J]. 中国中医急症，2019，28（2）：192-195，199.

30. 邓冬，叶苗青，陈振翼，等. 复元醒脑汤治疗糖尿病合并脑梗死作用机制的研究进展[J]. 中西医结合心脑血管病杂志，2019，17（18）：2774-2778.

31. 王长德，闫振国，程潇，方邦江，等. 熄风化痰通络方治疗后循环缺血单发性眩晕的临床疗效评价[J]. 上海中医药大学学报，2019，33（2）：27-31.

32. 沈俊逸，方邦江，赵智明，等. 复元醒脑汤对糖尿病脑梗死大鼠 microRNA-503 及 CCNE1、CDC25A 蛋白表达的影响及对促进血管新生的实验研究[J]. 中国中医急症，2018，27（11）：1881-1885，1890.

33. 孙莉莉，陈振翼，秦春霞，方邦江，等. 复元醒脑颗粒的提取工艺研究[J]. 药学实践杂志，2018，36（2）：121-125.

34. 沈俊逸，方邦江，赵智明，等. 复元醒脑汤对糖尿病脑梗死大鼠 BMECs 的影响及 microRNA-503 的调控机制研究[J]. 浙江中医杂志，2018，53（10）：718-721.

35. 凌丽，沈俊逸，陈淼，等. 复元醒脑汤对糖尿病脑梗死大鼠脑组织梗死体积及形态学影响的实验研究[J]. 中国中医急症，2018，27（2）：189-193.

36. 陈振翼，方邦江，刘月，等. 急性脑梗死不同中医证型与 NIHSS 评分时相性演变的相关性研究[J]. 中国中医急症，2017，26（7）：1129-1133.

37. 方邦江，孙丽华，卜建宏，等. 论“急性虚证”理论及其在急救临床的应用（中）[J]. 中国中医急症，2017，26（11）：1943-1946.

38. 方邦江，孙丽华，卜建宏，等. 论“急性虚证”理论及其在急救临床的应用（下）[J]. 中国中医急症，2017，26（12）：2116-2117.

39. 陈振翼，方邦江，闫诏，等. 复元醒脑法对急性脑梗死患者血栓弹力图与凝血功能相关性的影响[J]. 辽宁中医药大学学报，2017，19（12）：69-72.

40. 苏有琼，付乐良，施兴黔，方邦江，等. DELP 治疗 2 例急性脑梗死病案报道及分析[J]. 上海医药，2017，38（5）：29-30，65.

41. 陈振翼，方邦江，刘月，等. 复元醒脑汤对急性脑梗死（风痰瘀阻证）患者凝血功能影响的临床研究[J]. 中国中医急症，2017，26（8）：1317-1319，1329.

42. 方邦江，孙丽华，卜建宏，等. 论“急性虚证”理论及其在急救临床的应用（上）[J]. 中国中医急症，2017，26（10）：1724-1726.

43. 沈俊逸，方邦江，凌丽，等. 复元醒脑汤对糖尿病脑梗死大鼠内皮祖细胞功能的作用研究[J]. 中国中西医结合急救杂志，2016，23（4）：412-416.

44. 刘月，方邦江，王晓翠，等. Rab1 蛋白介导的 AT1R 囊泡运输在糖尿病脑梗死血管重构方面的研究进展[J]. 上海医药，2016，37（19）：45-47，63.

45. 沈俊逸，方邦江，凌丽，等. 复元醒脑汤对糖尿病脑梗死大鼠脑组织 SDF-1、CXCR4、VEGF 基因及蛋白表达作用的研究[J]. 中国中医急症，2016，25（8）：1457-1460.

46. 马智慧，耿赟，方邦江. 近 5 年升降散临床应用概况[J]. 上海医药，2016，37（5）：41-44.

47. 刘月，方邦江. 方邦江教授治疗中风临床验案举隅[J]. 光明中医，2016，31（17）：2476-2478.

48. 耿赟，方邦江. 基于中医文化构建急诊和谐医患关系教学课程的理论与实践[J]. 上海医药，2016，37（9）：56-57，61.

49. 耿赟，孙丽华，方邦江. 优化《中医急诊学》教学的实践与思考[J]. 中国中医急症，2016，25（8）：1534-1536.

50. 阿里木江·牙生，方邦江，郭全，等. 方邦江治疗疑难杂症验案举隅[J]. 上海医药，2016，37（9）：43-45.

51. 凌丽，方邦江. 中医药治疗促进脑梗死后血管新生作用的研究进展[J]. 世界中医药，2015（3）：452-456.

52. 孙丽华，耿赟，方邦江. 中医医院急诊教学方法与路径探讨[J]. 上海医药，2015（13）：59-61.

53. 鲁婵婵，戴彦成，王蓓，等. 人参皂苷对脑缺血保护作用的研究进展[J]. 上海医药，2015（3）：69-71，75.

54. 李嘉旗，金珏，马智慧，等. 中风急性期痰热腑实证的中医药治疗研究进展[J]. 上海医药，2015（9）：31-34.

55. 耿赟，方邦江，马智慧，等. 复元醒脑汤治疗急性缺血性中风的临床研究[J]. 中国中医急症，2014，23（11）：1970-1972.

56. 杨婕，耿赟，陶丽，等. microRNAs 在糖尿病脑梗死发病中的作用[J]. 上海医药，2014（13）：47-49.

57. 凌丽，沈俊逸，耿赟，等. 方邦江教授序贯防治中风病学术思想撷英[J]. 世界中医药，2014（11）：1512-1514，1518.

58. 陈淼，王宏，方邦江. 复元醒脑汤治疗糖尿病合并脑梗死的机制研究[J]. 中国急救医学，2013，33（7）：654-657.

59. 黄金阳，王宏，方邦江. 复元醒脑汤对糖尿病脑梗死大鼠血-脑屏障干预作用的实验研究[J]. 江苏中医药，2013（8）：68-69，70.

60. 曹敏，王国印，方邦江，等. 三七花总皂苷对自发性高血压大鼠靶器官及血液流变学指标的影响[J]. 中国中医急症，2013，22（5）：701-702，709.

61. 方邦江，周爽，沈俊逸，等. 复元醒脑汤对糖尿病脑梗塞大鼠胰岛素抵抗干预作用的实验研究[J]. 成都医学院学报，2012，7（3）：374-377.

62. 曹敏，周端，王佑华，等. 三七花对高血压患者血压及血浆 t-PA、PAI、vWF 的影响[J]. 上海中医药杂志，2012，46（3）：47-48，58.

63. 方邦江，周爽，沈俊逸，等. 复元醒脑汤对糖尿病脑梗死大鼠脑组织血流量及含水量影响的实验研究[J]. 老年医学与保健，2012，18（6）：381-385.

64. 曹敏，王佑华，王福波，等. 三七花总皂苷降压作用研究[J]. 光明中医，2012，27（7）：1314-1315.

65. 耿赟，方邦江，周爽，等. 中医药治疗糖尿病并发脑梗死的历史源流及研究现状[J]. 辽宁中医杂志，2011，38（8）：1681-1682.

66. 王宏，方邦江. SDF-1/CXCR4 轴对内皮祖细胞的调控与糖尿病脑梗塞的关系研究进展[J]. 湖北中医药大学学报，2011，13（6）：65-67.

67. 裴建，宋毅，方邦江，等. 中西医综合治疗阴类证缺血性中风的临床疗效评价[J]. 上海中医药杂志，2010，44（4）：14-17.

68. 郭全，方邦江，陈浩，等. 化瘀平肝法治疗急性脑梗死证疗效观察[J]. 中国中医药现代远程教育，2010（18）：165-166.

69. 王国印，方邦江，杨建梅，等. 中药脑心多泰胶囊联合治疗阴虚阳亢型高血压病患者对颈动脉重构的效果[J]. 心脏杂志，2010，22（3）：376-378，385.

70. 林梅，方邦江，周爽，等. 复元醒脑汤对高血压性脑出血大鼠血-脑屏障通透性干预作用的实验研究[J]. 老年医学与保健，2010，16（2）：112-115.

71. 方邦江，周爽，陈宝瑾，等. 复元醒脑汤对高血压性脑出血大鼠血-脑屏障通透性的干预作用[J]. 中国中医药现代远程教育，2010，8（17）：206-208.

72. 方邦江，周爽，陈浩，等. 复元醒脑汤对糖尿病合并缺血性脑损伤大鼠 VEGF 蛋白的影响[J]. 上海中医药杂志，2010，44（5）：12-15.

73. 方邦江，周爽，陈宝瑾，等. 复元醒脑汤对高血压性脑出血大鼠脑组织形态学改变影响实验研究[J]. 中国中医药现代远程教育，2010（18）：182-184.

74. 林梅，方邦江，陈宝瑾，等. 复元醒脑汤对高血压性脑出血大鼠脑组织形态学的影响[J]. 浙江中西医结合杂志，2010，20（6）：338-341，封 2.

75. 方邦江，陈浩，郭全，等. 中药超微粉的优势及应用前景[J]. 中国中医药现代远程教育，2010（18）：208-209.

76. 方邦江，周爽，陈宝瑾，等. 复元醒脑汤对糖尿病并发急性脑梗塞胰岛素抵抗的干预作用[J]. 上海中医药杂志，2009，43（5）：14-15.

77. 黄雪元，方邦江，陈宝瑾，等. 复元醒脑汤对急性脑梗死患者胰岛素抵抗的干预作用[J]. 浙江中西医结合杂志，2009，19（7）：400-402.

78. 陈宝瑾，黄金阳，方邦江，等. 中医药治疗中风研究现状[J]. 辽宁中医杂志，2009，

36（11）：2004-2006.

79. 郭全，王佑华，周端，等. 活血潜阳法治疗中风先兆证疗效观察[J]. 中西医结合心脑血管病杂志，2008，6（9）：1039-1040.

80. 陈宝瑾，方邦江，周爽. 水通道蛋白 4 与脑水肿关系研究进展[J]. 中西医结合心脑血管病杂志，2008，6（8）：943-945.

81. 何颂华，方邦江，陈浩，等. 化痰通络法治疗糖尿病周围神经病变的临床研究[J]. 上海中医药大学学报，2007，21（4）：35-36.

82. 周爽，孙国杰，方邦江，等. 电针对高血压性脑出血大鼠血压、神经行为学及海马生长抑素表达的影响[J]. 湖北中医杂志，2005，27（2）：6-8.

83. 周爽，方邦江，黄建华. 电针对高血压性脑出血大鼠海马 Gi2α、Gi3α 基因转录的影响[J]. 中国中医基础医学杂志，2005，11（6）：437-439.

84. 周爽，方邦江，孙国杰. 一种高血压性脑出血动物模型的建立及评价[J]. 医学理论与实践，2004，17（2）：127-129.

85. 周爽，张秋娟，方邦江，等. 针灸治疗脑出血的机理研究探要[J]. 中医药学刊，2004，22（11）：2126-2127.

86. 周爽，方邦江，王升旭，等. 针刺对急性脑出血患者 TNF-α、NSE、LPO 的影响[J]. 湖北中医学院学报，2003，5（1）：39-40.

87. 曹慧，周爽，方邦江，等. 葛根素对自发性高血压大鼠血脂及层粘连蛋白的影响[J]. 医学理论与实践，2003，16（3）：254-255.

88. 方邦江，周爽，王升旭，et al. Clinical study on the needling and drug treatment of acute cerebral hemorrhage[J]. 中医杂志（英文版），2003，23（3）：191-192.

89. 方邦江. 血虚证血谷胱甘肽过氧化酶、血硒改变的临床研究[J]. 四川中医，1994，（12）：5.

90. 方邦江，周爽，陈如泉. 血热证患者血 LPO、SOD、GSH-Px 及红细胞膜 Na^+-K^+-ATPase 改变的临床研究[J]. 中医杂志，2002，43（4）：287-288.

91. 周爽，方邦江，王升旭，等. 针刺水沟、内关、足三里为主治疗出血性中风急性期的临床研究[J]. 湖北中医杂志，2002，24（10）：6-7.

92. 方邦江，周爽，文小敏. 双合汤对糖尿病周围神经病变患者 NO、NOS 水平、Na^+-K^+-ATPase 活性的影响[J]. 中华实用中西医杂志，2002（6）：688-689.

93. 周爽，方邦江，王升旭. 肾血管性高血压大鼠自发性脑出血血肿周围组织 SS 水平的研究[J]. 医学理论与实践，2002，15（12）：1365-1366.

94. 方邦江，周爽，王升旭，等. 急性脑出血患者针刺治疗前后血 TNF-α、NSE 水平变化的观察[J]. 新中医，2002，34（12）：44-45.

95. 方邦江，周爽，文小敏. 糖尿病周围神经病变 58 例患者 NO、NOS 水平及 Na^+-K^+-ATPase 活性的临床分析[J]. 医学理论与实践，2002，15（2）：211-212.

96. 何东初，黎明辉，梁毅，等. 血虚证的临床及实验研究探讨[J]. 中国中西医结合杂志，2001，21（6）：473-476.

97. 王国良，谢秀芳，蔡加宁，等. 小儿外伤性基底节区腔隙梗死的诊断与治疗[J]. 广东医学，2000，21（1）：48-49.

98. 方邦江，吴家圣，汤菊荣. 复方平眩汤治疗美尼尔氏综合征 103 例[J]. 湖北中医杂志，1996（2）：38.

（二）会议论文

1. 戴彦成，屠亦文，方邦江. 运用经方治疗危急重症的体会[C]//世界中医药联合会急症专业委员会第四届学术大会论文集. 2017：1-4.

2. 方邦江. 人参皂甙对糖尿病脑梗塞大鼠血-脑屏障干预作用的实验研究[C]//中华医学会急诊医学分会第十八次全国急诊医学学术年会论文集. 2015：143.

3. 方邦江. 论急诊中的辨证法则[C]//第二届中国医师协会急诊医师分会第三次全国年会论文集. 2015：1-20.

4. 方邦江. 国医大师朱良春教授治疗急危重症经验举隅[C]//2014 年中华中医药学会急诊分会年会暨急诊医学培训班论文集. 2014：187-188.

5. 俞志刚，方邦江. 老年心肌梗死患者血脂、脂蛋白水平分析[C]//第二十五届长城国际心脏病学会议、亚太心脏大会 2014 暨国际心血管预防与康复会议论文集. 2014：110-111.

6. 方邦江，沈俊逸，王宏，等. 复元醒脑汤对糖尿病脑梗塞大鼠脑组织血流量及含水量影响的实验研究[C]//中国-东盟传统医药防治糖尿病交流大会暨第七次全国中西医结合内分泌代谢病学术研讨会. 2014：132-140.

7. 方邦江，赵平，沈俊逸，等. 复元醒脑汤对糖尿病脑梗死大鼠脑组织梗死体积的影响[C]//中国-东盟传统医药防治糖尿病交流大会暨第七次全国中西医结合内分泌代谢病学术研讨会. 2014：154-159.

8. 方邦江. 脑缺血再灌注损伤与中西医结合脑复苏救治[C]//中华医学会急诊医学分会第 17 次全国急诊医学学术年会论文集. 2014：850.

9. 方邦江，沈俊逸，王宏，等. 复元醒脑汤对糖尿病脑梗塞大鼠胰岛素抵抗干预作用的实验研究[C]//中国-东盟传统医药防治糖尿病交流大会暨第七次全国中西医结合内分泌代谢病学术研讨会. 2014：147-153.

10. 方邦江，王宏. 复元醒脑汤对糖尿病脑梗塞大鼠血-脑屏障干预作用的实验研究[C]. 中国-东盟传统医药防治糖尿病交流大会暨第七次全国中西医结合内分泌代谢病学术研讨会. 2014：141-146.

11. 方邦江，陈浩，郭全，等. 中药超微粉的优势及应用前景[C]//河北省中医药文化交流协会第一届年会暨中医药学术交流大会论文集. 2013：124-126.

12. 方邦江，周爽，陈宝瑾，等. 复元醒脑汤对高血压性脑出血大鼠脑组织形态学改变影响的实验研究[C]//2011 中国医师协会中西医结合医师大会论文集. 2011：1-9.

13. 方邦江，周爽，陈宝瑾，等. 复元醒脑汤对高血压性脑出血大鼠血-脑屏障通透性的干预作用[C]//2010 全国第七次中医急诊学术研讨会论文集. 2010：205-210.

14. 裴建，黄燕，宋毅，等. 中西医综合治疗阴类证缺血性中风的临床疗效评价[C]//中华中医药学会脑病分会第二届学术研讨会论文集. 2010：9-12.

15. 方邦江，周爽，陈宝瑾，等. 复元醒脑汤对高血压性脑出血大鼠脑组织形态学改变影响实验研究[C]//2010 全国第七次中医急诊学术研讨会论文集. 2010：199-204.

16. 方邦江，陈宝瑾，耿赟，等. 复元醒脑汤对高血压性脑出血大鼠血-脑屏障通透性干预作用的实验研究[C]//2010 全国中西医结合危重病、急救医学学术会议论文集. 2010：100-101.

17. 郭全，方邦江，陈浩，等. 化瘀平肝法治疗急性脑梗死证疗效观察[C]//2010 全国第七次中医急诊学术研讨会论文集. 2010：192-195.

18. 方邦江，陈浩，郭全，等. 中药超微粉的优势及应用前景[C]//2010 全国第七次中医急诊学术研讨会论文集. 2010：275-278.

19. 王国印，方邦江. 高血压中医证型与颈动脉重构相关性最优尺度分析研究[C]//2010 全国中西医结合危重病、急救医学学术会议论文集. 2010：143-145.

20. 方邦江. 中药注射剂的不良反应分析及控制策略[C]//2009 年全国危重病急救医学学术会议论文集. 2009：313-317.

21. 黄雪元，方邦江，周爽，等. 复元醒脑汤治疗急性脑梗塞作用与机制的临床研究[C]//2009 年全国危重病急救医学学术会议论文集. 2009：184-187.

22. 方邦江. 脑缺血再灌注损伤与脑复苏[C]//2009 年全国危重病急救医学学术会议论文集. 2009：37-41.

23. 陈宝瑾，方邦江，黄金阳，等. 胰岛素抵抗与脑出血急性期研究进展[C]//首届国际中西医结合内分泌代谢病学术大会暨糖尿病论坛论文集. 2008：541-543.

附录四　专著与教材（脑病方向）

（一）代表专著

1. 《国医大师沈宝藩治疗疑难危急重症经验集》. 主编. 中国中医药出版社. 2022.
2. 《国医大师晁恩祥治疗危急疑难重症学术经验》. 主编. 人民卫生出版社. 2020.
3. 《国医大师裘沛然治疗疑难危急重症经验集》. 主编. 中国中医药出版社. 2017.
4. 《国医大师治疗危急重症经验精选》. 主编. 人民卫生出版社. 2017.
5. 《沪上名医朱培庭治疗危急疑难病经验》. 主编. 中国中医药出版社. 2015
6. 《国医大师朱良春治疗疑难危急重症经验集》. 主编. 中国中医药出版社. 2013.
7. 《内科危重病中西医结合诊疗对策》. 副主编. 人民卫生出版社. 2015.
8. 《中医适宜技术》. 副主编. 上海科学技术出版社. 2014.
9. 《实用急救技术》. 副主编. 上海科学技术出版社. 2009.
10. 《中医十大名方妙用：温胆汤》. 副主编. 中国中医药出版社. 1998.
11. 《瘫痪病中医治疗学》. 副主编. 湖北科学技术出版社. 1995.
12. 《中西医结合思考与实践》. 编委. 人民卫生出版社. 2013.
13. 《罗森急诊医学（上、下卷）》. 编委. 北京大学医学出版社. 2013.
14. 《糖尿病中西医结合诊疗规范》. 编委. 军事医学科学出版社. 2010.

15.《朱培庭学术经验精髓》. 编委. 科学出版社. 2008.

16.《脑系科危重急症抢救手册》. 编委. 天津科学技术出版社. 2001.

（二）代表教材

1.《中医急重症学》（第 2 版）（科学出版社“十四五”普通高等教育本科规划教材）. 主编. 科学出版社. 2023.

2.《中西医结合急救医学》（新世纪第 4 版）（全国中医药行业高等教育“十四五”规划教材、全国高等中医药院校规划教材）（第十一版）. 主编. 中国中医药出版社. 2023.

3.《中医急诊学》（全国中医药行业高等教育“十四五”规划教材）. 主编. 中国中医药出版社. 2021.

4.《中医急重症学》（普通高等教育“十三五”规划教材、全国高等医药院校规划教材）. 主编. 科学出版社. 2021.

5.《急救医学》（第二版）（国家卫生和计划生育委员会“十三五”规划教材、全国高等中医药教育教材）. 主编. 人民卫生出版社. 2020.

6.《急救医学》（国家卫生和计划生育委员会“十三五”规划教材）. 主编. 人民卫生出版社. 2018.

7.《中西医结合急救医学数字化教材》（全国中医药行业高等教育“十三五”规划教材）. 主编. 中国中医药出版社. 2018.

8.《中西医结合急救医学临床研究》（研究生教材）（国家卫生和计划生育委员会“十三五”规划教材）. 主编. 人民卫生出版社. 2018.

9.《中医急重症学》（全国普通高等院校“十三五”规划教材）. 主编. 科学出版社. 2017.

10.《中西医结合急救医学》（新世纪第三版）（全国中医药行业高等教育“十三五”规划教材、全国高等中医药院校规划教材）. 主编. 中国中医药出版社. 2017.

11.《中西医结合急救医学》（国家卫生和计划生育委员会“十二五”规划教材，全国高等医药教材建设研究会规划教材，中医、中西医结合类住院医师培训教材）. 主编. 人民卫生出版社. 2015.

12.《急救医学学习指导与习题集》（国家卫生和计划生育委员会“十二五”规划教材）. 主编. 人民卫生出版社. 2013.

13.《中医急诊学》（全国中医药行业高等教育“十二五”规划教材）. 副主编. 中国中医药出版社. 2013.

14.《急救医学》（国家卫生和计划生育委员会“十二五”规划教材）. 副主编. 人民卫生出版社. 2012.

15.《中西医结合急诊内科学》（全国普通高等院校“十一五”规划教材）. 副主编. 科学出版社. 2008.

16.《中医急重症学》国家卫生和计划生育委员会“十二五”规划教材）. 编委. 人民卫生出版社. 2012.

17.《内科临床技能考核指导手册》. 编委. 上海中医药大学出版社. 2009.

18.《中医急诊临床研究》(国家卫生和计划生育委员会“十一五”规划教材). 编委. 人民卫生出版社. 2009.

(三)科普读物

《龙华中医谈心病》(中医养生重点专科名医科普问答丛书). 主编. 中国中医药出版社. 2018.

附录五　发明专利(脑病方向)

1. 一种中药熬制装置(专利号：ZL202222489158.2)
2. 一种血浆分离装置(专利号：ZL202123077795.0)
3. 一种血浆脂类过滤器(专利号：ZL202123073036.7)
4. 一种糖尿病脑梗死大鼠模型制备装置(专利号：ZL202120567609.2)
5. 一种神经科无菌小鼠模型制备装置(专利号：ZL202120566190.9)
6. 血浆过滤装置(专利号：ZL202022332314.5)
7. 一种针刺实验用老鼠固定装置(专利号：ZL201921048209.X)
8. 复元醒脑颗粒制剂及其制备方法和应用(专利号：ZL201710285715.X)
9. 用于治疗高血脂的血浆过滤装置(专利号：ZL201721540035.X)
10. 用于治疗急性脑梗死的血浆过滤装置及方法(专利号：201611205854.9)
11. 治疗脑梗死的中药复方制剂及其制备方法和用途(专利号：201410162600.8)
12. 解热抗炎的中药复方制剂及其制备方法和用途(专利号：201410139345.5)

附录六　科学技术奖励(脑病方向)

1. 上海市科学技术进步奖二等奖(基于“复元醒脑”中医药传承理论防治急性脑梗死系列研究与应用，20194084-2-R01)，2019年。

2. 中华中医药学会科学技术进步奖三等奖(基于“急性虚症”传承创新理论中医药防治急性脑梗死系列研究与应用，201903-24)，2019年。

3. 上海中医药科技奖二等奖(“复元醒脑法”治疗糖尿病脑梗死的临床与实验研究)，2019年。

4. 湖北省科技进步奖三等奖(电针对高血压脑出血大鼠海马信号转导机制的影响，2007J-259-3-172-136-R03)，2007年。

5. 中国针灸学会科学技术奖二等奖(电针对高血压脑出血大鼠海马信号转导机制的影响，ZJ2006006-2-03)，2006年。

附录七 人才培养（脑病方向）

1. Mina Mirahmadpou（伊朗），2018级留学生博士研究生。

2. 白雪，岐黄学者方邦江教授名中医工作室学员，西南医科大学附属中医医院神经内科主任，主任医师，硕士生导师。

3. 卜建宏，2017级博士，上海市中医医院门急诊办公室主任，主任医师，硕士生导师。

4. 卞跃峰，2019级硕士，上海中医药大学附属龙华医院，住院医师。

5. 陈宝瑾，2006级硕士，上海交通大学医学院附属仁济医院浦南分院中医科，副主任医师。

6. 陈淼，2010级博士，海南医学院第一附属医院急诊科主任、学科带头人，主任医师，硕士研究生导师。

7. 陈思思，岐黄学者方邦江江西省九江市中医医院工作室成员，2021年，江西省九江市中医医院脑病科，主治医师。

8. 陈振翼，2014级博士，河南中医药大学第二附属医院心内科，主治医师。

9. 邓能宗，岐黄学者方邦江江西省金溪县中医院工作室成员，江西省金溪县中医院内科，主治医师。

10. 董丽，岐黄学者方邦江西南医科大学附属中医医院工作室成员，西南医科大学附属中医医院脑病科，副主任医师。

11. 冯蓓蕾，2012级硕士，上海市中西医结合医院脑病科副主任，副主任医师，硕士生导师。

12. 耿赟，2018级硕士，方邦江上海市名中医工作室成员，上海中医药大学附属龙华医院教学处，主治医师。

13. 郭全，2009级硕士，上海中医药大学附属龙华医院，副主任医师。

14. 黄警锐，长江学者·岐黄学者方邦江传承工作室成员，重庆市渝北区中医院副院长，主任医师。

15. 黄金阳，2012级硕士，上海交通大学医学院附属仁济医院浦南分院中医科，主治医师。

16. 姜超，2019年博士后出站，西安医学院第二附属医院神经内科主任，教授，主任医师，硕士生导师。

17. 金泉伟，岐黄学者方邦江湖北随州工作室成员，湖北省随州市中医医院脑病科，副主任医师。

18. 李大欢，2021级博士后，河南科技大学附属第一医院ICU，副主任医师。

19. 李国俊，岐黄学者方邦江重庆市永川区工作室成员，重庆市永川区卫生健康委员会副主任。

20. 李萍，岐黄学者方邦江青海省中医院工作室成员，青海省中医院脑病科，副主任医师。

21. 李卫国，岐黄学者方邦江重庆市铜梁区中医院工作室成员，重庆市铜梁区中医院副院长。

22. 廖成荣，岐黄学者方邦江重庆市垫江县中医院工作室成员，重庆市垫江县中医院脑病科，副主任医师。

23. 凌丽，2013 级博士，上海市中医医院科研处伦理管理办公室主任/脑病科，讲师，副主任医师，硕士生导师。

24. 刘昌亚，2022 级博士，上海中医药大学附属龙华医院，主治医师。

25. 鲁婵婵，2012 级硕士，上海交通大学医学院附属仁济医院浦南分院，主治医师。

26. 陆逸莹，2012 级硕士，第七批全国老中医药专家学术经验继承人，上海市中西医结合医院脑病科副主任，副主任医师，硕士生导师。

27. 马智慧，2013 级硕士，上海市闵行区莘庄社区卫生服务中心，主治医师。

28. 潘志国，2017 级博士后，中国人民解放军南部战区总医院副主任，主任医师。

29. 彭博，2016 级硕士，上海市大华医院中医科，主治医师。

30. 彭伟，2017 级硕士，上海中医药大学附属龙华医院，主治医师。

31. 蒲玉婷，2020 级博士，西南医科大学附属中医医院神经内科，主治医师。

32. 石林，岐黄学者方邦江云南省红河州中医院名医工作室成员，云南省红河州中医院医务处处长，主治医师。

33. 屈瑶，2019 级博士，武汉市中心医院中医科，主治医师。

34. 沈俊逸，2013 级博士，中国人民解放军东部战区总医院中医科，副主任医师。

35. 孙丽华，2016 级博士，上海中医药大学附属龙华医院，主任医师。

36. 孙玉婷，2021 级硕士，上海中医药大学。

37. 涂雅丹，岐黄学者方邦江重庆市中医院工作室成员，重庆市中医院中医经典科，主治医师。

38. 万东，岐黄学者方邦江重庆名中医工作室学员，重庆医科大学附属第一医院急诊科副主任，教授，主任医师，硕士生导师。

39. 王蓓，2011 级硕士，上海市中医药大学附属龙华医院急诊科，主治医师。

40. 王长德，2014 级博士，上海市中西医结合医院脑病科主任，教授，主任医师，硕士生导师。

41. 王静，岐黄学者方邦江重庆市江津区中医院工作室成员，重庆市江津区中医院医务处处长，主治医师。

42. 魏玉晖，新疆乌鲁木齐中医医院急诊主任，主任医师。

43. 吴建浓，岐黄学者方邦江浙江省中医院工作室成员，浙江省中医院副院长，主任医师。

44. 向安峰，长江学者·岐黄学者方邦江湖北省宜昌市中医医院传承工作室成员，湖北省宜昌市中医医院康复医学科主任，副主任医师，硕士研究生导师。

45. 谢国荣，岐黄学者方邦江重庆市大足区中医院工作室成员，重庆市大足区中医院，党委书记，主任医师。

46. 解婉莹，2015 级硕士，山东人，上海市浦东新区中医院脑病科，主治医师。

47. 许杨宝，岐黄学者方邦江台州市中医院工作室成员，台州市中医院，急诊科主任，副主任医师。

48. 徐海波，岐黄学者方邦江重庆潼南区中医院工作室成员，重庆市潼南区卫生健康委员会副主任，副主任医师。

49. 徐中菊，2007 级博士，上海市光华中西医结合医院治未病科主任，主任医师。

50. 颜琼枝，2022 级博士，上海市第十人民医院中医科，主治医师。

51. 杨元元，岐黄学者方邦江芜湖市中医医院工作室成员，芜湖市中医医院中医传承处主任，主治医师。

52. 杨宇腾，岐黄学者方邦江吉林中西医结合医院工作室成员，吉林中西医结合医院脑病科，主任医师。

53. 姚璇，上海中医药大学附属龙华医院，住院医师。

54. 叶鑫鹏（巴西），2023 级留学生硕士研究生，上海中医药大学。

55. 周爽，上海中医药大学，教授，主任医师，博士生导师。

56. 周勇，2021 级博士后，湖北省中医院老年科，主治医师。

57. 张红星，岐黄学者方邦江安徽金寨县中医医院工作室成员，金寨县中医医院，急诊、ICU 主任。

58. 张莉，岐黄学者方邦江齐齐哈尔市中医医院工作室成员，齐齐哈尔市中医医院，脑病一科主任，主任医师。

59. 张晓璇，广东省中医院，主任护师。

60. 张阳普，方邦江名医工作室学员，湖北省中西医结合医院康复医学中心主任、支部书记、分院牵头副院长，副教授，主任医师，武汉理工大学研究员，硕士生导师。

61. 张燕，2022 级博士，新疆维吾尔自治区中医医院，主治医师。

62. 赵敏，上海市名中医方邦江华阳街道社区工作站成员，华阳街道社区服务中心，主治医师。

63. 郑敏，上海市名中医方邦江华阳街道社区工作站成员，华阳街道社区服务中心，主治医师。